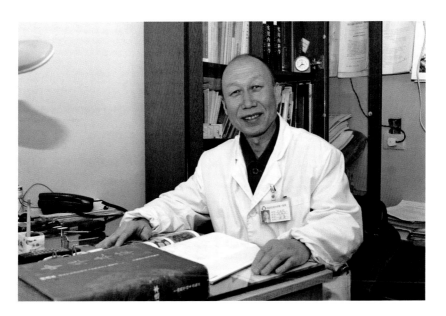

陕西省名中医邱根全

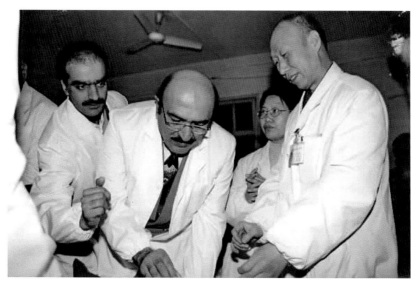

邱根全教授给巴基斯坦卫生部部长穆罕默德·阿思、恩兰姆做针灸治疗观摩

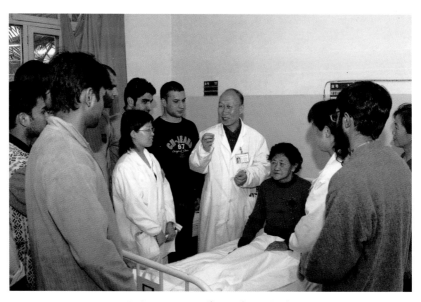

邱根全教授带留学生查房

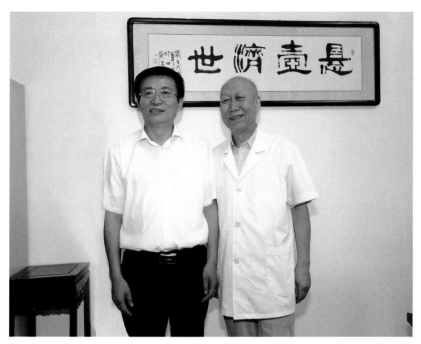

邱根全教授与国家中医药管理局局长于文明合影

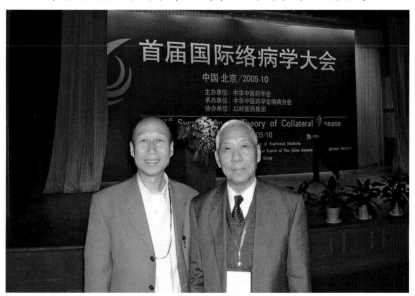

邱根全教授（左）与陈灏珠院士在首届国际络病学大会合影

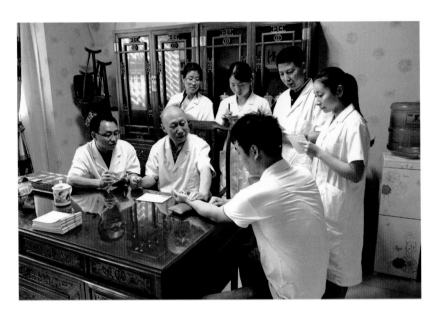

邱根全教授给徒弟传授临证经验

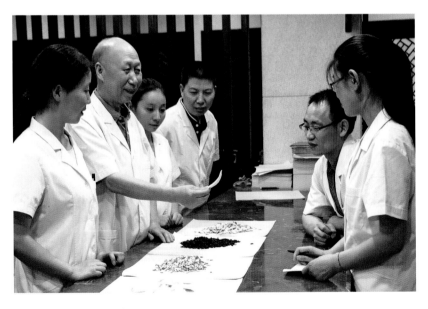

邱根全教授教徒弟识别药材

"十四五"时期国家重点出版物出版专项规划项目

陕西省名中医学术经验集

邱根全名中医学术经验集

◎ 李兴民 方昊 主编

陕西新华出版传媒集团
陕西科学技术出版社
Shaanxi Science and Technology Press
——西安——

图书在版编目（CIP）数据

邱根全名中医学术经验集 / 李兴民，方昊主编. — 西安：陕西科学技术出版社，2022.12

（陕西省名中医学术经验集）

ISBN 978 - 7 - 5369 - 8158 - 4

Ⅰ．①邱… Ⅱ．①李… ②方… Ⅲ．①中医临床 - 经验 - 中国 - 现代 Ⅳ．①R249.7

中国版本图书馆 CIP 数据核字（2021）第 133574 号

陕西省名中医学术经验集·邱根全名中医学术经验集

SHAANXI SHENG MINGZHONGYI XUESHU JINGYANJI · QIU GENQUAN MINGZHONGYI XUESHU JINGYANJI

李兴民　方昊　主编

责任编辑	耿奕
封面设计	朵云文化

出 版 者　陕西新华出版传媒集团　　陕西科学技术出版社
　　　　　西安市曲江新区登高路 1388 号陕西新华出版传媒产业大厦 B 座
　　　　　电话(029)81205187　传真(029)81205155　邮编 710061
　　　　　http://www.snstp.com

发 行 者　陕西新华出版传媒集团　　陕西科学技术出版社
　　　　　电话(029)81205180　81206809

印　　刷　中煤地西安地图制印有限公司

规　　格　720mm×1000mm　16 开本

印　　张　21.5　插页 2

字　　数　283 千字

版　　次　2022 年 12 月第 1 版
　　　　　2022 年 12 月第 1 次印刷

书　　号　ISBN 978 - 7 - 5369 - 8158 - 4

定　　价　86.00 元

序 一

《陕西省名中医学术经验集》丛书几经绸缪，即将面世。这是陕西中医界的一桩盛事，也是全省中医药界的骄傲。

陕西是中医药的重要发祥地，素有"秦地无闲草""自古多名医"之美誉。传说中的神农氏和他的族人早先就生活在姜水（今陕西岐水）流域，关中的高天厚土养育了他们，孕育了医学，也推动了《神农本草经》的问世。春秋时期秦国著名医家医缓、医和先后入晋为晋国国君治病，反映了当时秦地医学较其他地区的明显优势。汉代的楼护、韩康，隋唐的孙思邈、王焘，宋代的石泰，明代的王履、武之望以及清代的小儿痘疹专家刘企向等，是陕西中医药的集大成者，为祖国中医药学的进步和发展做出了重要贡献。

中华人民共和国成立后，在毛主席"中国医药学是一个伟大的宝库，应当努力发掘，加以提高"精神的指引下，中医药学进入了日新月异的发展时代，不仅为人民群众提供了方便的中医药诊治途径，也更大幅提升了其理论和技术水平。近年来，习近平总书记对中医药发展做出一系列重要指示，强调"中医药是中华民族的瑰宝，一定要保护好、发掘好、发展好、传承好"，要"遵循中医药发展规律，传承精华，守正创新"。

我省中医药事业在省委省政府的坚强领导下迅速发展，服务体系不断健全、服务能力不断提高，为人民群众"看中医""用中药"提供了更多的途径。

相对于现代医学，中医是很讲究"名医"的，名医绝大多数是德艺双馨的，也是经验丰富的。在临床实践中，"经验"极其关键。在中医领域，几乎所有的经验都是临床积累，或是世代传承而来的。中医药学是必然要向前发展的，新的技术方法也是会不断融合进来的，但中医大约永远都不会离开"经验"。传承精华、守正创新，这是新时代中医药发展的核心与关键。

此前，陕西省中医药管理局曾先后出版过 6 辑《陕西省名老中医经验荟萃》，不仅医生需要，患者也很是欢迎，这些书籍为中医药传承发展起到了重大作用。为进一步挖掘、整理、继承名中医的学术经验，提高全省中医药学术水平，他们开展新一轮《陕西省名中医学术经验集》丛书的编纂工作，这其中既有郭诚杰、杨震等国医大师，又有姚树锦、全俐功等一批陕西省名老中医，涉及中医内科、外科、针灸等多个专业，覆盖面广，专业水平高。希望通过《陕西省名中医学术经验集》丛书将名老中医的经验传承下去，并为年轻的中医人提高医术提供更多的机缘。更重要的是，通过这种代代相传的模式来不断延续中医的"经验"，必将为中医药学术理论的研究打开新的思路，使中医药学在发展中不断地提升，并造福于万万千千的群众。

《陕西省名中医学术经验集》丛书编委会

2022 年 6 月

序 二

读了邱根全教授及其学生共同整理的《邱根全名中医学术经验集》一书，我觉得内容丰富，论述概念明确，辨证思路清晰，用药组方严谨而多有特色。归纳起来有以下 3 个方面：一是对收录的一些疾病的病因病机论述较详尽，既有西医的观点，又有中医的认识；二是对疾病证型的分法，既列出目前国内一些专家的分法，又根据自己的临证经验提出自己的分法，讲得有根有据；三是每个病证后都附有案例，医案资料客观、规范地采用了临床诊疗信息，辨病辨证，一诊、二诊用方变化加减均阐明原因，具有较强的说服力和可操作性。这部著作比较完整地体现了邱根全教授独到的学术特点及诊疗特色。

邱根全教授和我相识甚久，对于他对医学殚精竭虑的进取和斐然的成就，我知之较详。如今他是主任医师、教授，又是陕西省名中医，这些荣誉都是社会对他辛勤钻研和救死扶伤的最好评价。

邱根全教授毕业于陕西中医学院（现陕西中医药大学），毕业后被分配到西安交大一附院（原为西安医学院一附院）中医科，一干就是近 40 年。西安交大一附院是一家临床兼教学的大型综合性三甲医院，所以自他一开始工作，就受到了严格规范的训练，加之该院专家云集，对他的帮助和影响很大。他不仅每天忙于临床或教学，同时也参加了许多中医药的研发工作，使得他的知识视野不断拓宽。

邱根全教授在诊治疾病的过程中始终坚持中西医结合而突出中医特色。他认为西医的实验室检查、影像学检查等，若能很好利用，无疑延伸了中医诊断的视角，对提高中医的辨病辨证、组方用药准确性是有很大促进作用的。如他在治疗胃肠疾病过程中，若遇到用药时间较长而疗效不太满意时，即建议病人做胃肠道内窥镜检查，如发现较复杂的问题，即时调整治疗方案或进行中西医结合治疗，多能收到较好的疗效。近 40 年来，他接触的病人数万名，涉及的病种很多，他擅长治疗内外妇儿科杂病，尤其对脾胃病、脑血管病以及肿瘤疾病的治疗，积累了独到的心得和丰富的临床经验，强调临床必须高度重视脾胃的保护与调理。

邱根全教授虽然重视西医诊疗手段的借鉴，但特别强调既是以中医治疗为主，西医为辅，就要体现中医的特色，吸收西医的长处，目的是补我之短，为我所用。他认为中医的辨证论治，只是一个大原则，应结合个体特点，以及外环境的变化。他提出辨证论治要和个体化医疗相结合，完善辨证论治全过程，做到一人一方，一时一方，把时间医学、时空医学运用到辨证论治中去。他批评现在一些医生过分依靠现代实验室、影像学等检查而把传统的中医理论丢掉了。他认为辨证论治应以中医理论为核心，要以阴阳为纲，五行为纬，把人体五脏六腑、奇恒之府、十二经脉、奇经八脉、营卫气血、七情志意等紧密联系起来，做到通古融今，继承创新，建立以中医辨病辨证、组方用药为主的整体模式。

邱根全教授对自己的临床经验注意及时总结、整理和推广，近十多年来在中医药刊物上发表学术论文 30 余篇，参加编写学术专著 6 部，参与多项省级医学科研课题，并获得省教委科技进步一等奖 1 项，省政府科技进步二等奖 1 项，省中医药科技成果二等奖等。

总之，邱根全教授好学上进，对于新疗法、新技术及新发现的药物积极探讨，用于临床实践。在长期的临床工作中，他兼收并蓄，大胆衷中参西，逐渐形成了自己的医疗特色。

祝愿邱根全教授在中医发展的道路上继续努力，做出更大的贡献！

陕西中医药大学 赵天才

2017年2月20日

序 三

　　这本书是我多年来在中医临证、教学、科研等方面的一个总结，大部分内容是师带徒后，学生们根据我的临证医案和给他们讲解的一些课程整理出来的。由于自己水平有限，学生们的整理能力也有待提高，所以内容还不够成熟和理想，欢迎同道批评指正。

　　本书第一章成才之路，从我的中学时代写起。是学生们根据我的一些相关资料整理出来的。我的故乡在白水洛河北岸，沟壑纵横，野生药材品种繁多，如柴胡、远志、防风、甘草、酸枣仁、柏子仁、败酱草、马齿苋、蒲公英等。家乡的父老乡亲都有运用中草药治疗疾病的习惯，积累了一定的治病经验。如用瓦松捣敷治疗乳腺炎，马齿苋治疗痢疾，尺泽穴放血治疗发热恶寒等，给我留下了深刻的印象。我上中学的地方，在故乡白水县的史官镇，镇里有一座庙，即仓颉庙，距离学校很近。仓颉庙为历代祭拜文字始祖的圣地。庙宇、戏台，以及庙内的碑石、壁画、参天古柏，都蕴含着深厚的传统文化，显示出厚重的历史沧桑。我经常和同学们去庙里游玩，加之老师们对仓颉造字故事不厌其烦的讲解和相关文史知识的灌输，对我的启迪很大，渐渐对传统文化入迷。白水县距耀州区药王山很近，唐代伟大的医学家孙思邈就在那里修行。从古到今有许多孙思邈治病救人的故事在民间流传，是家喻户晓的人物，"萧鼓年年拜药王"则成为民间祭祀他的神圣节日仪式。随着自己年岁渐长，对孙思邈在医药学方面的贡献有了深刻了解。他的著作《千金方》不仅在中国影响很大，促进了中医学的发展，而且在世界上也有很大的影响。孙氏非常重视生命，强调"人之所贵，莫贵于生""安身之本，必资于食，救疾之速，必凭于药""人命至重，有贵千金，一方济之，德逾于此"。我就是在孙思邈"济世活人"感人故事的影响下，报考了中医学院。

　　我在大学的学习情况，学生们在整理的文章中也有涉及。因为对传统文化的热爱，所以对中医的学习是很认真的，下了许多功夫。学校条件好、老师多、图书馆藏书丰富，有问题随时可问老师或去图书馆查阅资料。在校3年，我做到了对岐黄的深入学习和对古典医籍的认真阅读。比如，孙思邈的《千金方》是集隋唐前医学大成的著作，现代医学史学者公认是我国历史上第一部医学百科全书。因孙氏是陕西人，读他的著作尤为亲切，所以对该书常常达到手不释卷的地步。同时，我喜欢带着问题去思考。如《黄帝内经》是怎么形成的？《伤寒杂病论》开临床医学之先河，它受《黄帝内经》的影响很大，但《黄帝内经》是以基础理论为主的，《伤寒论》行之有效的几百方又是怎么形成的，对后世有哪些影响？这些都是我经常思考的问题，也促使自己努力学习，溯源探流，不断提高对中医的深度认识。

　　本书第二章学术主张，是自己40年来的临证经验和心得体会。与学生们一起进行分析、总结了自己的一些学术见解，涉及治疗脾胃病、中风，以及其他一些疑难病证和肿瘤的治疗。在辨病论治过程中，我坚持中西医结合，这大概与自己所处的环境有关。从中医学院毕业后即分往西安交大一附院（原为西安医学院一附院、西安医科大学一附院）工作。这是一所以西医为主的高等院校的附属医院，各科专家云集，各种实验室检查、影像学检查设备在当时和现在都处于领先地位。所以在辨病方面我自己更多地吸取了现代医学的优势，补充中医的不足，在辨明疾病的基础上进行中医辨证，我认为这样组方用药目的性更强，更准确。中西医结合，无疑进一步丰富了中医辨证论治的内涵。从现代来看这种观点应该是正确的。2016年12月国务院新闻办公室发表的《中国的中医药》白皮书指出："中医药与西医药优势互补，相互促进，共同维护和增进民众健康，已经成为中国特色医药卫生与健康事业的重要特征和显著优势。"我自己通过长期的临床实践，也体会到了这一指示的正确性。

　　本书第三章临床经验、第四章典型医案，是从自己临证中认识较为成熟的，诊断、辨证论治时积累了较多经验的疾病中，选出了20种疾病进行整理。每个疾病，均从对它的概括了解、病因病机，以及我自己的辨证分型方法和辨证论治原则进行了梳理。同时选出了多年来积累的较完整的医案一二例附于该病之后，使阅读者对该病的认识达到全方位的理解。

第四章师徒对话。平素与同学们谈医论病，以及组方用药涉及的问题较多，这次整理资料，同学们选了20条觉得较有新意的内容进行了整理。如辨证论治无症状时如何辨？舌脉象在辨证论治中的重要性？何谓经方，如何灵活应用？天然药物与中药如何区别？对孙思邈医学资源怎样理解？孙思邈在食疗方面的贡献？对王清任的5个逐瘀汤谈了自己临床应用的体会，以及应用中医药抗肿瘤或配合放化疗增效/减毒等方面的心得，等等。师徒对话，自己的回答也不十分严谨，不一定全面正确，值得探讨的地方还很多，有许多问题意在留给同学们做进一步思考。

我邀请学识渊博、德高望重的李兴民老师与我的学生方昊担任本书主编。同时，其他学生和许多好友也都积极参与了编写、协助资料收集及整理工作，在此一并表示深深的谢意！

由于我以及学生们的水平有限，难免存在错误，再次恳请读者批评指正。

邱根全

2016 年 6 月 30 日

目 录

第一章　成才之路

　　邱根全主任医师、教授是著名的中医内科脾胃病专家和肿瘤专家，陕西中医学院（现陕西中医药大学）毕业后，即分配到西安交通大学（原西安医科大学）第一附属医院中医科工作。邱教授在临床上工作近 40 年，其间曾任该院中医科副主任、主任，西安交通大学医学院中西医结合研究所所长等职务，2013 年被评为陕西省名老中医药专家学术继承工作指导老师，获得陕西省第二批"名中医"称号。历任中国中西医结合学会理事、中华医学会络病分会委员、陕西省中西医结合学会常务理事、陕西省中医药学会脾胃病专业委员会主任委员、陕西省中西医结合学会内科专业委员会副主任委员、《陕西中医》杂志编委、《中国实验方剂学》杂志编委。

　　教书育人也是邱根全教授非常重视的工作之一，40 年来，除了忙于临床工作外，还从事临床教学工作，近年来又收徒带教，付出了极大的心血。总之，邱根全教授大半生以来精于中医医术，济世活人，又为培养中医后继人才做出了贡献。

第一节　求学经历

　　邱根全，男，1953 年 3 月 9 日出生于白水县北塬乡南修村，1960 年 9 月至 1964 年 7 月在南修小学上学，1964 年 9 月至 1966 年 7 月在北塬乡高级小学上学，1966 年 9 月至 1970 年在武庄中学上初中，1970 年 9 月至 1972 年 7 月在武庄中学上高中。武庄中学是白水县洛河以北 3 个乡最大的中学，坐落于史官镇武庄村而得名，占地 300 亩，背靠黄龙山，面向洛河水。距学校 1km 处是有名的仓颉庙，邱老师在上初、高中时经常和同学到仓颉庙去玩，庙里的大殿、戏楼、古柏巨林，在邱老师的心灵上留下了深刻的印记。更重要的是这里的群众和学校的老师传递给邱老师有关仓颉庙的人文历史，使邱老师从小就认识到仓颉就是中国最早文化的创始者之一，创造了文字，结束了结绳记事的历史，开创了文明之基。长辈和老师在这方面的讲述，使邱老师认识到祖国文化的博大精深，也铸就了邱老师与仓颉庙之间永远不衰的文化情结，这个情结促使邱老师走上了中医之路，选择了陕西中医学院，邱老师认为中医蕴含着丰富的中国传统文化。由于邱老师热爱传统文化，喜爱中医，故邱老师在学校学习非常努力，对许多经典著作钻研尤深，在临证中得到了充分的发挥。

传统中医是来自劳动人民与疾病长期作斗争的经验总结，如在民间就流行许多行之有效的土方、单方、验方。在邱老师小的时候，村里有人发热恶寒，全身酸痛，恶心呕吐，腹痛腹泻，邱老师父亲便在患者上肢尺泽穴部位静脉放血治疗，一般即可痊愈，当时邱老师就感到非常神奇。邱老师母亲的单方更多，如黄蒿芽子（茵陈）煎水内服治疗口疮、瓦松捣成泥外用治疗乳腺炎、大蒜皮烧灰治疗乳头发炎等，疗效显著，给邱老师留下了难忘的印象。

1972 年邱老师高中毕业回乡劳动，经常收集民间单方验方给群众治病，深受乡亲的欢迎。1974 年邱老师参加县委路线教育工作队，在村驻队期间，遇见一小孩咳嗽、气喘很严重，几乎上气不接下气。邱老师便用民间学来的验方，将杏仁、牵牛子、白胡椒、木鳖子研末，用生鸡蛋清搅拌均匀，敷于胸前，24h 换药 1 次。1次后症状减轻，3 次后即痊愈。这使邱老师深感中药的奇妙无比，用药得当，如鼓应桴。

1975—1978 年邱老师在陕西中医学院医疗系读书期间学习刻苦，善于思考，勤于实践，触类旁通，精心研读，以优异的成绩被分配到西安医学院（现西安交通大学）第一附属医院。

1978—1983 年邱老师在西安医学院（现西安交通大学）第一附属医院中医科任住院医师，其间不断学习，认为中医学不是一门孤立的学科，涉及哲学、天文、地理、历法等学科，必须涉猎广泛，要师古而不泥古，创新而不离宗，要将现代医学的研究成果有效运用于临床，才能真正通晓其医理。当时中西医结合人才的培养正受到党和国家的重视，医院也非常重视中西医结合医生的培养，1981—1982 年在西安医科大学基础部青年教师进修班脱产进修学习，系统学习并掌握了现代医学解剖、生理、病理、生化、组胚等相关理论基础知识，运用现代医学的手段弥补中医的不足。

邱老师 1984—1992 年在西安医科大学第一附属医院中医科任主治医师，其间在本院内科（呼吸、消化、血液、心内等科）、心电图室、急诊科学习，促使自己对疾病有了全方位的认识，也认识到对疾病的诊治，中西医是互通的，对中医辨证论治更加清晰明确，提高了自己的诊断和治疗水平。为了方便直接阅读外文资料，邱老师还在 1992 年参加陕西语言培训大学学习英语 1 年。

1992 年至今，邱老师通过不断的学习和工作经验的积累，形成了自己的独特诊疗方法，有机结合现代医学的精确诊断和中医的辨证论治，将现代医学的研究成果有效地应用于临床，这是邱老师在中西医结合方面能够取得优异成绩并得到广泛认可的关键所在。

第二节　临证实践

1978—1983 年邱老师在西安医科大学（现西安交通大学）第一附属医院中医科任住院医师，当时科室病床 70 张，邱老师分管床位 12～20 张，面对病种多样，疑难杂症较多的局面，这对刚走上临床工作岗位的邱老师来说，是有相当压力的，为此邱老师虚心向科室高年资医生和专家学习，白天上班，晚上看书，努力将理论与实践结合起来，同时借用西医综合医院的优势，认真学习掌握了不少现代医学的知识及基本技能，使自己的临证和处理病人的能力稳步提高。在跟随省内著名脾胃病专家孙喜才、王进勇、周淑慧等教授学习时，收获更丰厚，心得颇多。在脾胃病治疗方面有了一定的经验，认为治疗脾胃病重在健脾益气，舒肝和胃，因脾胃为气血生化之源，正气来源之地，肝主疏泄，调畅气机，达到脾胃旺盛，气机通畅，四季不受邪，根据以上理论，在治疗脾胃病方面，疗效也在不断提高，得到了患者的赞扬。如病人赵某，女，46岁，陕西商南人，以"腹痛两年余"之主诉就诊。自述腹痛两年余，乏力身困，纳差，夜不能寐，在西京医院胃镜检查显示慢性胃炎，经多方医治效果不佳，疼痛日渐加重，体重减轻。曾住我院普外科行剖腹探查术，未见异常。术后腹痛不减，曾请消化内科会诊，诊断为慢性胃炎，给予保护胃黏膜、对症止痛，治疗无效。来诊时，面色萎黄，消瘦，眉头部位青滞，口唇色淡，双手按腹，行走缓慢，语声低微，腹痛喜温喜按，大便努责，纳呆，时时欲呕，脐周压痛，舌质淡有齿痕，苔白略腻，脉沉。辨证：脾胃虚寒证。治法：健脾温阳。方用小建中汤加减：桂枝6g，白芍12g，生姜3片，大枣4枚，陈皮10g，高良姜12g，延胡索15g，炙甘草6g。水煎服，日1剂。服药3剂后，腹痛略有缓解，但患者闷闷不乐，沉默寡言，舌质暗淡苔腻，脉沉。分析患者大便努责，时时欲呕，闷闷不乐，属气机失常。治则：健脾益气，调畅气机。用加味平陈汤治疗，处方：苍术12g，厚朴12g，陈皮12g，炙甘草6g，清半夏12g，枳壳15g，延胡索15g，砂仁6g，青皮12g。水煎服，日1剂。3剂后腹痛减轻。继服14剂，复诊，腹痛大减，亦可安卧，食量大增，大便通畅，精神好转。继用香砂六君子汤治疗2周后，患者症状消失，恢复健康。

又如张某，女，24岁，商洛人。自诉因生气后双下肢不能动2d。来诊时由人抬来，上肢无力但能动，神志清，二便正常。经神经科检查无异常改变，来中医科就诊。邱老师认为是因突然生气，致气机不畅，经络不通，经脉之气运行失调，属于中医气逆证，故施以针灸治疗，即针刺人中、合谷、足三里，留针30min，取针后，患者果然能下床走路了，陪同患者的亲友及针灸科医生都目瞪口呆，难以置信，邱老师也为之感叹。他深深地认识到祖国医学的博大精深！

1984—1992年，邱老师在西安医科大学（现西安交通大学）第一附属医院中医科任主治医师，其间在本院内科、心电图室、急诊科学习，为了阅读国外相关医学文献资料，于1992年在陕西语言培训大学学习英语。通过不断的学习和工作经验的积累，师古而不泥古，创新而不离宗，在长期的工作中，逐渐养成了辨病辨证的模式，每接待一位病人，先了解该病是否经过西医的全面检查，了解检查的情况，如X线检查、CT检查、生化检查等，初步的诊断是什么？若诊断还不清，还需要补充哪些方面的检查？总之，首先按现代医学的要求，先把病辨清，如是高血压，有没有同时合并动脉硬化、糖尿病、冠心病等，必须把病辨清，再谈辨证，主证、兼证一一搞清。中医的辨证强调四诊合参，即望、闻、问、切。其中邱教授特别强调舌、脉，邱老师认为辨舌为望诊中至关重要的一环，切脉是中医诊断学的精华，只有重视辨病（结合现代医学之专长），重视辨证，二者结合才能开出有分量的处方。由于邱老师重视中西医结合，提高了自己的诊断水平和治疗水平，使自己的诊疗方法取得了突出的成就。

1993—1998年邱老师在西安医科大学（现西安交通大学）第一附属医院中医科任副主任医师，1999年后任主任医师，其间工作兢兢业业，不断学习中医药理论，并结合临床实践确立了治疗脾胃病、肿瘤、中风的研究方向，形成了自己的理法方药特点。

邱老师从事中医临床40余年，善于将理论与实践相结合，将中医药学与现代医学相结合，将辨病与辨证相结合，不仅为成千上万的患者解除了病痛，积累了丰富的临床经验，还形成了独到的理法方药心得，其专业造诣得到业内专家的广泛认可，其医术医德受到广大患者的普遍赞誉。

第三节　经典研读

　　邱老师在陕西中医学院医疗系读书期间，对《素问》《灵枢经》《神农本草经》《伤寒杂病论》《诸病源候论》《备急千金要方》《千金翼方》《脾胃论》《本草纲目》《温病条辨》《瘟疫论》《本草求真》《医宗金鉴》《寿世保元》《医林改错》等都有较深的研读和独到的体会。

　　中医是传统医学，对前人著作的学习是很重要的。邱老师首先对张仲景著作进行学习，他常想，张仲景之方少则二三味（如桂枝甘草汤：桂枝、炙甘草；枳术汤：枳实、白术；四逆汤：附子、干姜、炙甘草），多则五六味，七味药物以上的方子不多，但多效专力宏，几千年来为历代医家所推崇并赞誉为方书之祖、医方之经。仲景之方常被医家们采用，究其原因，应该是重视病因病机和证型的变化，用药专一，针对性强，故方简而效佳。邱老师经过对《伤寒论》《金匮要略》的认真学习，认为张仲景是非常重视脾胃病的，而治疗其他病善加甘草、大枣、生姜，就是防有些药物伤及脾胃。张仲景对脾胃病的描述是较具体的。如心下痞、心下痞硬、胃中冷、腹中痛、腹中急痛等，这些描述在两千年前都是很难得的。在治疗上，胃寒痛治用吴茱萸汤、小建中汤，郁热导致胃脘痛，则多用大黄黄连泻心汤、小陷胸汤，气滞引起的胃脘痛，多选用小柴胡汤、四逆散等，伤食食积引起的胃脘痛，选用小承气汤[1]。邱老师对张仲景治疗脾胃病的方法进行了系统的梳理，归纳如下：

1. 祛寒温脾

　　主要用于脾胃虚寒证，《伤寒论》有"自利不渴者，属太阴，以其脏有寒故也。当温之，宜服四逆辈"的条文。有些学者认为这里强调的"四逆辈"主要指理中汤（人参、干姜、白术、炙甘草），以太阴脾虚寒证为主，也就是中焦虚寒证，脾阳不足，外寒内侵，或过食冷物，或早先用寒性药物太过，均可导致中焦虚寒。脾胃升降失司，则大便溏泄，或大便溏而不爽，腹痛绵绵或隐隐作痛，喜温喜按，呕吐，不欲饮食。这四味药，对脾胃虚寒证都很有力。人参大补元气，健脾益肺；白术也是健脾益气的主要药物，而且可以燥湿利水，尤适宜于脾虚食少，腹胀腹泻；在益气健脾的基础上加大温脾胃散寒之力，所以加干姜，干姜大辛大热，为温中散寒，振奋脾阳之要药；炙甘草甘温，益气补中，缓急止痛，兼和诸药。张仲景治病重视脾胃，所以立下理中汤。有学者说"万病不要离开脾胃，方方不要离开理中"，似乎有些偏颇，但也强调了一个问题，脾胃在治疗中的重要性，而涉及脾胃虚寒，就首当考虑应用理中汤。

2. 祛热清胃

主要用于阳明热盛、气壅腹满之证。《伤寒论》有"三阳合病，腹满，身重，难以转侧，口不仁，面垢……白虎汤主之"的条文。阳明病邪从热化，热灼胃中，故渴欲饮水，说明胃内实热。白虎汤由石膏、知母、甘草、粳米组成。石膏辛甘大寒，入肺胃经，甘寒能生津止渴，大寒能泻阳明之实热；知母助石膏清泻肺胃实热，并能滋阴生津；粳米、甘草益胃护津。全方以清透、滋养、护中并用为配伍要点。《伤寒论》还有竹叶石膏汤，是从白虎汤衍化而来，即白虎汤去知母，加人参、麦冬、竹叶、半夏组成，适用于阳明热势已衰，余热未清而气津两伤证，治以清、补两法并用，为清补之剂。

3. 清热散结

《伤寒论》有"小结胸病，正在心下，按之则痛……小陷胸汤主之"的条文。小结胸病是由于痰热互结胸脘，气郁不通，故胸脘痞闷，按之痛，舌苔黄腻，脉滑数。小陷胸汤主要成分是黄连、半夏、栝楼实。黄连味苦寒，泻热降火；栝楼实甘寒滑润，清热涤痰，宽胸散结，开畅气机，黄连与栝楼实合用可加强泻热降浊的作用；半夏苦辛温燥，化痰降逆，开结散痞，助栝楼涤痰宽胸，半夏与黄连配对，辛开苦降，通畅气机。

小陷胸汤现在用的面很广，呼吸系统、消化系统和心血管系统疾病等都可加减应用，但在消化系统主要用于急、慢性胃炎等病证。

4. 和胃降逆

《伤寒论》有"伤寒发汗，若吐若下，解后，心下痞满，噫气不除者，旋覆代赭汤主之"的条文。旋覆代赭汤用于胃失和降，虚气上逆之证。胃气虚弱，痰浊内阻证，表现为心下痞硬，噫气不除，或反胃呕逆，舌淡，苔滑腻，脉弦而虚。仲景用旋覆代赭汤治之。该方由旋覆花、人参、生姜、代赭石、炙甘草、半夏、大枣组成，专为降逆化痰，益气和胃之用。旋覆花功擅下气，能化浊痰，为治痰阻、气逆之要药，故方中重用该药以下气消痰；代赭石可镇摄肝胃之逆气，助旋覆花降逆下气；半夏祛痰散结，降逆和胃；生姜温胃化浊，散寒止呕，助旋覆花、代赭石降逆而止噫；人参、大枣、炙甘草甘温益气，健脾和胃。

旋覆代赭汤现代临床常用于慢性胃炎、胃与十二指肠溃疡以及肿瘤放化疗出现的呕吐反应。

5. 宽胸健脾

《伤寒论》有"发汗后，腹胀满者，厚朴生姜半夏甘草人参汤主之"的条文，主要指脾虚气滞腹胀之证。方中厚朴苦辛而温，既可以行气下气，又能燥湿温中，《本草汇言》称其"宽中化滞，平胃之药也"。半夏降逆和胃，与厚朴合用，行气开郁，下气除满，降逆和胃；生姜散寒暖胃；甘草、人参补脾健胃，缓急止痛。总之，该方可解除脾虚气滞，腹胀腹痛之证。

6. 补中益脾

《伤寒论》有"伤寒，阳脉涩，阴脉弦，法当腹中急痛，先于小建中汤"的条文。小建中汤由桂枝、白芍、甘草、大枣、生姜、饴糖组成。其功能为温中补虚，和里缓急，多用于中焦虚寒之虚劳里急之证。症见腹中挛痛，时痛时止，喜温喜按，舌淡苔白，脉细弦而缓。方中桂枝甘温热，温助中阳，合饴糖辛甘化阳，以建中阳之气；白芍益阴养血，合饴糖酸甘化阴，以扶助阴血之寒，协桂枝尤能和营卫而调阴阳；生姜温中散寒，佐桂枝以温中；大枣益脾滋液，佐白芍养血，姜枣相合，尤能鼓舞脾胃生发之气；甘草甘温益气，助饴糖、桂枝益气温中，又合饴糖、白芍益脾养肝，缓急止痛，兼能调和诸药。张仲景在《金匮要略》中于小建中汤中又加一味黄芪，称黄芪建中汤，以温中补气，和里缓急，主治脾胃虚寒，中气不足之证。

7. 疏肝和胃

《伤寒论》有"少阴病，四逆……或腹中痛……四逆散主之"的条文。四逆散用于肝脾不和之证。四逆散由甘草（炙）、枳实、柴胡、芍药组成，功效透邪解郁，疏肝理脾，多用于肝郁脾滞证。症见胁肋胀闷，脘腹疼痛或泄利下重，脉弦等。方中柴胡入肝胆经，其性轻清升散，既疏肝解郁，又透邪升阳，使肝气条达，郁热外达，为君药；肝脏体阴而用阳，阳郁为热易伤阴，故以芍药敛阴泄热，补血养肝，使肝体得养，柴胡、芍药配伍，散敛互用，柔肝体和肝用，气血兼调；枳实苦辛性凉，行气散结而畅脾滞，合柴胡，肝脾并调，升降互用，以增疏畅气机之力；甘草健脾和中，合芍药可缓急止痛，兼调和诸药。组成疏肝解郁，健脾和胃之剂。

8. 辛开苦降

《伤寒论》有半夏泻心汤，主治寒热互结，肠胃不和，心下痞满，干呕或呕吐，肠鸣下利。该方由半夏、黄芩、干姜、人参、黄连、大枣、甘草组成。主要功效为寒热平调，消痞散结，用于寒热互结之痞证。症见心下痞，但满而不痛，或呕吐，肠鸣下利，舌苔薄黄而腻。方中半夏苦辛温燥，善能散结消痞，和胃降逆；干姜辛热，温中散寒，助半夏温胃消痞，以和阴；黄连、黄芩苦寒清降，清泄里热，以和阳；人参、大枣、甘草，健脾益气，补虚和中，兼生津液，炙甘草又能调和诸药。本方寒热之药并用，以和其阴阳，辛、苦合用以复其升降，即所谓"辛开苦降甘调"之法。

9. 其他治疗方法

仲景对于脾胃之病的治法还有：

（1）行腹通胃之法：《伤寒论》有"太阳病三日，发汗不解，蒸蒸发热者，属胃也，调胃承气汤主之"的条文。方中大黄攻积导滞，荡涤肠胃，推陈致新，泻热去实；芒硝润燥软坚，泻热导滞；甘草护胃和中，缓解芒硝、大黄泻下之过。三药合用，泻热和胃，润燥软坚。

（2）健脾和营法：以桂枝汤为代表方，健脾开胃，调和营卫，祛除外邪。

（3）润燥通便，以复脾运之法：主要用于肠胃燥热之便燥证。方用麻子仁丸，本方即小承气汤加麻仁、杏仁、芍药、蜂蜜而成，是泻下药与润肠药并举之方。

（4）和胃温脾法：以吴茱萸汤为代表方，温胃暖肝散寒，和胃降逆止呕。

邱老师认为《伤寒论》治疗脾胃的方药很多，且方简而专，针对性明确。《伤寒论》113方中治疗脾胃病占了一多半，有专家认为有61首是与脾胃病有关的，所以研究脾胃病，首先要从《伤寒论》方开始。

邱老师在脾胃病学习研究方面还指出，对仲景关于脾胃病治疗的研究，要看到他是从热病（伤寒）对脾胃的影响着手的。而仲景《伤寒论》从治热病而重视对脾胃病的保护，无疑起源于《黄帝内经》"胃气为本""五脏六腑皆禀气于胃""有胃气则生，无胃气则死"之说[2]，张仲景发展了这些理论，将其贯穿于著作的始终。这对后世医学的发展，尤其是对补土派的形成和发展产生了巨大的影响。

邱老师在学习仲景关于脾胃病治疗方面，还关注古代脾胃病诊治的源流发展。邱老师认为李东垣是在张仲景之后脾胃病诊治理论的主要研究者和实践者。

李东垣为金元四大名医之一，晚年代表作为《脾胃论》。他不但继承了张仲景有关脾胃方面的学说，又力戒当时固守仲景之时弊，从客观实际出发，创立"补土派"。李东垣之学术根基源于经典，在"《黄帝内经》仲景所说"篇，东垣曾说"著论处方已详矣，然恐或者不知其源，而无所考据，复以《黄帝内经》，仲景所说脾胃者列于左"。除大量引用《黄帝内经》《难经》原文外，仲景所说在《脾胃论》中被引用多达 10 处。如在叙述生理病理时说："仲景云人受气于水谷以养神，水谷尽而神去，故云安谷则昌，绝谷则亡。水去由荣散，谷消则卫亡，荣散卫亡，神无所依。又云，水入于经，其血乃成，谷入于胃，脉道乃行。故血不可不养，卫不可不温，血温卫和，荣卫乃行，得尽天年。"在论治法原则方面，指出"表有大寒，壅遏里热，火邪不得舒伸，故血出于口[6]。因思仲景太阳伤寒一证，当以麻黄汤发汗，而不与之，遂成衄血，却与之，立愈，于此甚同，因与麻黄人参芍药汤"，"或曰：甘温何能生血，又非血药也？仲景之法，血虚以人参补之，阳旺则能生阴血也"。邱老师指出李东垣在用药组方方面，注重对《伤寒论》的研究，如"阳脉涩，阴脉弦，法当腹中急痛。以芍药之酸，于土中泻木为君；饴糖、炙甘草甘温以补脾养胃为臣。水挟木势亦来侮土，故脉弦而腹痛，肉桂大辛热，佐芍药以退寒水。姜、枣甘辛温，发散阳气，行于经脉皮毛为使。建中之名，于此见焉"，"腹中痛者，加甘草、白芍药，稼穑作甘，甘者己也；曲直作酸，酸者甲也，甲己化土，此仲景妙法也"[2]。邱老师还注意到李东垣对脾胃病的认识和发展受张元素的影响也较大。张元素强调治脾宜守，宜升，宜补，治胃宜和，宜攻，宜降，支撑了李东垣"脾胃论"治疗纲领的建立。

邱老师对古典文献的学习和研究是比较广泛的，凡在临证过程中涉及的病名、病证，他都要查阅这方面的相关文献，加强深化理解。

邱老师曾拜科室的老前辈、脾胃病专家孙喜才教授为师，努力学习孙教授在治疗脾胃病方面的丰富经验，并加强临床实践，同时结合自己的文献学习，提高了对脾胃虚弱，气机紊乱，升降失常发生的认识和治疗水平。他认为脾胃病虽有虚、实、寒、热之分，但脾虚是根本病因，故治疗首重健脾益气，兼顾舒肝和胃、通腑降浊、寒热虚实。因脾为气血生化之源，正气来源之地，肝主疏泄，助脾胃升降有序。如脾气旺盛，气机调畅，四季不受邪；脾胃虚弱，则五脏六腑皆可发病。根据上述理论，结合现代医学观点，他参与研制的治疗消化道溃疡的新药平溃散，临床应用疗效显著。应用加味平陈汤治疗食管炎、慢性萎缩性胃炎、癌前病变等，亦多有效。

第四节　学术交流

邱老师在工作期间，不断钻研，努力提高学术水平。他充分利用业余时间总结学术经验，参加学术会议。1988 年 10 月于陕西西安参加中国医学伦理学会成立大会暨第五届学术研讨会；1989 年 5 月于江西九江参加第三届全国中青年医学伦理学研讨会；1990 年 8 月于云南昆明参加全国第四次中青年医学伦理学研讨会；1992 年 9 月于安徽黄山参加中华医学会医学伦理学会中青年委员会暨第六次学术研讨会；1995 年 9 月于山东青岛参加全国中西医结合鼻科学术会议；1995 年 12 月 21 日于西安参加陕西省首届中医、中西医结合脾胃病学术会议；1996 年 10 月于陕西西安参加全国第八届中西医结合消化系统疾病学术会议；1997 年 6 月于陕西西安参加中西医结合学会第四届针灸学会第三届会员代表大会；2001 年 10 月于陕西西安参加全国中西医结合学会成立 20 周年纪念大会；2002 年 6 月于陕西咸阳参加陕西省中西医结合心血管病诊疗技术提高班；2002 年 9 月于陕西咸阳参加第六届中医、中西医结合内科学学术会议，第九届青年中医药学术会议；2004 年 5 月于上海参加第七届全国中医文化与临床、第十二届全国医古文学术研讨会暨《医古文知识》创刊 20 周年纪念大会；2004 年 7 月于陕西西安参加第一届陕西中西医专家肝病研讨会；2004 年 9 月于河南南阳参加国际张仲景学术思想研讨会；2004 年 10 月于陕西西安参加陕西省首届草医药、第二届中医脾胃病学术会议；2004 年 10 月于广东珠海参加中国中西医结合学会第五届二次理事会暨 2004 年年度学术工作会议；2004 年 10 月于陕西西安参加陕西省第二届中医、中西医结合脾胃病学术会议；2005 年 10 月于北京参加全国首届国际络病学学术会议；2005 年 4 月 20 日至 23 日于桂林参加第八届全国中西医结合肾病学术会议；2006 年 6 月 11 日至 16 日于云南昆明参加第十九次全国中医肾病学术会议；2006 年 10 月于上海参加第二届国际络病学学术会议；2007 年 8 月于河南郑州参加中华中医药学会第十六届医古文学术会议；2007 年 10 月于江苏南京参加第三届国际络病学学术会议；2007 年 7 月 27～29 日于河北石家庄参加中国第十九次全国消化病学术会议暨国家级中西医结合消化疾病新进展学习班；2008 年 11 月于西安参加陕西省第七届中医、中西医结合内科学术会议；2011 年 5 月于陕西西安参加全国中医、中西医结合肝病、脾胃病、肾病、糖尿病学术会议；2011 年 7 月于黑龙江牡丹江参加第五次全国中西医结合诊断学术研讨会；2011 年 9 月于陕西西安参加胃肠疾病中医个体化诊疗技术研讨会；2013 年 11 月于陕西西安参加陕西省中医药继续教育项目消化系统疾病中西医结合诊疗新进展学习会议；2015 年 8 月 30 日于陕西西安参加陕西省中医脾胃病临床专科培训班资料汇编学术会议。

独自撰写论文或与其他同志联合发表论文40余篇。如《皮肌炎1例治验》《活血化瘀法为主治疗多发性大动脉炎82例》《平溃散治疗消化性溃疡120例临床观察》《平溃散治疗消化性溃疡214例临床研究》《乳脐散治疗乳腺增生疗效观察》《戊己胶囊治疗慢性萎缩性胃炎93例》《金匮宝冲剂治疗肾阳虚100例》《平溃散治疗胃脘痛80例》《天宫营养液治疗虚劳临床研究》《金蟾片治疗消化道肿瘤35例》《结节病1例治验》《肝癌发热证治六法》《高枕无忧汤治疗失眠100例疗效观察》《乙肝饮治疗慢性乙肝50例》《戊己胶囊治疗慢性萎缩性胃炎临床研究》《中医对脑的重新认识》《沙棘油治疗反流性食管炎50例》《脾虚患者脂质过氧化和红细胞免疫功能关系》《益气活血开窍复方对缺血再灌注脑组织兴奋性氨基酸及超微结构的影响》《扶正抑瘤饮配合化疗治疗中晚期消化肿瘤的临床研究》《扶正抑瘤饮和全量、半量氟尿嘧啶联用对胃癌细胞的抑制作用》《扶正抑瘤饮对小鼠移植性肉瘤180抑瘤作用的实验研究》《扶正抑瘤饮抑瘤作用的实验室研究》《味觉异常患者血液中微量元素、无机离子水平变化及其中医辨证》《不同剂量丹参注射液治疗肝硬化的临床研究》《丹参注射液对糖尿病患者内皮NO、tPA储备和血管扩张功能的作用》《西医院校中医学教学存在的问题与对策》《白术挥发油治疗癌性恶病质的实验研究》《脾胃虚证大鼠侧脑室注射孤啡肽对细胞免疫功能的影响》《枳术丸对2型糖尿病功能性便秘血清胃肠激素的影响》《脾虚证大鼠侧脑室注射孤啡肽对脾T淋巴细胞表达IL-2的影响》《脑梗患者从痰从瘀从虚论治探讨》《白术对小鼠移植性肉瘤S180的抑瘤作用及对Bcl-2基因表达的影响》。

参编的著作有《陕西省名老中医经验荟萃第四辑》《肾病养生保健200问》《陕西省名老中医经验荟萃第五辑》《现代中医学》《Traditional Chinese Medicine》《络病学基础与临床研究（2）》《络

病学基础与临床研究（3）》《络病学基础与临床研究（4）》《络病学基础与临床研究（5）》《中药方剂药理学》《现代养生学》等。

第五节　教学科研

邱老师承担学校五年制、七年制、八年制、研究生和留学生的《中医学》教学任务，每年教学量达 160 学时以上。他讲课重点突出，逻辑性强，采用启发式教学，效果良好，受到学员的广泛欢迎。他还多次被评为优秀教师，参编全国统编教材《现代中医学》1 部、交大留学生中医学英文教材 1 部。

邱老师先后承担国家级、省级中医、中西医结合继续教育项目授课 4 次。在省中西医结合学会及中医学会多次作学术讲座，受到同行的肯定和欢迎。1998 年 9 月担任陕西省中医学会举办的"陕西省中医脾胃病学学习班"任课教师，培训对象为主治医师；2004 年 11 月承担镇安县卫生局举办的"中西医结合诊治消化系统疾病培训班"的授课任务，培训对象为主治医师及以上人员；2009 年 11 月承担陕西中医学院附属医院举办的"陕西中西医结合治疗消化病新进展学习班"的教学任务，培训对象为主治医师及以上人员；2011 年 9 月承担陕西中医学院附属医院举办的"胃肠疾病中医个体化诊疗技术研讨班"的教学任务，培训对象为主治医师及以上人员。

邱老师先后主持、参与省部级、厅局科研课题十余项，如味觉异常与中医五脏的关系（陕西省自然科学基金项目）、中药复方脑动脉康颗粒剂对脑保护作用的研究（陕西省卫生厅科研基金项目）、扶正抑瘤饮治疗胃癌的临床与实验研究（陕西省中医药管理局项目）、小柴胡汤抗肝硬化内毒素血症的作用机理研究（陕西省中医药管理局项目）等，并参与了西医院校中医教学改革研究等高等院校教改项目等。

　　邱老师先后获得的科技成果奖励有新药平溃散的研制（1993年度陕西省教育委员会技术进步一等奖）、新药平溃散的研制（1993年度陕西省中医药科技成果二等奖）、新药平溃散的研制（1995年度陕西省科学技术进步成果二等奖）、中草药经验方不同给药途径治疗溃疡性结肠炎的临床及实验研究（2000年度陕西省教委科学技术进步奖二等奖）、中草药经验方不同给药途径治疗溃疡性结肠炎的临床及实验研究（2000年度西安市人民政府科技进步奖四等奖）等。

第二章　学术主张

　　邱老师擅长治疗脾胃病，重视辨证分型，审证求因，辨证论治，认为脾胃病的治疗应首重脾胃之气，阴阳升降，补泻结合，食、养、药治结合，标本兼顾，灵活用药，辨证论治时重视中医时空医学的研究，临证用药注意时序变化与组方的经验体会。在脑血管中风治疗方面，强调急性期应以西医治疗为主，恢复期或后遗症期阶段可采取异病同治的辨证论治方法。在肿瘤治疗方面，重视肿瘤西医治疗、中医配合治疗的探索，认为中药扶正抑瘤，配合化疗扶正减毒，疗效显著。

第一节　脾胃病治疗学术思想

　　脾胃对人体生命的重要作用首见于《黄帝内经》，如《素问·灵兰秘典论》说："脾胃者，仓廪之官，五味出焉。"《素问·经脉别论》说："食气入胃，散精于肝，淫气于筋，食气入胃，……输精于皮毛。"《素问·五脏别论》说："胃者水谷之海，六腑之大源也。"《素问·玉机真脏论》亦说："五脏禀气于胃，胃者五脏之本也。"这几段经文，不仅说明了脾胃在人体生命中的重要性，同时亦指明了营养物质通过脾胃在人体运化之通路。对脾胃在人体生理、病理、预防和治疗的重视，始于张仲景，后代医家在理论和实践中建树颇多，如"脾胃为后天之本""气血生化之源"等。至金元时期，李东垣进一步指出"元气之充足，皆由脾胃之气无所伤，而后能滋养元气。若胃气之本弱，饮食自倍，则脾胃之气既伤，而元气亦不能充，而诸病之所由生也"[2]。

脾胃的病理特点：脾与胃相表里，功能相连，脾多虚证，少实证、阴虚证，胃多实证。胃主腐熟，脾主运化，胃主降浊，脾主升清。故脾虚易出现胃实，胃实易导致脾虚，彼此很少单独出现。《素问·厥论》说："脾主为胃行其津液者也。"脾主运化水谷之精微，脾能行津液，运化水谷之精微的功能，主要责之于脾气（阳），如脾失健运，主要是脾气虚，甚则脾阳虚。此外，脾多有气（阳）虚证，阴虚之证较少见，胃阴虚证多见于热性病高热伤津，或胃病肝肾阴虚素亏之人。

脾胃病之病理，紧密联系肝，故治脾胃病必结合治肝。如饮食所伤，脾胃虚弱易生湿，湿邪停留，或胃失和降，均易阻滞气机，出现升降失常，影响肝气之疏泄条达，而成肝郁气滞；肝郁，气机不畅，又可促使脾胃之升降失常。总之，脾胃病在病因上所伤的脏器部位和病因不同，但其结果均可导致脾、胃、肝彼此功能失调。

邱老师治疗脾胃病，强调西医的辨病诊断，重视病因诊断。如病理解剖诊断、病理生理诊断以及疾病的分型与分期。这与他长期在西安交通大学第一附属医院工作有关，受西医的影响较大，促使他对每个疾病西医的各种辅助检查，西医辨病和中医辨证，两种诊疗思路交互渗透，辨证论治时结合西医病理知识和中医方药现代药理作用，病证互参来指导选方用药。这种融中西医于一体的诊治手法，无疑提高了他的治疗效果，但其论治仍以中医理论为指导思想，如治疗脾胃病，他就有自己独到的论点。因脾胃病病机涉及肝、脾、胃三脏，多为肝郁、脾虚、胃实，故治疗应兼顾到"脾宜健，肝宜疏，胃宜和"的治法。脾胃统帅营卫，本于气化阴阳，燥湿相济，升降方张，脾胃之升降，乃气化浮沉之舟楫；脾胃为后天之本，脾胃安，则五脏平，脾胃不和，则脏腑纷争；论治脾胃病，注重阴阳升降，重视调护。脾胃为后天之本，"气血生化之源"，因此"重视脾胃的调理"是治疗各种疾病特别是脾胃病的一种重要手段。治疗脾胃病皆以健脾为先，而健脾益气，复正气，必须重气化阴阳之升降，脾易湿，胃易热，治脾重于燥湿升阳，治胃滋润通降，清热化湿。

邱老师治疗脾胃病重视病位，辨病用药，认为结合西医的各种检查及现代中药药理研究，辨病用药，更能切中病端。如消化道溃疡，多用乌贼骨、瓦楞子、白及以敛溃生肌；若有炎症，酌加败酱草、连翘、蒲公英以消除炎症；胆汁反流用柴胡、郁金、山栀子、半夏等以降逆、疏肝、利胆；胃酸少者用山楂、鸡内金、乌梅等促进胃酸的分泌；萎缩性胃炎伴不典型增生、上皮化生等用莪术、白花蛇舌草、五灵脂、丹参、半枝莲等。以下简谈几种常见脾胃病的治疗特点。

治疗胃炎（萎缩性胃炎和非萎缩性胃炎），邱老师主张对患者进行较全面的检查，若幽门螺杆菌（Hp）是阳性，组方应考虑一些具有抑制或杀灭 Hp 的药物，以达到较好的疗效。

邱老师认为慢性萎缩性胃炎主要是"本虚标实"之证。所谓本虚主要是阴虚、气虚或气阴两虚；标实以胃失通降，郁滞化热，气血失和为主。按这样的原则，邱老师常将该病分为胃阴不足型、脾胃虚弱型、肝胃不和型、脾胃湿热型。因而其治法就包括养胃阴，健脾胃，疏气机，化瘀热，和胃络。

胃阴不足型，邱老师在一贯煎基础上加了党参、延胡索、山楂，并命名为"加味一贯煎"。加党参是为了益中气，因胃阴不足多伴有胃气虚，党参甘、温，性平和，最善健脾益气，可以加强养胃阴药物的作用。延胡索可以加强川楝子的止痛作用。川楝子性寒，延胡索辛苦而温，一寒一温，治胃痛疗效尤佳。山楂入脾胃，能消食积，散瘀行滞。胃阴不足证型多有脾虚弱，食欲不振，山楂可起到消食化积，破滞除满之力，因有党参配伍，也不必虑其破泄之力过大而伤胃气。

脾胃虚弱型，邱老师结合前人的临证经验和自己的体会拟益气健脾和胃汤：人参、黄芪、白术、砂仁、木香、陈皮、枳壳、炒山楂、神曲为基本方，若大便稀溏加炒扁豆，若胃镜检查黏膜下有出血点可加白及或三七，有肠上皮化生可加川贝母、莪术、三棱等。脾胃虚弱，当以益气健脾为主，所以重用参、芪、术。人参和黄芪同为补气要药，人参补气而兼能养阴，黄芪补气而兼能扶阳，二药相须配对，补气助元作用增强，对脾胃气弱者可以起到鼓舞中气的作用。白术最善补脾又能燥湿，与参芪同用加强了健脾扶中的作用。脾胃虚弱者易致脾不运化，湿滞中焦，所以容易出现胃脘胀满或隐痛，甚至大便稀溏，故方中加用砂仁、陈皮，该二药辛香温燥，皆入脾胃而具有行气调中作用。砂仁偏于化湿而醒脾，陈皮长于燥湿健脾，再加木香、枳壳，行气除湿作用加强。脾胃虚弱，食少口淡，不思饮食，故再加山楂、神曲以促进食欲。

肝胃不和型，邱老师的治法是疏肝和胃。多在柴胡疏肝散基础上化裁加减。因为该方传统功效就是疏肝解郁，行气止痛。方中柴胡功擅走肝气而疏郁结，香附疏肝理气，有良好的止痛作用，川芎疏肝开郁，行气活血，止胁痛。香附与川芎合用可助柴胡解肝经之郁滞，行气活血以止痛。陈皮理气，行滞和胃，白芍、甘草养血柔肝，缓急止痛。若患者胃脘疼痛较甚，常在该方中加入川楝子、延胡索。此二药相使而伍，既可加强柴胡疏肝散的疏肝清热作用，又可加强活血止痛作用。若同时伴有脾胃气虚者可在该方基础上加党参、白术、黄芪等。

脾胃湿热型，邱老师对该证型的治法是清热化湿，理气活血。自拟清热化湿宁胃汤：黄连、黄芩、蒲公英、白芍、陈皮、半夏、白术、茯苓、丹参、川芎、甘草。前三味药主要是清胃热，紧接四味药是行气、祛湿、健脾，后三味药是活血、化瘀、缓急止痛。

邱老师近年来将慢性非萎缩性胃炎分为肝胃气滞型、脾胃湿热型、脾胃虚寒型、胃络血瘀型。在治法上，抓住慢性浅表性胃炎最突出的症状——胃脘痛。中医认为"不通则痛，通则不痛"，治疗关键在止痛，即"通"。"通"应包括疏肝、理气、清热化湿、益气养阴、温胃健脾、活血祛瘀等治疗方法。胃络血瘀，多无大的瘀血或消化道出血现象，而是因病程较久，出现气虚或阴虚所致血瘀，所以治疗都应在益气健脾基础上，加用活血祛瘀药。过寒过燥都易伤脾胃，活血药也不宜过多，所以要认真审证求因，辨证施治。同时还应考虑本病与 Hp 感染的关系，适当选用抗 Hp 的中药纳入组方中。

肝胃气滞型，治疗多以四逆散加减化裁组方，如柴胡、白芍、炒枳壳、炙甘草、蒲公英、连翘、延胡索、香附、砂仁。多将枳实换用枳壳，取其性缓。枳实、枳壳二者功效大抵相仿，均可破气散结、行痰消痞，然此两味所主病位有高下之分，药力有缓峻之别。故邱老师一般多用枳壳而非枳实，嫌其行气之力过猛也。

脾胃湿热型，治法是清热化湿、健脾和胃。方用加味六君子汤：党参、白术、甘草、陈皮、制半夏、茯苓、川连、黄芩、败酱草、蒲公英、连翘、黄柏。此方在益气健脾燥湿基础上加川连、黄芩、败酱草、蒲公英等清热化湿药，起到标本兼治的作用。川连、黄芩、败酱草、蒲公英更有明显的清除 Hp 作用。所以该方既能从根本上解决致病原因，同时又可快速地改善脾胃湿热的各种不适症状。或者应用平陈汤加减：苍术、半夏、甘草、厚朴、陈皮、茯苓、荜茇、草豆蔻、白及、乌贼骨、白蔻。

胃络血瘀型，对胃络血瘀实证者邱老师多用自拟的清胃活血化瘀汤：炙甘草、炒白术、丹参、香附、三七、黄连、蒲公英、白花蛇舌草、红藤。对若脾胃虚弱者，而有血瘀者，六君子汤加减组方：党参、白术、茯苓、陈皮、清半夏、炙甘草、三七、延胡索、丹参、香附、川楝子。

治疗消化道溃疡，邱老师认为中焦湿热内蕴及脾胃气血不足是感染 Hp 的主要病理基础。他根据自己的临证体验，将该病分为脾胃湿热、脾胃虚寒、气滞血瘀、胃阴不足 4 个证型，在用药过程中若兼挟有他证者，可在组方上加减化裁，以提高溃疡愈合质量，改善患者症状及预防溃疡复发。

脾胃湿热型，方用自拟的清胃汤：甘草、白及、延胡索、海螵蛸、炒枳实、炒莱菔子、黄连、蒲公英、茯苓、清半夏、佩兰、草豆蔻。黄连、蒲公英以清中焦胃热为主，且有较强的清除 Hp 作用；实验室证明甘草对 Hp 也有高敏作用；茯苓、半夏、佩兰、豆蔻仁芳香化浊、淡渗利湿、行气和胃，治疗脘腹痞满、胀闷不适等症。在湿热证治疗中，湿不去热难清，湿去热清，枳实、莱菔子行气消积，延胡索制酸收敛止痛，甘草调和诸药。

脾胃虚寒型，治法是温中散寒，健脾和胃。方用自拟的温胃健脾止痛汤：黄芪、白术、桂枝、白芍、高良姜、香附、广木香、炙甘草、延胡索、蒲公英。本方重用黄芪，它与白术同用健脾补中，与桂枝配伍，温中散寒；桂枝配白芍可治脾虚胃弱，腹满时痛，桂枝与甘草配伍可以起到振奋脾阳和胃阳的作用；甘草配白术可起到健脾和中，缓脾止痛的作用；高良姜止痛作用较强，且性温，它与延胡索、香附、木香、桂枝配伍行气、温胃散寒，且暖胃止痛作用加强。其次，方中甘草、高良姜、延胡索经近年研究发现对 Hp 都有较强的清除作用，但为了进一步加强它的清除作用，再加大蒲公英剂量，这样就可达到标本兼顾的作用，既能改善脾胃虚寒的症状，又能从病因上起到根除的作用。

胃阴不足型，治法是健脾养阴，疏肝益胃。方用芍药甘草汤合一贯煎汤化裁：炒白芍、甘草、生地黄、北沙参、麦冬、玉竹、石斛、海螵蛸、制香附、荜茇、草豆蔻。北沙参、麦冬滋肺胃之阴，北沙参多入上焦，清肺中之邪火，养肺中之阴液，麦冬甘寒多汁，善入中焦，清胃生津，二者合用清肺凉胃，养阴生津。生地、玉竹、石斛甘寒益胃、清热生津，专治肺胃燥热伤阴，该三味药可加强前两药的养阴生津作用。白芍、甘草甘酸化阴，缓急止痛。海螵蛸收敛止血，制酸敛疮，加延胡索、制香附可加强活血、行气止痛作用。此方也可起到标本兼顾的作用，在养肺胃之阴的基础上活血行气、收敛制酸，可使病证得到全面的改善和治疗。

气滞血瘀型，治法是益气活血，行气化瘀。方用自拟健脾化瘀汤：黄芪、苍术、白芍、海螵蛸、白及、丹参、三七、枳壳、当归、红花、桃仁、蒲公英。本方在益气、收敛止血、制酸的基础上加用大量活血化瘀药。黄芪补中焦之气；苍术燥湿健脾；白芍、甘草缓急止痛；海螵蛸、白及收敛止血，消肿生肌；三七散瘀止血，消肿定痛；丹参祛瘀止痛，活血通经；当归、红花、桃仁可加强丹参与三七的活血化瘀消肿作用；枳壳行气，助黄芪补气而不滞；蒲公英清热解毒，消肿散结。方中蒲公英、丹参、三七等都有清除Hp的作用。

溃疡性结肠炎，邱老师认为可以先分为活动期和缓解期。活动期则有大肠湿热型、肝郁脾虚型、血瘀肠络型；缓解期可以分为脾胃气虚型、脾肾阳虚型。本病在临床上常几型并见，有时可互相转化，故治疗时需随机应变，灵活应用，不可拘泥一方。在治疗过程中强调以调畅气机为先，同时照顾脾胃，切忌妄施苦寒克伐之品，用药应升降结合，补虚不宜滋腻，止泻慎用固涩。若脾虚不运，气滞湿阻，饮食不化导致湿浊停聚，而见苔腻，应在补虚基础上，加用芳香化湿之品，如藿、佩、砂、蔻等；久病伤及阳气，阳虚致寒，温阳的桂、附勿大量，对脾肾阳虚者常用少量附子、肉桂，虽大辛大热，少用则助阳而不伤阴，用之能温阳暖中，逐寒除湿，尤其对病程较长者，桂、附能温其阳，逐其寒，驱其湿；久病入络，气血瘀滞肠络，在活血祛瘀时，应强调升降气机为主，此时一味妄用活血破瘀峻药，常使病情加重；健脾利湿方中配以厚朴、枳壳、鸡内金等理气行滞之品，寓消于补，补不碍滞，消不伤正，滞去肠和泻止；温肾勿忘固肠，久泻则清气下陷，肾阳渐衰，下关不固，补剂中加五味子、诃子、乌梅等止泻涩肠，同时用赤芍、丝瓜络通络理肠，能达到温肾、理气、通络、固涩之功效。

脾胃气虚型，治法是健脾益气、除湿升阳。用自拟方：黄芪、党参、白术、茯苓、白芍、甘草、赤石脂、禹余粮、蒲公英、马齿苋、茵陈。若舌苔厚腻可加藿香、佩兰、白豆蔻。本方是在益气健脾基础上加涩肠固脱和清热解毒、祛湿化浊之药而组成。方中黄芪甘温，归脾肺经，为补气要药，补脾益气、升阳举陷、健脾止泻，兼有托毒生肌之效，对肠道溃疡颇有良效；党参甘平，大补元气，益气生津养血；白术甘苦温，长于健脾补气；党参和黄芪配伍，相须为用，补气健脾力倍增；茯苓甘以扶脾，淡以利湿；白芍养血敛阴而柔肝，和营缓急而止痛；甘草味甘性平，得中和之性，经入脾胃而有调补之功；赤石脂甘酸而温，擅入下焦血分而止血；禹余粮甘咸而凉，兼有清热作用；赤石脂、禹余粮配对，相须为用，可增强固涩收敛之力，两性相制，而无寒热之偏。临床常加用此二药用于虚寒性脓血下利更为适宜，其既能止泻，又能止血，为其他涩肠止泻剂所不具，与参芪术等合用，对脾胃气虚型溏泄尤佳。蒲公英、马齿苋、茵陈多为药食兼用之品，以清热利湿，解毒为主，又无苦寒害胃之弊端。若湿重加藿香、佩兰、白豆蔻可化湿浊，尤其湿阻中焦，脘腹胀满，食欲不振，三药合用，作用倍增。

肝郁脾虚型，治法是应疏肝理气，健脾和中。拟方如下：柴胡、白芍、枳实、陈皮、防风、党参、黄芪、茯苓、白术、薏苡仁、炒白扁豆、甘草。本方是将四逆散、异功散和痛泻要方交织在一起，然后加减化裁而成。方中柴胡入肝胆经，其性轻清升散，既疏肝解郁，又透邪升阳，使肝气条达，郁热外达；肝脏体阴而用阳，阳郁为热易伤阴，故以芍药敛阴泄热，补血养肝，使肝体得养，二药散敛互用，柔肝体和肝用，气血兼调；枳实行气散结而畅脾滞，合柴胡，肝脾并调，升降互用，以增舒畅气机；甘草健脾和中，合白芍可缓急止痛；白术补脾燥湿以扶土虚，与白芍配伍，养血柔肝，缓急止痛，兼敛脾阴；陈皮理气燥湿，醒脾和胃，助白术以加强脾胃运化之功；防风专入肝脾，舒脾升阳，助白术以祛湿止泻，兼散肝郁，合白芍使其敛而勿过，疏泄复常，养血柔肝，舒调气机，使升降自复，痛泻可愈；方中加黄芪，一方面可以加强益气健脾作用，另一方面有托毒排脓作用，与薏苡仁、白术、甘草合用可以加强这一作用，对结肠炎慢性溃疡有促使愈合的作用。

脾肾阳虚型，多见于缓解期，治应健脾、补肾，温阳化湿。邱老师拟方多用理中汤或四君子汤合四神丸加减化裁。常用方：党参、白术、茯苓、甘草、黄芪、补骨脂、肉桂、附片、淫羊藿、吴茱萸、黄连、益智仁、诃子、秦皮、白头翁。方中前四味药为四君子汤，皆以味甘入脾，益气之中有燥湿之功，补虚之中有运脾之力，属本方的基本部分，黄芪升阳止泻，可以加强益气健脾的作用。久泻由脾及肾，命门火衰，火不生土，故当健脾兼温肾。肉桂、附片二药皆辛温，温中散寒，止痛；补骨脂辛苦温，入肾补肾，固涩止泻，它与肉桂、附片配伍，相使相辅，用补骨脂，补火生土，与肉桂、附片温阳散寒，健脾止痛，专治脾肾虚寒之泻；淫羊藿以资少火、益阳气；吴茱萸辛苦而温；黄连苦辛寒，二药合用，厚肠化湿而止泻；益智仁暖脾燥湿，入肾能温肾助阳；诃子功专敛涩，善于固肠止泻；秦皮、白头翁均具有清热解毒、治湿热下利的作用。组方除用补益脾肾和固涩止泻之药外，还有清热解毒，去除内邪的用药。

大肠湿热型，应属于活动期，治宜清热化湿，调气行血。拟方：炒黄柏、黄连、马齿苋、苦参、金银花、茜草、地榆、白鲜皮、川楝子、延胡索、赤白芍。若同时伴有虚证，可加用淮山药、白术、茯苓、黄芪。黄连、黄柏同为清热燥湿、泻火解毒类药，二者相须配对，可起协同作用以增强疗效；黄连苦寒，苦燥湿，寒胜热，能泄降一切有余之湿火，黄连得黄柏相助，功专于下，加强清热燥湿、解毒的作用，清肠止痢，其效颇佳；再加马齿苋、金银花，扩大它的清热解毒范围，苦参、白鲜皮也具有清热燥湿作用，尤适宜泻痢等症；茜草、地榆都属于凉血止血药，茜草还具有活血祛瘀作用，地榆则具有解毒敛疮作用，合用对溃疡有止血敛疮，促使恢复作用；加赤芍可以加强茜草活血，地榆敛疮作用。

血瘀肠络型，治法宜补气健脾，活血化瘀。方用少腹逐瘀汤加减：白术、黄芪、党参、当归、赤芍、肉桂、蒲黄、乌药、五灵脂、延胡索、没药、小茴香、红花、三七。黄芪甘温，归脾肺经，为补气要药，补脾益气，升阳举陷，健脾止泻，兼有托毒生肌之效；党参甘平，大补元气，益气生津养血；白术甘苦温，长于健脾补气，参术相须配对，补气健脾力增，入脾和中化湿，补脾止泻；党参、白术健脾补中止泻；黄芪、当归补气生血；肉桂、小茴香、干姜温里散寒；再加活血化瘀止痛的赤芍、红花、没药、乌药、五灵脂、延胡索以解寒凝少腹之证；三七，味甘微苦温，入肝胃经，功擅化瘀止血，消肿定痛。

邱老师认为治疗肝硬化比较复杂，尤其出现腹水（失代偿期），此时病变多端，错综复杂，临床证型不一，多虚实互见，寒热夹杂，气滞、血瘀、水积混为一体，邱老师对肝硬化的辨证分型是建立在西医的早、中、晚三期基础上进行分型。辨证论治应各方结合，注意年龄、体质以及现代化实验室、影像学检查，用药寒、温、活血、利水，孰重孰轻，平缓先后都应考虑到。治疗本病虽然要以化瘀软坚为主，但用药不可太猛，以平和为主，使瘀去而不伤正；扶正也不可骏补，只宜缓补平补，使补虚而不恋邪，清利湿热，应甘寒解毒，甘淡利湿，避免大苦、大寒之剂，以免伤及脾胃。该病程较长，应有长期治疗用药的考虑，才能收到较好的效果。对待中、晚期肝硬化，尤其腹水严重者，更应注意中西医结合。如西医的支持治疗（输入人血白蛋白和血浆等）和穿刺放腹水与中药调理肝脾，活血利水相结合，这样既能在短期内消退胸腹水，又能够巩固疗效，减少复发，改善预后，达到标本兼治的目的。常用一贯煎加减，滋阴柔肝，软坚散结。选用当归、生牡蛎、炙鳖甲，因肝血不足，应滋阴养血，不可过多疏泄。

第二节　中风治疗学术思想

中医特长为活血化瘀，祛浊通络，邱老师在多年临证中注意这方面的临证治疗。在中医科接待中风恢复期病人较多，他发现发病年龄趋于年轻化。文献也记载从前该病主要发病于 50 岁以后，65 岁以后增加最为明显，75 岁以上者发病率是 45 ~ 54 岁的 5 ~ 8 倍。

但近年接触这方面的病人，45～55 岁的人最多，大有颠覆以往调查研究数据的倾向。邱老师认为其可能与以下几点有关。

饮食不节。现在人们的生活水平普遍提高了，食品也丰富了，因而不少中青年人嗜酒肥甘，亦有不少中青年人酗酒后仍肆意行房，恣情色欲而伤阴气，耗散真元，这些都为动脉硬化的发生埋下了伏笔。

精神压力大。当今社会工业高速发展，现在已经全面进入了电子化、信息时代，生活节奏加快，人们精神也高度紧张，工作压力、生活压力、心理压力加大，容易造成五志过极，心火暴盛。现代医学也认为，长期的紧张情绪，可以引起内分泌功能紊乱而导致动脉硬化和高血压病的发生，而动脉硬化、高血压又是诱发中风的主要原因。

其他至于老年人发病率相对高，主要原因是他们年老体衰，肝肾阴虚，肝阳偏亢；或思虑烦劳过度，气血亏损，真气耗散，复因将息失宜，致使阴亏于下，肝阳鸱张，阳化风动，气血上逆，上蒙元神，突发本病[7]。

总之，邱老师对中风病的发病原因结合目前社会因素进行分析，他认为中风之发生，病机虽较复杂，但归纳起来不外虚（阴虚、气虚）、火（肝火、心火）、风（肝风、外风）、痰（风痰、湿痰）、气（气逆）、血（血瘀）六端，其中以肝肾阴虚为其根本。此六端在一定条件下，互相影响，相互作用而突然发病。有外邪侵袭而引发者称为外风，无外邪侵袭而发病者称为内风。从临床看，本病以内因引发者居多。

在中风病的治疗上，邱老师强调 3 个方面。一是中西医结合，急性期应以西医治疗为主。二是中医治疗争取恢复期早期用药，因恢复期一般定为 6 个月，但前 3 个月恢复快，疗效佳，后 3 个月次之，进入后遗症期疗效就更差了。所以早期应用中药治疗是恢复好坏的关键。三是坚持辨证治疗。该病无论是缺血性中风还是出血性中风，在恢复期或后遗症期阶段都可采取异病同治的辨证论治方法。因为它们此时的主要矛盾都是"瘀血阻滞，脑脉不通"，恢复期症状以半身不遂、口眼歪斜、言语不利为主要表现，后遗症期以半身不遂、体窍失用为主要表现，在治疗方面基本都是相通的。邱老师将该病分为 3 个证型，即气滞血瘀证、风痰瘀阻证、阴虚风动证。

对气虚血瘀证，邱老师多以补阳还五汤为基础方进行加减化裁，重用黄芪量可达 30～60g，血液的运行依赖气的推动，气行血亦行，气虚则血瘀。因之中风，症见半身不遂者，治当补气行血，而气赖血补，血足则气盛，血少则气衰，故治气虚又当配补血之品。在此方基础上，喜用三七，认为三七有止血活血双向调节作用。

风痰瘀阻证多是在气血不畅、血运不畅的基础上，致风痰阻脉，其特点是肢体麻木、屈伸不利、肿胀、疼痛、头晕目眩、言语不利而胸闷，口吐痰涎。治应祛风燥湿化痰，宣窍通络。邱老师多在解语丹基础上加减化裁。

阴虚风动证，邱老师认为本证多由肝阴不足，筋脉失养所致，进一步肾阴不足，水不涵木，肝阳上亢，故出现头痛，眩晕耳鸣；肾阴不足，心肾不交，则少寐多梦；脉弦主肝风，弦细而数，舌质红系肝肾阴虚而生内热；苔腻，脉滑是兼有痰湿。邱老师多以大定风珠加减，活血通络为主，补血次之，合而用之滋阴通络。若同时伴有气虚，可加黄芪 30g，半身不遂较重可加地龙 10g，木瓜 15g，蜈蚣 6g，桑枝 15g，三七 3g，以加强通络作用；若语言謇涩较甚，可加菖蒲 10g，郁金 10g，远志 10g，以祛痰开窍。

其次，邱老师对高血压和低血压的临证治疗，也积累有丰富的经验。

第三节 肿瘤治疗学术思想

邱老师认为正虚邪实、毒瘀互结是肿瘤形成的重要病机。脾虚湿滞，气机不畅，日久化热，热毒内结，则生癥瘕积聚。认为脾虚为本，气滞血瘀为标，提出扶正（健脾益气）抑瘤（活血化瘀、清热解毒）的治法。并重视肿瘤西医治疗，中医配合治疗的原则。事实证明，中医在癌症的治疗中有一定的作用，尤其中西医结合能发挥较大作用。

在近几年的中药药理实验研究中发现，有上百种中草药有抗癌作用，如半枝莲、五倍子、长春花、决明子、马钱子、白花蛇舌草、楤木、大黄、石斛、黄芪、薏苡仁等，应用它们的关键是有机的组合，科学的配方。如有些临证医家在长期治疗过程中，发现败酱草、蒲公英、王不留行、马钱子、僵蚕、天冬、白术、百合等中药配合，对肺癌的治疗或症状的改善有一定的作用；山豆根、马勃、白花蛇舌草、藤梨根、夏枯草、斑蝥、栝楼、丹参、莪术等组方则利于食管癌、胃癌的治疗；山茱萸、人参、海藻、天花粉、半边莲、马鞭草、苦参、鱼腥草等则利于肝癌的治疗。总之，中草药为天然之品，对人体作用比较平和，只要科学组方，对癌症的治疗是可以发挥作用的[4]。

放化疗的影响首先是消化功能，患者会出现厌食、恶心、呕吐、腹泻或便秘等严重不适，影响放化疗的进行。中医认为这些放化疗毒副反应的出现，主要是由于癌症病人在接受放化疗之后，造成体内津液受损、气血不和、脾胃失调所致。因此，其主要治法宜以生津润燥、健脾和胃为主，因而可根据个体化特点，拟出健脾、和胃、理气、养阴等中药汤剂口服。这样在化疗期间，患者食欲可能不会受到大的影响，也会减少厌食、恶心、呕吐、腹泻或便秘等严重不适。

其次，放化疗中，白细胞下降是较严重的反应，有时下降过于明显，使化疗不得不暂停，影响了治疗，因而应积极配合中药升高白细胞。如果是在化疗间歇期，距下一次化疗时间较短，而白细胞下降又很明显，应用西药升白剂未尝不可，但这种治疗白细胞上升只是暂时的，两三天之后白细胞又急剧下降。其实在这方面，中医药中的许多益气补血药（如黄芪、灵芝、人参、地榆、女贞子、阿胶、当归等）能刺激人体造血系统，达到补血升白细胞的作用。

放化疗的毒副作用常常使肿瘤患者无法承受连续的治疗，因此在治疗过程中要设置间歇期，以待机体恢复。目前，西医在两次放化疗间歇期，多半只是等待白细胞和肝功能等的恢复，使这一期间成为治疗的空白期。其实，这一期间的治疗十分重要。因为放化疗期间，患者整体免疫功能下降是无法避免的结果，放化疗次数越多，药量越大，毒性就越大，免疫功能和整个机体状态也就越降越低，就越不能调控癌细胞的增殖，从而难以阻止转移复发。这也是为什么临床中常常见到很多肿瘤病人边化疗、边复发、边转移的原因。因而在放化疗间歇期，患者若能在医生的指导下，采用中药来调理，抓住抑制肿瘤、增强免疫和消除放化疗所引起的毒副反应三大环节，不仅可以确保放化疗的顺利进行，而且可大大降低肿瘤转移复发的可能性。

邱老师强调化疗适量是治疗肿瘤成败的关键，由于化疗药物的选择性不强，在杀灭癌细胞的同时也会不可避免地损伤人体正常的细胞，从而出现药物的不良反应。因此，在接受化疗药物的时候，一方面希望能够达到最佳的抗肿瘤作用，另一方面也要注意预防和识别化疗药物的不良反应。因而他主张以中西医结合为特色，以及"西药适量化疗加中药，带瘤生存，提高生存质量"的观点。在选用化疗药物时最好再配合中医分型辨证论治，能科学地选用中药，既能减少或消除化疗药物的不良反应，又能减轻病人痛苦，还能增强抗病能力。对于良性肿瘤的治疗，根据病变证型而合理地选用中药或再配合西药，常常能取得明显的治疗效果。自拟"扶正抑瘤饮"方，应用于临床治疗此类疾病，每年接诊300余人次，明显改善患者临床症状，提高了生存质量，延长了患者生命。以下介绍几种常见肿瘤的治疗特点。

邱老师认为，对于胃癌的治疗，尤其在中医论治时要和放化疗结合，以辅助治疗为主，自然也不排除单独应用中药对胃癌的治疗，但组方时应了解整个病情，而不是仅强调"证"而已，如应了解手术情况以及癌症的分期。无论放化疗辅以中药治疗，或单独应用中药治疗都应辨证组方，并结合文献检索，在组方过程中以证用药，同时适当考虑该药的抗癌作用。邱老师认为胃癌常见证型为气血两亏证和痰瘀互结证，且都是在脾胃虚弱基础上形成的，所以组方用药要重视补气培土这一基本环节。

气血两虚证，治疗应益气补血为主，方药：人参、黄芪、白术、茯苓、当归、熟地、白芍、川芎、陈皮、薏苡仁、甘草、藤梨根。若以气虚为主，可加重黄芪用量；若以血虚为主，加重当归、熟地用量；避免腻滞，加重陈皮用量。方中人参、黄芪同为补气要药。人参味甘微苦而性平，补气而兼能养阴。黄芪味甘温，补气而兼能扶阳，二药相须而用，具有强大的补气助元作用，二者都能阴阳兼顾，脾胃气弱者可以鼓舞中气，肺虚卫弱者用之以补气固卫；人参与熟地配伍，甘温益气补血；白术协人参、黄芪益气补脾；当归助熟地补益阴血；白芍养血敛阴；川芎活血行气，与陈皮同用，使补而不滞，合熟地、当归，增强补血之效；茯苓健脾利湿；甘草健脾补中，配参、术助益脾之功；薏苡仁健脾利湿、清热排脓，近年研究该品对癌细胞有抑制作用，是食药两用之品，可大剂量应用，无毒无副作用；藤梨根性味酸、涩、凉，清热解毒，健胃止呕，近年研究表明藤梨根具有明显的抗肿瘤作用。全方气血双补，同时有健脾、祛湿、消肿止呕、抗肿瘤等作用。

若气血两虚伴有脾胃虚寒，可在上方中加桂枝、干姜、半夏。桂枝辛、甘、温，散寒温经而止痛，干姜味辛，大热，温中散寒，姜、桂同用温中健脾作用倍增，半夏辛温，降逆止呕。若从气虚发展到了阳虚，处方调整为黄芪、党参、白术、茯苓、干姜、女贞子、补骨脂、制附片、薏苡仁、法半夏、甘草。该方是在益气健脾的基础上加温补肾阳药物，干姜温中散寒，女贞子滋补肝肾，补骨脂温肾助阳，制附片回阳救逆，补火助阳，甘草既可加强参、芪、术的益气健脾作用，又可调和诸药，甘草与半夏同用也可加强降逆作用。本方对脾肾阳虚之证，人参改党参，使其温补之力平和。以上的论治涉及三证，即气血双虚证、脾胃虚寒证、脾肾阳虚证，其基础皆为"虚"，所以可以贯通而论，其基础用药也以参、芪为主。

痰瘀互结证，治宜祛痰化瘀。方用：黄芪、党参、黄连、法半夏、生姜、全栝楼、红花、赤芍、川芎、柴胡、枳壳、川牛膝、三七、白芷、山楂、仙鹤草。方中黄连苦寒，善清热燥湿、和胃止呕；半夏辛温，善化痰散结，降逆宽中，取黄连以苦降，并清痰湿所生之热，用半夏以辛开，兼理痰湿之壅结，除热中之湿，二药合用，共奏泄热和胃、开胸除痰之功，起着泻热痞、除寒积、清郁热、理胃肠的综合作用；栝楼清热涤痰，宽胸散结；红花、赤芍、川芎、牛膝活血化瘀，其中牛膝通血脉，可引瘀血下行；柴胡疏肝理气，升达清阳；枳壳与柴胡同用，一升一降，开胸行气，气利血行；山楂消食健脾，又助活血化瘀的作用；白芷通窍止痛，消肿排脓；仙鹤草收敛止血；黄芪、党参益气健脾。全方都是围绕着祛痰化瘀，针对痰瘀互结而用药，也注意了"虚"为该病之基础，故加入参、芪。

邱老师认为食管癌为本虚标实之证，尤以中晚期为甚，其治疗复杂，应中西医结合治疗，尤其对气虚阳微型，应以西药支持疗法为主，在此基础上配合应用中药以改善症状，提高患者的生存时间和生命质量。邱老师根据自己临床经验，将食管癌辨证分为痰阻气结、热结津亏、痰瘀互结、气虚阳微4个证型。

痰阻气结证，治宜行气化痰，和胃降逆。处方：制半夏、厚朴、木香、香附、枳实、胆南星、浙贝母、茯苓、白术、甘草、生姜、紫苏叶、柴胡。若呕吐痰涎者，可加竹茹、陈皮加强降逆和胃化痰的作用；大便结者，可加适量芒硝、生大黄；若患者胸膈满闷、伤津明显，且有血瘀之证，更方为丹参、沙参、浙贝母、茯苓、郁金、荷叶蒂、砂仁、栝楼、陈皮、玄参、麦冬、生地。

热结津亏证，治宜清泻热结，养阴生津。邱老师常以小承气汤为基础加养阴药，拟方：厚朴、枳实、生大黄、知母、人参、白术、沙参、玉竹、天花粉、麦门冬、生甘草。厚朴行气散满；枳实消痞破结；大黄泻热通便，荡涤肠胃；人参、白术、甘草以固中气保脾；麦冬、沙参、玉竹、天花粉、元参补阴虚。若有气郁，可加柴胡、白芍以疏肝柔肝；若食欲差，加山楂、神曲以消食和胃。

痰瘀互结证，此型多是该病中晚期，痰瘀结于食管明显，下食已颇困难，治宜化痰祛瘀为主，酌加养阳扶正之品。拟方：制半夏、生姜、厚朴、枳实、胆南星、党参、茯苓、三棱、莪术、桃仁、红花、三七、山慈菇、白薇、丹参、赤芍、甘草。半夏、生姜降逆、止呕、和胃、化痰；枳实与厚朴配伍，破气除满，行气消痞；胆南星为化痰之品，与上四味药合用，化痰之力又进一步增加。三棱、莪术、桃仁、红花、三七、山慈菇、丹参、赤芍均为化瘀活血之品。为防太过，加党参、茯苓、甘草以保中气。

气虚阳微证，为病情加重，阴损及阳。治宜温补阳气，散寒降逆。一般宜先用温脾益气之剂，待能进饮食与药物后，再以暖脾温肾之方。拟方：人参、黄芪、白术、茯苓、半夏、陈皮、生姜、旋覆花、代赭石。用后若病人呕吐减轻或止，可加熟地、山茱萸、当归、枸杞，然后再加鹿角、肉桂、附子、杜仲等温肾阳。

邱老师在肺癌的辨证分型上，主要是虚证，涉及气虚、阴虚、气阴两虚，并可产生瘀、热、痰等兼夹证，以瘀、痰证最为常见。其次，痰浊及痰热是气虚血瘀证最常见的兼夹证。根据临证经验，将该病分为肺脾气虚、肺阴虚、气阴两虚、瘀痰阻肺4个证型。肺气虚型多见于肺癌Ⅰ、Ⅱ期，气阴两虚型则以Ⅲ期多见，阴虚、阴阳两虚以及瘀痰阻肺则多见于Ⅲ至Ⅳ期。其虚证也由气虚向气阴两虚、阴虚、阴阳两虚发展。肺癌发病率高，进展快，死亡率高，中期尽量手术，配合放化疗，中晚期不能手术的，也要积极进行放化疗。各个阶段都可配合中药扶正祛邪，以提高免疫功能，抑制肿瘤的增殖，中西医综合疗法才能显示较好的疗效。

肺脾气虚证，治法宜健脾益肺抗癌。常用六君子汤加减：党参、白术、茯苓、清半夏、陈皮、甘草、生薏苡仁、牡蛎、象贝母、金荞麦。该方以祛邪、扶正见长，具有提高细胞免疫的免疫应答作用，用于化疗中或化疗结束后出现的脾胃气虚型有较好的疗效。

肺阴虚证，治法是滋阴润肺抗癌。方用沙参麦冬汤加减：沙参、麦冬、生地、百合、扁豆、鳖甲、杏仁、半枝莲、白花蛇舌草。全方既可滋补肺阴，又有抗癌，抑制癌细胞的作用。

气阴两虚证，治法宜益气养阴抗癌。自拟方：西洋参、黄芪、沙参、生地、白花蛇舌草、桑白皮、夏枯草、地骨皮、金荞麦。如出现畏寒怕冷、四肢不温，同时形体消瘦，嗜卧懒言，则证型已有变化，从气阴两虚而成阴阳两虚，用方则应调整，当加入补肾阳的药物。

瘀痰阻肺证，治法宜化痰清瘀抗癌。多以栝楼薤白半夏汤加减化裁：栝楼、薤白、清半夏、当归、赤芍、贝母、陈皮、丹参、白术、薏苡仁、牡蛎、半枝莲、白花蛇舌草。主要针对肺癌瘀痰阻肺，黏浊不去，咳嗽，胸闷，憋气等症，用药除涤痰，行气，散结之外，又活血化瘀，健脾祛湿，起到全面治疗和调整的作用。

第四节　中医时空医学研究

邱老师在辨证论治时，强调时空医学的重要性，中医强调"天人合一"，把人和宇宙天体合起来去看人。中医的阴阳五行、运气学说都体现了时空医学思想。如阴阳就是以时空变化的现象和规律来探讨人体的生理功能和病理变化，以此来说明人体的机能活动，组织结构及其相互关系的学说。五行学说其实是在阴阳变化的基础上，采取类比的方法，说明宇宙中所有物质的 5 种属性。邱老师常说治病要遵循自然法则，主张以预防为主，治疗为辅，调控阴阳，维持动态平衡。他始终强调治未病，防患于未然，应一切遵循自然、合乎自然、回归自然，天人合一的辨证思想，这样不仅减少了许多常见病和多发病的发病率，节省大量医疗开支，降低医疗成本费用，而且利国利民。

中医学的核心理论是阴阳学说、五行学说和运气学说等，而这些学说都是对时空的具体阐述，阴阳、五行和运气的实质、属性及其表现形式都是时空，因而中医学的实质就是时空学，其精髓就是不同的时空的体现、发展、制约、平衡与转化。纵观中医学宝典《黄帝内经》，自始至终，都以时空理论为依据，阐释医理，确定诊断、治疗和施药等的法则。

从学科的基本结构和基本内容看，时空医学研究的对象是时空和人类的关系。它不仅研究人体体质和健康、疾病状况的时空分布规律，疾病发生、流行和健康状况变化与时空的关系，而且还应该把时空医学中根据个人体质与时间、空间关系（即因人、因时、因地）指导人们如何主动地利用时空来进行诊病治病、养生保健，主动避开不良环境，进行合理移居这一具有时空医学特色的"时空区划"纳入研究对象。其主要的研究对象为时空与疾病的诊断和治疗，时空与人体生理、病理，时空与人体健康，时空与疾病预防，时空与预测疾病，时空与养生，时空与制图，时空与其他相关学科的相互关系。可以说时空医学是一门将现代医学和中医学理论兼容的学科[5]。

《素问·八正神明论》曰："月郭满，则血气实，肌肉坚；月郭空，则肌肉减，经络虚，卫气去，形独居。是以因天时而调气血也。是以天寒无刺，天温无疑。月生无泻，月满无补，月郭空无治，是谓得时而调之。"因为人是天地所生，与天地气机交换，相互感应，天地阴阳之变，肯定会影响机体的阴阳平衡，而机体阴阳之变不但影响人之疾病，同时影响人之行为（即运气）。这是《黄帝内经》成书时期关于季节及地理环境的变化对于机体的影响的描述，可见在很早的时候就已经存在时空医学，并已经被人们用来指导养生保健。此外，《黄帝内经》还记述了由于季节变化和生活环境的变迁所产生的风、寒、暑、湿、燥、火六淫对机体的影响，这也是关于时空医学致病机制和病因的研究。

时空医学是一门集哲学、中医药学、免疫学、养生学、心理学、教育学、成功学于一身的新兴学科，是我国目前最具开拓性和原创性的学术体系之一。时空医学在继承和发展中医学等传统医学的同时吸收现代医学成果，尤其是借鉴基因领域最新研究成果，以其独特的方式揭示了机体生命奥秘，在理论和实践两个方面均已取得重大突破。

第三章　临床经验

第一节　非萎缩性胃炎（浅表性胃炎）

慢性胃炎属中医"胃脘痛""腹胀""嘈杂""心下痞满""痞证"等范畴。

慢性胃炎的西医分类，过去分类方法很多，2006年我国采纳了国际上新悉尼系统的分类方法，根据病理组织学改变和病变在胃的分布部位，将慢性胃炎分成非萎缩性胃炎（旧称浅表性胃炎）、萎缩性胃炎和特殊性胃炎三大类。

对慢性胃炎的治疗，邱老师多年来积累了丰富的临证体验。现仅对非萎缩性胃炎和萎缩性胃炎的中药治疗进行探讨。

非萎缩性胃炎（浅表性胃炎）主要属中医的"胃脘痛"范畴，其发病率逐年上升，发病年龄范围大，从儿童到老人均可发病，对它的治疗值得深化研究。

一、病因病机

该病的病因病机西医近年认为主要与幽门螺杆菌（Hp）感染有关，其次与长期酗酒、服用刺激性食物或药物等反复损伤胃黏膜，以及自身抗体和自身免疫等因素相关。中医认为主要与以下几点有关。

（1）饮食所伤。饥饱无常或暴饮暴食（使胃黏膜受损），生冷不忌与不洁饮食（含 Hp 感染）。

（2）情志所伤。忧思恼怒，情志不畅，肝郁气滞，疏泄失职，横逆犯胃乘脾，使脾胃升降失常，气血壅滞不畅，而致胃脘痛。

（3）先天禀赋不足。素体虚弱（涉及现代医学的自身抗体因素）易导致脾胃虚弱之证，饮食不节或骤感风寒成为胃病发生的诱因。

二、辨证论治

浅表性胃炎根据不同的临床表现，可以分出许多不同的证型来。国内学者，近年在这方面多有不同认识，如有的学者将该病分为肝胃不和、肝胃郁热、湿热中阻、胃络瘀血、脾胃阴虚和脾胃虚寒 6 个证型；又有学者将该病分为肝胃不和、脾胃虚弱、胃阴不足、胃络瘀血和肝胃湿热 5 个证型；还有学者将该病分为肝胃气滞、脾胃气虚、脾胃虚寒、胃阴不足和胃热内蕴；也有学者将该病分为 3 个证型的，即气虚湿滞型、湿痰气滞型和湿热瘀滞型。另外，还有许多医家各自根据自己的临床体验，作出了许多证型的分法，但总的不外肝胃或脾胃虚寒、湿热或血瘀等。

邱老师近年将该病分为 4 型，即肝胃气滞型、脾胃湿热型、脾胃虚寒型和胃络血瘀型。在治法上，抓住慢性浅表性胃炎最突出的症状——胃脘痛。中医认为"不通则痛，通则不痛"，治疗关键在止痛，即"通"。"通"应包括疏肝、理气、清热化湿、益气养阴、温和健脾、活血祛瘀等治疗方法。同时还应考虑本病与 Hp 感染的关系，适当选用抗 Hp 的中药纳入组方中。下边谈一下邱老师辨病组方的方法。

（一）肝胃气滞证

其病机主要是肝气郁结不得疏泄，横逆犯胃。症见胸闷食少、嗳腐吞酸、胃脘胀痛，攻窜两胁，得嗳气或矢气则舒；其次病情的加重多与情志的波动有关，舌苔白，脉弦。

邱老师对该证型的治法是疏肝理气。常以四逆散加减化裁组方：柴胡 10g，白芍 10g，炒枳壳 6g，炙甘草 10g，蒲公英 15g，连翘 10g，延胡索 10g，香附 10g，砂仁 10g。水煎服，日 1 剂。

四逆散是透邪解郁的要方，方用四味药，即甘草、枳实、白芍、柴胡。邱老师用此方于浅表性胃炎的肝胃气滞证型时，多将枳实换用枳壳，取其性缓。其实枳实、枳壳本为一物，枳实取于幼果，枳壳取于将熟之果。二者功效大抵相仿，均可破气散结、行痰消痞，然此两味所主病位有高下之分，药力有缓峻之别。《本草经疏》云："枳实形小，其气全，其性烈，故善下达；枳壳形大，其气散，其性缓，故其行稍迟，是以能入胸膈肺胃之分及大肠也。"故邱老师一般多用枳壳而非枳实，嫌其行气之力过猛也。

（二）脾胃湿热证

慢性浅表性胃炎，其证型为湿热时，多因脾胃健运失职，水湿内停，每可蕴而化热，形成脾胃湿热之证，症见胃脘痞满或疼痛，口干口苦，不欲饮食，呕恶嘈杂，大便不爽或溏，舌质淡红，苔白腻或黄腻，脉濡数。

邱老师对该证型的治法是清热化湿、健脾和胃。常用加味六君子汤：党参 15g，白术 12g，甘草 12g，陈皮 10g，制半夏 10g，茯苓 15g，川连 7g，黄芩 12g，败酱草 15g，蒲公英 15g。水煎服，日 1 剂。

此方在益气健脾燥湿基础上加川连、黄芩、败酱草、蒲公英等清热化湿药，起到标本兼治的作用。浅表性胃炎，尤其湿热证型，其病因虽然很多，但现代医学研究认为该病的发生与幽门螺杆菌（Hp）关系较大，所以清除 Hp 实为治疗该病之关键。该方前六味药为六君子汤，近年实验室研究发现六君子汤对 Hp 有较强的抑制作用。其次，川连、黄芩、败酱草、蒲公英更有明显的清除 Hp 作用。所以该方既能从根本上解决致病原因，同时又可快速改善脾胃湿热的各种不适症状。

（三）脾胃虚寒证

因浅表性胃炎病史较长，易致气阴两虚，以脾胃虚寒多见。症见胃脘隐隐作痛，受寒加重，喜温喜按，纳呆食少，食后腹胀，神疲乏力，舌质淡，苔白，脉沉弱或缓。

邱老师对该证型的治法是治宜益气健脾，温中散寒，和胃止痛。方用黄芪建中汤加减：黄芪 30g，党参 20g，白术 12g，茯苓 10g，桂枝 9g，白芍 10g，丹参 15g，香附 10g，高良姜 12g，小茴香 6g，炙甘草 6g。水煎服，日 1 剂。

脾胃乃元气之府，居中焦，中虚者，即气虚，故方中以党参、黄芪补脾胃之气；脾为湿土，喜燥恶湿，白术、茯苓渗湿健脾；中焦虚寒以香附、高良姜、小茴香温中祛寒，理气止痛，芍药、甘草缓急止痛；加丹参可以加强通血脉和止痛的作用。

（四）胃络血瘀证

该证多因气滞不畅，血流滞涩，久而成瘀。症见食后或入夜痛重，胃痛不喜按，痛点多固定，痛时多持久。舌质暗红，脉涩。

邱老师对该证型的治法是活血化瘀，疏肝理气止痛。胃络血瘀证原因也较多，如因实证者多用自拟的清胃活血化瘀汤，由清热药和活血化瘀药组方：炙甘草 12g，炒白术 10g，丹参 10g，香附 10g，三七 6g（冲服），黄连 6g，蒲公英 15g，白花蛇舌草 15g，红藤 10g。水煎服，日 1 剂。若脾胃虚弱，而有血瘀者，以六君子汤加减组方：党参 15g，白术 15g，茯苓 15g，陈皮 9g，清半夏 9g，炙甘草 6g，三七 6g（冲服），延胡索 10g，丹参 12g，香附 10g，川楝子 9g。水煎服，日 1 剂。

浅表性胃炎胃络血瘀，多无大的瘀血或消化道出血现象，而是因病程较久，出现气虚或阴虚所致血瘀现象，所以无论实证虚证，都应在益气健脾基础上，加用清热活血药或温中祛瘀药，过寒过燥都易伤脾胃，活血药也不宜过多，故应认真审证求因，辨证施治。

三、医案

医案 1

王某，女，43 岁，农民。2011 年 9 月 28 日来西安交大一附院中医科门诊就诊。

主诉：经常胃脘痛，腹胀，时轻时重已 3 年，近 1 个月加重。

现病史：患者一周前在商洛市中心医院做上消化道镜检，诊断为非萎缩性胃炎 Hp（＋）。同时又做上腹部 B 超，除发现有肝囊肿外，其他胆、胰、脾声像图未见明显异常。患者曾用抗生素（三联）清理 Hp，因恶心反应较重，难以坚持，故用药仅一二日即停用。现症：患者消瘦，面失华色，精神萎靡不振，胃脘隐隐作痛，喜按，食欲差，食后腹胀，舌质淡，苔薄白，脉弦细。

诊断：西医诊断：非萎缩性胃炎（浅表性胃炎）Hp（＋）。

中医辨证：胃脘痛，脾胃虚寒证。

治法：益气健脾，温中止痛。

处方：红参 9g，黄芪 30g，白术 12g，茯苓 15g，香附 12g，高良姜 15g，延胡索 15g，炙甘草 15g，蒲公英 15g。水煎服，日 1 剂，连用 1 周。

二诊（2011 年 10 月 10 日）：患者服用上药 7d 后，又在当地药店按原处方买药服至 10d 后来我院求诊。现症：上腹痛明显减轻，食欲增加，精神也有好转。舌淡，苔白，脉沉缓。

处方：将上方红参改党参 12g，同时再加黄连 10g，以加强对 Hp 的清理。仍每日 1 剂，连用 10d。

三诊（2011 年 10 月 20 日）：胃脘疼痛已基本消失。由于食欲增加，精神明显好转，舌淡，脉和缓，建议改用中成药香砂养胃丸继续应用。

按语：该患者因病程较长，食纳差，脾胃虚寒，所以求诊时精神差。给以益气健脾、温中止痛的药物，很快收效。患者的病因主要是 Hp 感染，因初诊时脾胃虚寒较甚，不宜用过多清热药，但近年研究甘草对 Hp 是高敏,延胡索对 Hp 是中敏,所以一方加大这两味药,既可以清理 Hp 菌,又可缓急止痛,起到多功能的作用。二诊时,因脾胃虚寒已有改善,所以再加黄连以加强和巩固清理 Hp 的作用。

医案2

王某,女,46 岁,农民,渭南人。2011 年 10 月 10 日来西安交大一附院中医科门诊就诊。

主诉:经常胃脘胀痛或胸胁胀痛,嗳气,晨起呃逆,时轻时重已 3 年多,近 1 个月加重。

现病史:患者 1 周前在渭南市中心医院做上消化道镜检,诊断为非萎缩性胃炎 Hp(+)。患者曾在当地医院服用西药治疗(具体用药不详),时轻时重。现症:患者消瘦,面色无华,精神萎靡不振,胃脘隐隐胀痛,情绪不佳时加重。舌质红,苔薄白,脉弦。

诊断:西医诊断:非萎缩性胃炎(浅表性胃炎)Hp(+)。

中医辨证:肝胃气滞证。

治法:疏肝和胃。

处方:柴胡 10g,白芍 10g,炒枳壳 9g,甘草 10g,香附 10g,砂仁 10g,延胡索 10g,川芎 10g,乌药 10g,蒲公英 10g,金银花 10g,连翘 10g。水煎服,日 1 剂,连用 2 周。

二诊(2011 年 10 月 24 日):患者服用上药 14 剂后,胃脘胀痛明显减轻,食欲增加,嗳气减轻,晨起呃逆消失。精神也有好转。舌淡,苔白,脉沉缓。处方:于上方中加黄芪 12g,白术 10g,黄连 10g。仍每日 1 剂,连用 10d。

三诊(2011 年 11 月 4 日):胃脘疼痛已基本消失。由于食欲增加,精神好转明显,舌淡,脉和缓,建议改用中成药逍遥丸和香砂养胃丸交替应用。

按语:该方是由柴胡疏肝散(柴胡、白芍、枳壳、甘草、香附、川芎)加减化裁而成方,在原方基础上加重了行气止痛药(砂仁、延胡索、乌药)。其中乌药行气止痛尤为显著,它与香附、砂仁、延胡索合用既能血中行气，又能气中和血，达到理气散瘀、和血止痛的作用。蒲公英、金银花、连翘清热解毒，对慢性胃炎有消炎作用。近年研究蒲公英、连翘、金银花、甘草对幽门螺杆菌也有杀灭作用。该患者 Hp（+），Hp 常常是胃炎发生和发展的罪魁祸首，故加强了这方面的用药。

医案 3

韩某，女，55 岁，农民。2012 年 10 月 31 日来西安交大一附院中医科门诊就诊。

主诉：胃脘经常痞胀，食欲不佳，口苦口干，呕恶嘈杂，时轻时重已 3 年，近 1 个月加重。

现病史：患者有慢性胃炎病史 4 年多，经胃镜等检查诊断为非萎缩性胃炎，Hp（+）。曾多处诊治无效，时轻时重。现症：患者消瘦，面色无华，精神萎靡不振，胃脘痞胀，食欲不佳，口苦口干，呕恶嘈杂，舌质淡红，苔黄腻，脉滑数。

诊断：西医诊断：非萎缩性胃炎（浅表性胃炎）Hp（+）。

中医辨证：脾胃虚弱挟湿热证。

治法：健脾和胃，清热化湿。

处方：党参 20g，黄芪 20g，白术 10g，茯苓 15g，甘草 10g，陈皮 10g，制半夏 10g，厚朴 10g，黄连 10g，黄芩 15g，败酱草 15g，蒲公英 10g，炒山楂 10g。水煎服，日 1 剂，连用 1 周。

二诊（2011 年 11 月 7 日）：患者服用上药 7 剂后，胃脘痞胀明显减轻，食欲有所增加，口苦口干减轻，精神也有好转。舌淡，苔薄，脉沉缓。

处方：上方去败酱草、蒲公英，加延胡索 10g。仍每日 1 剂，连用 14d。

三诊（2011 年 11 月 21 日）：胃脘痞胀、口干口苦已消失。由于食欲增加，精神好转明显，舌淡，脉和缓，建议改用中成药香砂六君丸继续服用。

按语：本病证主要是脾胃气虚，次为挟湿热。所以当在益气健脾（党参、黄芪、白术、茯苓、甘草）基础上加行气清湿热药（黄连、黄芩、败酱草、蒲公英、陈皮、半夏、厚朴）以及消导药（炒山楂），其中清热药和黄芪均有清理幽门螺杆菌的作用。

第二节　慢性萎缩性胃炎

慢性萎缩性胃炎属中医"胃脘痛"范畴。对它的病因，西医认为已发生了萎缩性改变的慢性胃炎，多由幽门螺杆菌感染后进一步诱发而成；其次或因自身免疫有问题，从而引起胃体胃炎发展而成萎缩性胃炎；再者西医还认为萎缩性胃炎和酗酒、高盐饮食、缺乏新鲜蔬菜水果等因素有关。但幽门螺杆菌是慢性萎缩性胃炎的最主要病因。

一、病因病机

慢性萎缩性胃炎（CAG），中医把它归于"胃脘痛"，但也有不少学者认为应归到"胃痞"范畴，邱老师认为也可。对这方面的病因病机，传统的认识为外邪犯胃，饮食失调，情志内伤，或体质素虚等所致。邱老师结合现代人的生活特点，认为本病的病位在胃，与饮食关系最大，如长期食用不洁饮食促使外邪犯胃（包含幽门螺杆菌感染）、酗酒、吸烟、生活节奏快、情志压力大、失之寒温，或与长期乱用刺激性药物损伤脾胃有关。

该病初病以胃阴损伤为主，久病及脾，则以中气不足或气阴两亏为主。中虚失运，升降失司，则热郁、痰滞、食积和气滞、血瘀等证随之而见。胃为多气多血之腑，以通降为用，气机不畅，则气血失和；郁滞日久，郁而化热，即所谓"气有余便是火"，从而形成阴虚、气虚或气阴两虚还会兼有郁热、气血失和的本虚标实之证。另外，胃主通降之腑，肝胆主疏泄，胃气通降，则肝胆不郁，肝胆畅达，则胃气和顺。二者在生理上相互为用，病理上相互影响。

总之，尽管慢性萎缩性胃炎病理表现复杂多样，但脾胃虚弱，中有郁热，气血失和是其共同存在的基本病理。其病位在胃，涉及脾、肝二脏及少阳胆腑。

二、辨证论治

目前，应用中医辨证治疗慢性萎缩性胃炎的文献报告很多，各家分型不一。如有的学者将该病分为脾气虚弱、中焦气滞型，胃阴不足、濡降失司型，肝气郁滞、横逆犯胃型，湿邪阻中、胃失和降型四型。又有学者将其分为胃阴不足型、脾虚气滞型、脾胃湿热型和肝脾不和型4种证型辨治。也有学者将该病分为三型，即肝胃不和型、脾胃虚寒型和胃阴不足型。还有学者将本病分为五型，即脾胃虚寒型、肝气犯胃型、胃阴不足型、湿热中阻型和气滞血瘀型。

邱老师认为该病主要是"本虚标实"之证。所谓本虚主要是阴虚、气虚或气阴两虚；标实以胃失通降，郁滞化热，气血失和为主。据此，邱老师常将该病分为胃阴不足型、脾胃虚弱型、肝胃不和型和脾胃湿热型。因而其治法也就不外养胃阴、健脾胃、疏气机、化瘀热、和胃络。

邱老师多年来治疗慢性萎缩性胃炎，基本遵循以下辨证分型和论治方法。

（一）胃阴不足证

该证型多由于胃热素盛，或气郁化火，或热病之后，或过用温燥之品均可见胃阴亏虚。症见胃脘胀满，灼痛，胃中嘈杂，饥不思食，口干干呕，大便干燥，舌红少津，苔少，脉细。

邱老师对该证型的治法是滋阴养胃，行气止痛。常以加味一贯煎为基础方。方如下：北沙参20g，麦门冬15g，当归12g，生地黄15g，枸杞子15g，川楝子15g，延胡索12g，党参20g，山楂15g。水煎服，日1剂。

一贯煎载于清代魏之琇《续名医类案》，原方北沙参、麦门冬、当归、生地黄、枸杞子、川楝子六味，用于治疗阴虚肝郁而致胁脘疼痛。临床当以胁脘疼痛，咽干口燥，舌红少津，脉虚弦为使用依据。方中北沙参及麦门冬同为养阴生津之品，性味归经相仿。北沙参体重质坚，甘凉柔润，养胃阴，生津液；麦门冬甘寒多汁，善入中焦清胃热生津液，所以这二药合用，相须配对，对胃阴不足证型的治疗可起到主导作用。其次，生地益肾养肝，滋水涵木；枸杞子补肝肾，益精血；当归养血补肝，且养血之中又有调血之能，补肝肾之力。这三味药可起到主要的辅助作用，佐以川楝子疏肝泻热，行气止痛。

本方近年多用于治疗慢性肝炎、慢性胃炎等病证，也有医家用本方加减治疗慢性萎缩性胃炎的报道。邱老师根据自己的临证体验，在该方基础上加了党参、延胡索、山楂，并命名为"加味一贯煎"，治疗慢性萎缩性胃炎属胃阴不足证型。加党参是为了益中气，因胃阴不足多伴有胃气虚，党参甘、温，性平和，最善健脾益气，可以加强养胃阴药物的作用。延胡索可以加强川楝子的止痛作用。川楝子性寒，延胡索辛苦而温，一寒一温，治胃痛疗效尤佳。山楂入脾胃，能消食积，散瘀行滞。胃阴不足证型多有脾虚弱，食欲不振，山楂可起到消食化积，破滞除满之力，因有党参配伍，也不必虑其破泄之力过大而伤胃气。

（二）脾胃虚弱证

脾胃之病，不注意饮食调养，致病久不愈，胃阴过耗，阴津枯竭，阴损及阳，脾胃虚弱。症见胃脘胀满或隐痛，胃部喜按喜暖，气短，懒言，食少，口淡，有时呕吐清水，大便稀溏，乏力，舌质淡，边有齿痕，脉细弱。

邱老师对该证型的治法是健脾益气，温中和胃。常用黄芪建中汤合香砂六君子汤，突出补气和行气。自拟益气健脾和胃汤：人参10g，黄芪20g，白术12g，砂仁15g，木香12g，陈皮15g，枳壳

15g，炒山楂 15g，神曲 15g。水煎服，日 1 剂。若大便稀溏加炒扁豆 30g，若胃镜检查黏膜下有出血点可加白及 10g 或三七 5g，有肠上皮化生可加川贝母 6g，三棱 15g 等。

脾胃虚弱，当以益气健脾为主，故重用参、芪、术。人参和黄芪同为补气要药。人参补气而兼能养阴，黄芪补气而兼能扶阳，二药相须配对，补气助元作用增强，对脾胃气弱者可以起到鼓舞中气的作用。白术最善补脾又能燥湿，与参芪同用加强了健脾扶中的作用。脾胃虚弱者易致脾不运化，湿滞中焦，所以容易出现胃脘胀满或隐痛，甚至大便稀溏，故方中加用砂仁、陈皮，该二药辛香温燥，皆入脾胃而具有行气调中作用。砂仁偏于化湿而醒脾，陈皮长于燥湿健脾，再加木香、枳壳，行气除湿作用加强。脾胃虚弱，食少口淡，不思饮食，故再加山楂、神曲以促食欲。

（三）肝胃不和证

本病病初常为实证，多因肝气郁滞，横逆犯胃。症见胸闷，胁肋胀痛，胃脘胀满或胀痛，食少，嗳气，泛酸，大便不畅，舌苔薄白，脉弦。

邱老师对该证型的治法是疏肝和胃。多在柴胡疏肝散（陈皮、柴胡、川芎、香附、炒枳壳、芍药、炙甘草）基础上化裁加减。因为该方传统功效就是疏肝解郁，行气止痛。方中柴胡功擅走肝气而疏郁结，香附疏肝理气，有良好的止痛作用，川芎疏肝开郁，行气活血，止胁痛。香附与川芎合用可助柴胡解肝经之郁滞，行气活血以止痛。陈皮理气，行滞和胃，白芍、甘草养血柔肝，缓急止痛。邱老师在论治过程中，若患者胃脘疼痛较甚，常在该方中加入川楝子、延胡索。此二药相使而伍，既可加强柴胡疏肝清热作用，又可加强活血止痛作用。若同时伴有脾胃气虚者可在该方基础上加党参、白术、黄芪等。

（四）脾胃湿热证

此证型多因脾胃虚弱，失于健运，水湿内停郁而化热，湿热内蕴，复于外界湿热之邪相引而发病。症见胃脘疼痛或痞闷，嘈杂泛酸，便溏或黏滞不爽，纳呆欲呕，口干不欲饮，舌红，苔黄腻，脉弦滑而数。

邱老师对该证型的治法是清热化湿，理气活血。自拟方清热化湿宁胃汤：黄连 10g，黄芩 15g，蒲公英 15g，白芍 15g，陈皮 15g，半夏 12g，白术 10g，茯苓 15g，丹参 15g，川芎 15g，甘草 15g。水煎服，日 1 剂。

前三味药主要是清胃热，紧接四味药是行气、祛湿、健脾，后三味药是活血、化瘀、缓急止痛。

（五）关于幽门螺杆菌的中药清除

1993 年国际胃肠病学会议已将幽门螺杆菌（Hp）作为评定本病疗效的重要指标之一。因此，治疗慢性胃炎根除 Hp 颇具实际意义。研究表明，一些清热解毒、化瘀、益气药对 Hp 有杀死或抑制作用。证属湿热、苔黄腻者，可选用黄连、玄参等，其中黄连对 Hp 作用最强；苔薄黄者，可选蒲公英、白花蛇舌草；血瘀者，可选丹参、延胡索、三七粉等；气阴亏虚者，可选党参、乌梅、甘草；湿浊盛者，可选厚朴、苍术；吴茱萸、桂枝可用于有寒者，也可与苦寒杀菌药如黄连、黄芩同用，以佐制其寒性。近年研究发现党参、甘草、白芍、石斛、枸杞子、厚朴、陈皮、木香、延胡索等也具有清除 Hp 的作用。临床研究发现有些复方也有明显的清理 Hp 作用，如左金丸、香连丸、逍遥丸、黄连建中汤、六君子汤、香砂养胃丸等。中药对 Hp 的杀灭作用比西药慢，但副作用少，疗程须延长到 6~8 周；并在清除 Hp 治疗后 1 个月复查，以确定 Hp 是否已经根除。总之治疗萎缩性胃炎前应对患者进行相关检查，若幽门螺杆菌（Hp）是阳性，组方应考虑一些具有抑制或杀灭 Hp 的药物，以达到较好的疗效。

三、医案

医案 1

贾某，45 岁，干部。2010 年 7 月 21 日来西安交大第一附属医院中医科就诊。

主诉：胃脘灼热胀痛已 1 年余。

现病史：1 年来胃脘灼热胀痛，得酸稍缓，呃逆嗳气，纳呆，口干欲饮，消瘦，大便干燥，腹部柔软，剑突下有压痛，按之则舒，舌红少苔，脉细弦。胃镜检查诊断为萎缩性胃炎中度（Hp ＋），肝肾功以及血常规、尿常规、心电图检查基本正常。

诊断：西医诊断：萎缩性胃炎中度（Hp ＋）。

中医辨证：胃阴灼伤，胃失润降。

治法：滋阴养胃，和胃降逆。

处方：方用一贯煎加减：北沙参 20g，麦门冬 15g，川楝子 15g，五味子 15g，代赭石 15g，谷芽 15g，麦芽 15g，延胡索 15g，炙甘草 12g。水煎服，日 1 剂，连服药 15 剂。

二诊（2010 年 8 月 6 日）：胃脘灼痛明显减轻，食欲增加，但食后胃仍不适，呃逆减轻，口干，舌质红，脉弦细。胃阴仍不足，病久胃气也弱，拟方如下：党参 15g，北沙参 20g，麦门冬 15g，玉竹 15g，谷芽 15g，麦芽 15g，陈皮 15g，枳壳 15g。水煎服，日 1 剂，15 剂。

三诊（2010 年 8 月 22 日）：患者继服 15 剂后觉诸症明显减轻。根据症状对上方稍作调整继续服 15 剂。调治 3 月余，自觉症状全部消失，胃镜复查：黏膜粗糙、水肿，余无异常，Hp 转阴。随访半年，未见复发。

医案 2

辛某，女，47 岁，家庭主妇。2010 年 12 月 20 日来西安交大第一附属医院中医科就诊。

主诉：食后胃脘部痞闷不适时轻时重2年余，近日加重。

现病史：进食后胃脘部作堵，满闷不舒，有时隐痛，胃中嘈杂，偶有泛酸，脐周疼痛，口苦，舌质红，苔薄，脉弦数。做上消化道镜检，确诊为轻度萎缩性胃炎，Hp（＋）。

诊断：西医诊断：萎缩性胃炎。

中医辨证：胃阴不足，内有郁火。

治法：和胃生津，泻火解郁。

处方：沙参20g，石斛10g，苏叶10g，苏梗12g，吴茱萸6g，黄连6g，焦白术12g，炒枳壳15g，炒白芍10g，蒲公英20g，莪术15g，延胡索15g，佛手15g，甘草12g。水煎服，日1剂，连服10剂。

二诊（2011年1月3日）：患者胃脘痞胀疼痛基本消除，偶有作堵，脐周仍感疼痛，胸闷，乏力，口干口黏，苔薄。前方去佛手、石斛、甘草，加木香15g，丹参15g，砂仁15g。连服10剂。

三诊（2011年1月13日）：患者诉诸症基本消除。继以养胃健脾、理气助运、清热活络为法，加减调理月余，后再次做胃镜检查，诊断为慢性非萎缩性胃炎，Hp（－），未有不适。

医案3

张某，男，50岁。2003年3月20日来西安交大第一附属医院中医科就诊。

主诉：胃脘痛时轻时重已3年，加重月余。

现病史：患者3年前在所居市医院查胃镜诊断为萎缩性胃炎，未规范用药，故病时轻时重。现症：持续性胃脘部灼痛已月余，无泛酸，不欲饮食，食后胀满，心烦，口干，但不欲多饮，伴疲乏、消瘦，便干，舌质淡红，唇舌有糜烂，苔少，脉细略数。即再做胃镜检查，诊断为伴浅表性胃炎。

诊断：西医诊断：萎缩性胃炎中度。

中医辨证：脾胃气阴两虚兼虚热证。

治法：益气养阴，和胃清虚热。

处方：党参 10g，生黄芪 15g，山药 20g，砂仁 10g，山楂 15g，鸡内金 15g，丹参 10g，蒲公英 15g，北沙参 20g，麦冬 15g，白芍 15g，石斛 15g，知母 10g，炙甘草 10g。水煎服，日 1 剂，连服 10 剂。

二诊（2003 年 4 月 1 日）：服用 10 剂后，胃脘部疼痛消失，口腔、唇舌糜烂减轻。继用上方去知母，加生麦芽、玉竹各 10g。连服 10 剂。

三诊（2003 年 4 月 12 日）：患者诉诸症消失，无不适感。做胃镜检查病变已由中度变轻度。

医案 4

马某，女，48 岁，干部。2013 年 9 月 23 日来西安交大第一附属医院中医科就诊。

主诉：胃脘痛已 4 年。

现病史：患者 4 年前因饮食不洁出现胃脘胀满，时有疼痛，嗳气，偶有胃灼热感，不规范服用中西药（具体不详）疗效不明显。曾在某医院做钡透，诊断为"慢性胃炎"，胃镜示：慢性萎缩性胃炎，中度，活动期；检测 Hp（＋）。其他检查如血常规、二便、肝肾功能以及心电图检查基本正常。近 1 个月来，胃脘胀满、疼痛加重，故来我院求诊。现症：胃脘胀满，疼痛，夜间甚，嗳气频，纳少，胃灼热感，进食少，舌质红，苔薄黄腻，脉弦滑。

诊断：西医诊断：萎缩性胃炎 Hp（＋）。

中医辨证：脾胃湿热。

治法：清胃热，化湿健脾，活血化瘀，行气止痛。

处方：黄连 9g，黄芩 9g，蒲公英 12g，败酱草 12g，白术 10g，茯苓 12g，丹参 10g，陈皮 9g，制半夏 9g，白芍 10g，炙甘草 6g。水煎服，日 1 剂，连服 15 剂。

二诊（2013 年 10 月 8 日）：患者诉胃脘胀满、疼痛，夜间甚，嗳气频，纳少，胃灼热感稍有减轻，进食量仍少，上方去败酱草，加焦三仙各 10g。连服 15 剂。

患者每半月来就诊1次，在上方基础上适当化裁调整。共治疗3个月。2014年1月复诊：诸症消失，胃镜示慢性浅表性胃炎，轻度，检测Hp（-）。嘱患者守方续服2个月，每2d1剂，以固疗效。

第三节　胃食管反流病

胃食管反流病是因胃十二指肠内容物反流入食管出现胃灼热等症状，可引起反流性食管炎以及咽喉、气道等食管临近组织的损害。属于中医的"吐酸""嘈杂""胆瘅""结胸"等病证范畴。

一、病因病机

西医认为该病的发生与抗反流屏障功能不全，食管黏膜抵抗力下降，食管清除率下降，胃十二指肠运动功能异常，攻击因子增多有关。近年研究认为胃食管反流病存在胆汁反流，其中的非结合胆盐和胰酶是主要的攻击因子，它参与了对食管黏膜的损害。西医的治法是应用促肠胃动力药，改善食管蠕动功能，促进胃排空，从而达到减少胃内容物食管反流及减少其在食管的暴露时间。其次是应用抑酸药，以达到控制症状，促使食管炎的恢复。

中医认为食管与胃相连，为胃之系。明代赵献可谓："咽系柔空，下接胃本，为饮食之路。"本病发生多因胃气上逆所致。食管为胃之系，胃属腑，以通为用，以降为顺，必须保持食管及胃空、降的特性，才能使之功能正常。脾与胃属中焦，升降相因，脾健则升，胃和则降，脾胃和协，则升降有序，纳运正常，故称其为气机升降之枢纽。脾胃受损，升降失司；肝气郁滞，横逆犯胃；气虚则血瘀，升降受阻，皆能致胃气上逆、浊邪上犯。其病机主要是肝胃郁热，胃气上逆；脾胃气虚，浊气上逆；气虚血瘀，升降失常。本病如未及时治疗，反复发作，后期由于气机郁滞日久，痰阻血瘀；

或郁热伤阴，阴亏血瘀，出现噎膈、翻胃等不良结局。如明代吴昆《医方考》曰："吞酸，小疾也，然可暂而不可久。或以疾小而忽之，此不知其翻胃之渐也。"清代刘默《证治百问》亦云："吐酸日久，渐成翻胃。""翻胃"又称"反胃"，指食入胃，停而不化，终至反出的症状。其表现或朝食暮吐，或暮食朝吐。《医贯》称："翻胃者，饮食倍常，尽入于胃矣。但朝食暮吐，暮食朝吐，或一两时而吐，原物酸臭不化，此已入胃而反出。"

西医指出该病反复发作易并发上消化道出血，食管狭窄或食管癌，可见对胃食管反流病不可小视。

二、辨证论治

对该病的分型，许多学者也多有不同观点。有的学者将该病分为肝胃不和、脾胃湿热、脾胃虚寒、胃阴不足和气滞血瘀 5 个证型，又有学者将该病分为肝郁化热、瘀阻血瘀、阴虚血瘀和肝胃不和 4 个证型，还有学者将该病分为肝胃郁热胃气上逆、脾胃气虚浊气上逆和气虚血郁通降失常 3 个证型。

邱老师根据自己的临证经验和体会将该病分为以下证型：

（一）肝胃不和证

多因情志不遂而致胸脘灼热或疼痛，痛连两胁，胸闷脘堵，嗳气频繁，泛酸嘈杂，不思饮食，大便艰难，心烦易怒，舌苔薄白或薄黄，脉弦。

邱老师对该证型的治法是疏肝理气，和胃降逆。方用四逆散加味汤：炙甘草 10g，枳实 6g，柴胡 12g，白芍 15g，清半夏 12g，白及 6g，乌贼骨 15g，延胡索 15g。水煎服，日 1 剂。

方中柴胡入肝胆经，其性轻清升散，既疏肝解郁，又通透升阳，使肝气条达，郁热外达。白芍敛阴泄热，补血养肝，使肝体得养。此二药合用相配，散敛致用，柔肝体和肝阴，气血兼调。枳实，行气散结而畅脾，合柴胡，肝脾并调，升降互动，以增降逆之力，其次二药配对正合"木郁达之"之旨，疏柔相济，是肝郁血虚常用配合药。甘草健脾和中，与白芍配伍，缓肝和脾，益血养阴，缓急止痛。以上四味药为四逆散。该方最早见于《伤寒论》，是为"阳郁之逆"证而设的。此证阳郁不达，热郁心胸，可见心胸烦热；肝经郁滞，则胁肋胀闷，脾滞不运，则脘腹胀痛。该方作为胃食管反流病肝胃不和的基本方是较为符合其证型的，但为加强降逆作用，本方再加清半夏；为加强止痛作用又加延胡索；加白及和乌贼骨是为促使对食管壁的炎性充血或溃疡的消炎收敛作用。

（二）肝胃郁热证

本型多为肝郁化热，胃气上逆。临床症状相对较重，症见反酸，胃灼热，胸骨后灼热而痛，反胃，有时呕吐苦水，两胁胀满，胸闷脘痞，心烦，急躁，口苦，舌质红，苔黄或黄腻，脉多弦，或弦滑。

邱老师对该证型的治法是疏肝清热，和胃降逆。常将左金丸、丹栀逍遥散、小柴胡汤合方加减应用：柴胡15g，白芍15g，炒黄芩10g，清半夏10g，陈皮10g，枳壳12g，牡丹皮12g，栀子12g，郁金20g，当归12g，连翘12g，蒲公英15g，甘草12g。水煎服，日1剂。

七情内伤，肝气郁滞，郁热内生，木失条达，横逆犯胃，升降受阻，故首当疏肝和胃。方中柴胡疏肝解郁，白芍养血柔肝缓急，且防柴胡劫肝之阴；黄芩配柴胡，既能泻肝胆之郁热，又能疏泄气机之郁滞；半夏、陈皮和胃降逆行痞；枳壳理气解郁，与柴胡为伍，一升一降，舒畅气机；丹皮、栀子、郁金、连翘、蒲公英后而用之，清热解毒和凉血解郁；甘草调和诸药。

（三）脾胃虚弱证

症见胸脘隐痛，胃灼热，反酸或吐清水，进食时有胸膈噎塞感，疲乏无力，食欲不振，大便溏薄，舌淡苔白，脉细弱或缓。

邱老师对该证型的治法是益气健脾，升清降浊。方用香砂六君子汤加减。处方：党参15g，茯苓15g，陈皮10g，砂仁10g，白术12g，法半夏12g，木香6g，乌贼骨15g，白及6g，苏梗10g，白豆蔻10g，炙甘草6g。水煎服，日1剂。

方以党参补气健脾养胃；白术健脾燥湿，又能健脾生津；茯苓利水渗湿，并有缓和的健脾助运之力。三药合用益气健脾，可以起到协同作用。陈皮长于燥湿健脾，砂仁偏于化湿而醒脾。二药合用，可在理气醒脾、和胃畅中的功效方面起着协同作用，使疗效增强。半夏降逆止呕，木香理气止痛，苏梗、白豆蔻和胃化浊，白及、乌贼骨收敛止痛，炙甘草调和诸药。

（四）气虚血瘀证

症见面色无华，神疲乏力，形体消瘦，气短懒言，口干咽燥，胃灼热，反酸，胸骨后刺痛，且呈持续性。吞咽困难，舌质暗，苔薄白，舌边有瘀点，脉沉弦。

邱老师对该证型的治法是益气健脾，化瘀降逆。常用当归补血汤合丹参饮化裁加减：当归15g，黄芪30g，三棱12g，莪术12g，党参20g，白术10g，茯苓15g，白扁豆15g，鸡血藤15g，丹参15g，苏梗10g，大黄6g，白及6g，草豆蔻10g，甘草6g。水煎服，日1剂。

《景岳全书》指出："凡人之气血，犹源泉也，盛则流畅，少则壅滞，故气血不虚不滞，虚则无不滞者。"气虚主要与脾有关，故补气必当健脾。黄芪甘温，为补气要药，可补脾益气。党参补元气，益气生津养血，白术长于健脾补气，参术相须配对，补气健脾力倍增，可助党参、黄芪健脾补气之功。白扁豆、茯苓和中补脾益气，气既虚血必瘀，当归补血活血，三棱、莪术善调气消瘀，丹参、鸡血藤养血活血，苏梗、草豆蔻温胃止呕，大黄活血降逆，白及收敛，甘草调和诸药。全方合而用之，益气健脾、化瘀降逆。

三、医案

医案 1

石某，女，45 岁，教师。2012 年 7 月 21 日来西安交大一附院中医科门诊就诊。

主诉：反酸，胃灼热，口苦反复发作半年，加重 1 个月。

现病史：半年前因饮食不节，出现两胁胀满，反酸，胃灼热，口苦，咽干，曾在当地卫生所就诊，服用雷尼替丁病情减轻。近 1 个月无明显诱因上症再发，服雷尼替丁效果不显著，因而在该县医院做胃镜，显示：反流性食管炎（轻度）、慢性浅表性胃炎伴糜烂。现症：反酸，胃灼热，口苦，有时胸骨后灼痛，偶有呕吐酸苦水，胸脘胀满，嗳气频作，纳食可，失眠多梦，大便干且不爽，两三日一行，舌暗红，体略胖，苔黄腻，脉弦细滑。

诊断：西医诊断：反流性食管炎（轻度）、非萎缩性胃炎（慢性浅表性胃炎）。

中医辨证：肝胃郁热，胃气上逆。

治法：疏肝清热，和胃降逆。

处方：柴胡 12g，炒枳实 10g，炒黄芩 10g，清半夏 10g，制香附 10g，白芍 15g，苏梗 10g，炒陈皮 10g，荜茇 9g，佛手 15g，蒲公英 12g，连翘 15g。水煎服，日 1 剂，连服 2 周。

二诊（2012 年 8 月 5 日）：患者服药 14 剂后，上述症状明显减轻，大便通畅，但又因饮食不慎则又泛酸，脘腹饱胀，舌质暗，苔薄黄，脉细滑。上方去清半夏，加黄连 6g，吴茱萸 10g，炒莱菔子 10g，大黄 10g。黄连与吴茱萸合用为左金丸，有泻火、疏肝、和胃止痛作用，大黄和莱菔子有通便消胀和除脘腹胀满之效。连服 14 剂。

三诊（2012 年 8 月 19 日）：症状基本消失，改为左金丸与加味逍遥丸交替应用。

四诊（2012 年 9 月 17 日）：服药 4 周后，复查胃镜示：食管黏膜无明显异常，非萎缩性胃炎（慢性浅表性胃炎）。

医案2

王某，男，42岁，销售人员。2012年5月21日来西安交大一附院中医科门诊就诊。

主诉：胃灼热，反酸，胸骨后刺痛2年余，加重3个月。

现病史：患者素有饮食不节，烟酒无度，胸脘胀满反酸，胃灼热，后又出现胸骨后刺痛，且疼痛呈持续性。现症：体倦乏力，纳呆食少，舌质暗红，苔薄白，舌体胖大，边有齿痕，脉弦细涩，舌脉瘀阻。2个月前在本地县医院做胃镜检查，提示：食管下段有条状糜烂，反流性食管炎。患者经常出差，饥饱失宜，饮食不节，又喜酗酒，损伤脾胃，化源不足，气虚血瘀，故见体倦乏力，纳呆食少，胸骨后持续疼痛，舌质暗，脉弦细涩，舌体胖大为脾虚血瘀故。

诊断：西医诊断：反流性食管炎。

中医辨证：气虚血瘀。

治法：益气健脾，活血化痰。

处方：黄芪30g，党参20g，白术20g，白扁豆30g，当归15g，丹参20g，桃仁12g，浙贝母15g，柴胡15g，枳壳15g，甘草6g。水煎服，日1剂，连服14剂。

二诊（2012年6月7日）：连用药14d，胸骨后疼痛消失，困倦乏力缓解，纳食可，二便调，舌质淡，苔薄白，脉稍弱。症状基本缓解，嘱饮食、作息规律，易消化饮食，守上方继服7剂后改服香砂六君丸和加味逍遥丸交替应用，健脾益气、活血化瘀、固本防复。

三诊（2012年7月2日）：服用上中成药4周，诸症消失。近因天热，生冷杂投，腹痛泄泻，1d 2～4次，舌质淡，苔白腻，脉沉滑。证属脾虚湿阻，治宜芳化健脾，和中正气，予以藿香正气水而愈。

按语：气为血之帅，帅血循行，气虚则血瘀。故以四君子汤加当归、黄芪，补气生血。其中白术、党参、白扁豆尚可补气健脾；柴胡、枳壳开阳降逆；丹参、桃仁活血祛瘀；浙贝母化痰。该方是在益气补血健脾的基础上，活血化痰，去浊降逆，以促使脾胃功能之恢复。

医案3

刘某，男，56岁，职员。2012年4月11日来西安交大一附院中医科门诊就诊。

主诉：胃灼热，反酸或吐清水，胃脘隐痛，体倦乏力，加重1个月。

现病史：1年前因饮食不节，出现胃脘胀满，反酸，胃灼热，不思饮食，时而便溏，曾在当地卫生院就诊，服用法莫替丁、雷尼替丁等，病情减轻。近1个月无明显诱因上症再发，服用雷尼替丁，效果不显著，并出现体倦乏力，不思饮食。因而在该县医院做胃镜，显示：反流性食管炎（轻度）、非萎缩性胃炎。现症：胃灼热，反酸或吐清水，偶有呕吐酸苦水，胸脘隐痛，不思饮食，乏力，大便溏薄，舌淡苔白，脉细弱。

诊断：西医诊断：反流性食管炎（轻度）、非萎缩性胃炎（慢性浅表性胃炎）。

中医辨证：脾胃虚弱，浊气上逆。

治法：益气健脾，升清降浊。

处方：黄芪30g，党参10g，白术15g，茯苓20g，炒枳壳10g，甘草10g，陈皮10g，海螵蛸12g，香附15g，砂仁10g，炒莱菔子10g。水煎服，日1剂，连服2周。

二诊（2012年4月25日）：患者服药14剂后，胃灼热、反酸或吐清水明显减轻，大便基本成形，但因饮食不慎则又便溏，舌质淡，苔薄白，脉弱。上方去莱菔子、枳壳加薏苡仁20g，制半夏10g以渗湿健脾。日1剂，连服2周。

三诊（2012年5月10日）：诸症基本消失，改服香砂六君丸。

四诊（2012年6月18日）：服药4周后，复查胃镜示：食管黏膜无明显异常，诊断为非萎缩性胃炎（慢性浅表性胃炎）。

第四节　消化性溃疡

消化性溃疡（peptic ulcer，PU）泛指胃肠道黏膜被胃消化液消化而形成深达黏膜下层的黏膜破损，可发生于食管、胃、十二指肠及胃空肠吻合口、含胃黏膜的憩室内。临床以胃溃疡（gastric ulcer，GU）和十二指肠溃疡（duodenal ulcer，DU）常见，故一般所谓的消化性溃疡是指 GU 和 DU。普遍认为消化性溃疡病属于中医的"胃痛""胃脘痛""心痛""吞酸""嘈杂""呕血""便血"等范畴。目前内科治疗已能使大部分十二指肠球部溃疡愈合，但溃疡愈合后的复发、药物的毒副作用仍是亟待解决的问题。促进溃疡愈合，减少溃疡复发，减轻药物毒副作用，成为当今医学研究的热点。邱老师十多年来在提高溃疡愈合质量，改善患者症状及预防溃疡复发等方面获得了一些临证经验，现简谈于下。

一、病因病机

近年西医研究已经明确，幽门螺杆菌（Hp）和非甾体抗炎药是损害胃十二指肠黏膜屏障从而导致消化性溃疡发病的最常见病因。中医传统理论认为本病主要是由于外感六淫、饮食所伤、七情刺激、劳倦内伤导致脾胃虚弱，肝胃不和，从而升降失常，损伤肠胃，久而成病。邱老师认为对中医传统理论的分析也应与时俱进，赋予新意。中医对此病证实际谈了 2 个方面的因素，第一个外因，即外感六淫，它应包含 Hp 感染的内容；七情刺激、饮食所伤、劳倦等都应该作为重要的内在诱因，不过饮食所伤一般包括 3 个方面，即饮食不洁、饥饱失常、饮食偏嗜。前者"饮食不洁"与 Hp 阳性的人长期共餐，自然也会感染上 Hp，所以它也可作为第二个外因去理解。

病邪（Hp）侵入人体，还有一个内在要适宜它生存繁衍的环境，所以中医所指出的七情刺激、劳倦内伤、脾胃虚弱、肝胃不和、升降失调、损伤脾胃都可促成 Hp 致消化性溃疡病发生。西医也指出："在感染幽门螺杆菌的人群中仅有少部分人（约15%）发生消化性溃疡，一般认为，这是幽门螺杆菌、宿主和环境因素三者相互作用的不同结果。"（全国高等医学院校教材《内科学》第 7 版，钟南山等主编）。对这一问题详细分析时西医指出：消化性溃疡的发生还与非甾体抗炎药、胃酸分泌过多，同时还包括遗传因素、应激和心理因素（相当于中医的七情内伤），并与黏膜的防卫能力下降有关。这就涉及上边中医相关的许多内容。邱老师认为中焦湿热内蕴及脾胃气血不足是感染 Hp 的主要病理基础。在临床上可以表现出许多证型。

二、辨证论治

《中医杂志》2010 年第 5 期曾发表了《消化性溃疡中医诊疗共识意见》，将本病分为肝胃不和、脾胃虚弱（寒）、脾胃湿热、胃阴不足和胃络瘀阻 5 型辨证施治。但此后又有学者通过回顾性调查，统计分析，将消化性溃疡的中医证型作了如下分型：肝气犯胃、肝胃郁热、脾胃虚弱、气滞血瘀和胃阴不足 5 型，并以肝胃郁热型为主，其次分别为脾胃虚弱、肝气犯胃、气滞血瘀和胃阴不足。也有学者通过文献检索整理及统计，发现消化性溃疡中医辨证分型以肝胃不和证最为常见，再次为脾胃虚寒、胃阴亏虚、胃络瘀血及肝胃郁热。

邱老师根据自己的临证体验，将该病证型分为脾胃湿热、脾胃虚寒、气滞血瘀、胃阴不足 4 个证型，在用药过程中若兼挟有他证者，可在组方上加减化裁以达治疗之目的。

（一）脾胃湿热证

邱老师在治疗消化性溃疡临证中，觉得该证型最多见。可症见胃脘疼痛较甚，有灼热感，吞酸，嘈杂，食入疼痛吞酸缓解或食入疼痛反加重，便秘，口干口苦，舌红，苔黄腻，脉弦滑或滑数。

邱老师对该证型的治法是清热利湿，和胃止痛为原则。方用自拟的清胃汤：甘草12g，白及10g，延胡索15g，海螵蛸30g，炒枳实12g，炒莱菔子15g，黄连10g，蒲公英15g，茯苓12g，清半夏10g，佩兰10g，草豆蔻15g。水煎服，日1剂。

黄连、蒲公英以清中焦胃热为主。体外实验研究证明，黄连、蒲公英有较强的清除Hp作用，甘草实验室证明对Hp也有高敏作用，茯苓、半夏、佩兰、豆蔻仁芳香化浊、淡渗利湿、行气和胃，治疗脘腹痞满、胀闷不适等症。在湿热证治疗中，湿不去热难清，湿去热清；枳实、莱菔子行气消积，延胡索制酸收敛止痛，甘草又能调和诸药。

（二）脾胃虚寒证

此型邱老师在临证中也较多见，仅次于脾胃湿热证型。本型可症见胃脘隐隐作痛，喜暖喜按，受寒劳累发作或加重，空腹也加重，得食痛减，食后腹胀。舌质淡嫩，边有齿痕，苔薄白，脉沉细或迟。

邱老师对该证型的治法是温中散寒，健脾和胃。方用自拟的温胃健脾止痛汤：黄芪30g，白术10g，桂枝10g，白芍15g，高良姜10g，香附12g，广木香12g，炙甘草15g，延胡索15g，蒲公英20g。水煎服，日1剂。

本方重用黄芪（它是补气之要药），它与白术同用健脾补中，与桂枝配伍，温中散寒；桂枝配白芍可治脾虚胃弱，腹满时痛。《伤寒论》桂枝加芍药汤，即为中虚里寒之证所设。桂枝与甘草配伍可以起到振奋脾阳和胃阳作用。方中甘草配白术可起到健脾和中，缓脾止痛的作用。方中高良姜止痛作用较强，且性温，它与延胡索、香附、木香、桂枝配伍行气、温胃散寒，且暖胃止痛作用加强。其次，对消化性溃疡的治疗，现代医学特别强调对幽门螺杆菌

Hp 的清除，方中甘草、高良姜、延胡索近年研究发现对幽门螺杆菌 Hp 都有较强的清除作用。但为了进一步加强它的清除作用，再加大蒲公英剂量，这样就可达到标本兼顾的作用，既能改善脾胃虚寒的症状，又能从病因上起到根除的作用。

（三）胃阴不足证

症见胃脘隐隐灼痛，空腹时加重，似饥而不欲食，口干不欲饮，但又口干舌燥，纳呆干呕，手足心烦热，大便干结，舌红少津，有裂纹或少苔，或花剥舌，脉细数。

邱老师对该证型的治法是健脾养阴，疏肝益胃。方用芍药甘草汤合一贯煎汤化裁：炒白芍 15g，甘草 10g，生地黄 15g，北沙参 15g，麦冬 15g，玉竹 15g，石斛 10g，海螵蛸 30g，制香附 12g，荜茇 9g，草豆蔻 10g。水煎服，日 1 剂。

土为金之母，益胃养阴，培土生金，肺胃同补。北沙参、麦冬滋肺胃之阴，北沙参多入上焦，清肺中之邪火，养肺中之阴液，麦冬甘寒多汁，善入中焦，清胃生津，二者合用清肺凉胃，养阴生津。生地、玉竹、石斛甘寒益胃、清热生津，专治肺胃燥热伤阴，该三味药可加强前两药的养阴生津作用。白芍、甘草甘酸化阴，缓急止痛。海螵蛸收敛止血，制酸敛疮，加延胡索、制香附可加强活血、行气止痛作用。此方也可起到标本兼顾的作用，在养肺胃之阴的基础上活血行气、收敛制酸，可使病证得到全面的改善和治疗。

（四）气滞血瘀证

症见两胁胀闷，胃脘刺痛，痛处多固定不移，泛吐酸水，喜太息，食少，舌暗脉涩。

邱老师对该证型的治法是益气活血，行气化瘀。方用自拟健脾化瘀汤：黄芪 30g，苍术 12g，白芍 15g，海螵蛸 30g，白及 15g，丹参 15g，三七 6g，枳壳 10g，当归 10g，红花 10g，桃仁 10g，蒲公英 15g。水煎服，日 1 剂。

本方在益气、收敛止血、制酸基础上加用大量活血化瘀药。黄芪补中焦之气；苍术燥湿健脾；白芍、甘草缓急止痛；海螵蛸、白及收敛止血，消肿生肌；三七散瘀止血，消肿定痛；丹参祛瘀止痛，活血通经；当归、红花、桃仁可加强丹参与三七的活血化瘀消肿作用；枳壳行气，助黄芪补气而不滞；蒲公英清热解毒，消肿散结。方中蒲公英、丹参、三七等中药都有清除幽门螺杆菌 Hp 的作用。

三、医案

医案 1

刘某，男，48 岁，农民，丹凤县人。2010 年 11 月 8 日来西安交大一附院中医科就诊。

主诉：胃脘疼痛反复发作已 8 年，加重 2 个月。

现病史：患者 8 年来一直感到胃脘疼痛，时轻时重，有灼热感，吞酸，嘈杂，5 年前曾在丹凤县医院做胃镜检查，诊断为胃溃疡。曾服过雷尼替丁和中药，后又在西医建议下多次服用三联根除 Hp 疗法，患者因西药副作用较大，只服了三四日后停药，症状未见明显好转。近年每因遇寒冷或劳累，胃脘疼痛加剧，喜温喜按，进食则腹胀，时呕吐清水，或带酸水，嗳气时作，大便溏。现症：近 2 个月来上述症状加重，大便仍溏，又增夜尿频多，四肢欠温，时有腰酸腿软。舌淡边有齿痕，苔薄白，脉沉细无力。即在我院再做胃镜检查，提示：胃小弯有 1 处 0.5cm×0.7cm 溃疡，Hp（+）。

诊断：西医诊断：胃溃疡，Hp（+）。

中医辨证：脾胃虚寒，脾失健运，胃失和降。

治法：健脾补胃，温胃止痛。

处方：炙黄芪 20g，党参 15g，丹参 12g，砂仁 10g，白芍 20g，延胡索 12g，炙甘草 5g，苍术 10g，白及 15g，海螵蛸 12g，金银花 10g。水煎服，日 1 剂，连服 14 剂。

二诊（2010 年 11 月 22 日）：已服药 2 周，胃脘疼痛缓解，食欲增加，大便成形，每日 1 次，夜尿减少，食欲增加。为了巩固疗效，建议患者可配合服用西药清除 Hp 三联疗法，但患者因以往副作用大不愿接受。即在原方基础上加大炙甘草用量至 15g，又加蒲公英 30g，玉竹 3g，以加强中药对 Hp 的清除。

三诊（2010 年 12 月 7 日）：服 14 剂上方后，症状减轻较为明显，胃脘疼痛未见发作，饮食正常，大小便正常，体重增加，体力恢复，劳动正常。改服用中成药平溃散胶囊（西安交大瑞鑫制药厂生产）。2011 年 2 月 10 日胃镜复查提示，胃溃疡面消失，Hp（−）。继随访 1 年，未见复发。

医案 2

韩某，男，54 岁，农民，蓝田县华胥人。2011 年 4 月 12 日来西安交大一附院中医科门诊就诊。

主诉：胃脘疼痛 10 余年，加重 3 个月。

现病史：患者胃脘疼痛已十多年，开始并不重视，多在当地卫生所就医，中西药交替应用（用药不详）。近 3 年加重，即到县医院就诊，做胃镜检查诊断为胃溃疡（报告丢失，溃疡面大小不知），即常服用奥美拉唑、雷尼替丁，也曾几次服用根除 Hp 三联疗法（奥美拉唑、阿莫西林、甲硝唑），多为 7d 疗法，但疗效不能持续。用药一两个月后又开始上腹疼痛和吐酸水，因而来我院就诊。经我院复查胃镜，报告：多发性溃疡，最大溃疡面 1.1cm × 1.0cm，Hp（＋）。现症：胃痛，吞酸，嗳气，口干，口苦，纳呆，食少，消瘦，便秘，脉细弦，舌质暗红，花剥苔。

诊断：西医诊断：胃溃疡，Hp（＋）。

中医辨证：胃阴不足，气虚血瘀。

治法：养阴润燥，益气活血。

处方：黄芪 30g，白芍 15g，白及 10g，海螵蛸 30g，三七 6g，瓦楞子 30g，北沙参 15g，麦冬 15g，玉竹 15g，石斛 10g，清半夏 10g，生地黄 15g，桃仁 15g，粉葛根 20g，甘草 10g。水煎服，日 1 剂，连服 14 剂。

鉴于该患者溃疡面大，又有气虚症状，所以重用黄芪补气，白及和海螵蛸等收敛药物。又胃为燥土，喜润恶燥，得阴始降，故加北沙参、麦冬养肺胃之阴。阴虚内热易伤津，玉竹、石斛、生地黄清热生津，助沙参、麦冬养阴力倍。阴伤则气逆，清半夏和胃降逆。桃仁活血化瘀。粉葛根能清阳明之热，升脾胃清阳之气。芍药甘酸化阴，取此以清热生津，通便化瘀，升脾胃清阳之功。甘草补中而和诸药。全方益气补脾，收敛活血，养阴润燥。佐以根除 Hp 西药三联（奥美拉唑、克拉霉素、左氧氟沙星）7d 疗法。

二诊（2011 年 4 月 27 日）：患者自诉服药前 7d 因加有西药三联，稍有恶心，7d 后恶心逐渐消失，同时胃痛、口干也减轻，又继服中药 1 周后，大便正常。现脉细，舌淡红，少苔。阴津来复，血瘀犹存。继用上方去生地黄，加党参 20g，白术 10g，以加强益气健胃之力。

如此加减调治近 3 个月，停汤药，改服平溃散胶囊，半年后复查胃镜显示溃疡面基本消失。

按语： 本案治疗关键在于首先补气养阴益胃，胃得润始安，顺应胃之生理特性，恢复其功能；其次，活血化瘀以改善循环，促进溃疡面修复，同时配合用一次根除 Hp 的西药三联疗法，自然上方汤药中也有许多药有清除 Hp 作用，但为了加强根除作用，加服清除 Hp 西药三联疗法 1 个疗程，故治疗半年，愈而无复发。

医案 3

朱某，女，43 岁，白水人。2012 年 10 月 25 日来西安交大一附院中医科门诊就诊。

主诉： 胃脘反复疼痛 7 年，加重 1 个月。

现病史： 患者 7 年前无明显诱因出现胃脘疼痛，时轻时重，曾在当地县医院做胃镜检查诊断为糜烂性胃炎。2 年前出现两胁胀闷，胃脘刺痛，痛处多固定不移，泛吐酸水，喜太息，食少，再次胃镜检查诊断为十二指肠球部溃疡，曾服用雷米替丁、奥美拉唑，以及清除幽门螺杆菌的四联疗法（奥美拉唑、阿莫西林、克拉霉素、果胶铋），疗效不佳，时轻时重。近1个月来因饮食不慎，胃脘刺痛，痛处固定不移，泛酸，食少，前来西安交大一附院中医科就诊。现症：胃脘刺痛，痛处固定不已，泛酸，食少便溏，舌暗脉涩，胃镜提示：十二指肠球部溃疡。

诊断：西医诊断：十二指肠球部溃疡。

中医辨证：气滞血瘀证。

治法：益气活血，行气化瘀，收敛止痛。

处方：黄芪30g，苍术10g，厚朴10g，陈皮10g，炙甘草10g，海螵蛸30g，白及15g，草豆蔻10g，丹参15g，三七6g，白芍10g，乌药10g，延胡索10g，枳壳10g。水煎服，日1剂，连服14d。

二诊（2012年11月8日）：服药14剂，胃脘疼痛缓解，食欲增加，大便成形，每日1次，食欲增加。在上方基础上加用党参20g，红花10g，桃仁10g以加强益气活血之力，蒲公英15g以加强对幽门螺杆菌的清除作用。

三诊（2012年11月22日）：胃脘疼痛未见发作，饮食正常，二便正常。改服用平溃散颗粒1个月，并配合清除幽门螺杆菌的西药三联疗法，以巩固疗效，1年后复查胃镜，溃疡面基本消失，Hp（-），继随访1年，未见复发。

第五节　溃疡性结肠炎

溃疡性结肠炎，是直肠和结肠一种慢性非特异性疾病，西医目前对它的病因尚不十分清楚。其表现为炎症或溃疡，多累及直肠和远端结肠，但可向近端扩展，以致遍及整个结肠。主要临床症状有腹痛、腹泻、里急后重、黏液脓便。病程迁延，常反复发作。中医认为本病属于"肠风""下利""泄泻""肠澼"范畴。

一、病因病机

前边已指出西医对本病病因尚未完全阐明，但也指出可能与下列因素有关：一是自身免疫，因为本病多并发结节性红斑、关节炎、眼色素层炎、虹膜炎等自身免疫性肠外表现；二是变态反应；三是遗传，因本病家族发病率较高；四是感染。目前一般认为感染是本病的诱发因素。

该病的中医病因病机有以下方面：其一是感受外邪：多因感受湿热、疫毒之邪，导致运化失司，气血阻滞，热毒壅盛，互相搏结，化为脓血；若寒湿侵于肠胃，与肠中秽物相结，也可发为本病。其二是内伤七情：郁怒所伤，肝气犯胃，饮食不化，气滞血结，久则胶结，气机不畅；或忧虑伤脾，运化失司，饮食停聚，与气血胶结而发为本病。其三是脾肾阳虚：久病不愈，必使脾胃受损，继而及肾，中阳不足，久致命门火衰，而致本病缠绵不愈。其四是瘀血内阻：久痢不愈，气血阻滞，脏腑气血运行失调，而致腹泻或下痢脓血。

其病机早期以实证、热证为主，病邪以湿热为著。若失治、误治或泄泻日久、正气损伤，导致脾肾两虚，加之"久病必瘀"，故又多兼瘀血之证。因而以脾肾两虚为本，湿热、瘀血为标。该病病程长，反复发作，故又可分为缓解期和活动期，交互出现，顽固难治。

二、辨证论治

对该病的分型，国内学者多不统一，如有的将该病证分为5型，即大肠湿热型、脾胃气虚型、脾肾阳虚型、肝郁脾虚型、阴血亏虚型。此分法与《中药新药临床研究指导原则》（2002版）基本相同。但也有学者将该病分脾虚湿热型、脾肾阳虚型、阴血亏虚型和肝脾不和型4型，这样的分法对"血瘀"方面强调不够。邱老师认为血瘀肠络或气滞血瘀型，在该病中还是较为多见的，应列专型讨论。

邱老师认为若要更细地去分型，可以先分为活动期和缓解期。活动期为大肠湿热型、肝郁脾虚型、血瘀肠络型，缓解期可以分为脾胃气虚型、脾肾阳虚型。这样分型学者也不少，只是在证型提法上稍有差异而已。

（一）脾胃气虚证

多见于缓解期，症见腹泻、脓血便、食少、腹胀、肢体倦怠、神疲懒言、舌质淡胖或有齿痕，苔薄白，脉细弱或濡缓。

邱老师对该证型的治法是健脾益气、除湿升阳。用自拟方：黄芪 30g，党参 20g，白术 10g，茯苓 15g，白芍 15g，甘草 10g，赤石脂 15g，禹余粮 15g，蒲公英 15g，马齿苋 15g，茵陈 20g。若舌苔厚腻可加藿香 9g，佩兰 9g，白豆蔻 9g。水煎服，日 1 剂。

本方是在益气健脾基础上加涩肠固脱和清热解毒、祛湿化浊之药而组成。方中黄芪甘温，归脾肺经，为补气要药，补脾益气、升阳举陷、健脾止泻，兼有托毒生肌之效，对肠道溃疡颇有良效，故用量也大。党参甘平，大补元气，益气生津养血。白术甘苦温，长于健脾补气。党参与黄芪配伍，相须为用，补气健脾力倍增。白术甘苦温，长于健脾补气，茯苓甘以扶脾，淡以利湿，白术、茯苓合用，一燥一渗，运利结合，使水湿除而脾气健，益气健脾而又运湿，共为平补平利之剂。白芍养血敛阴而柔肝，和营缓急而止痛，甘草味甘性平，得中和之性，经入脾胃而有调补之功，白芍配甘草有缓急止痛作用，此二药与参芪茯配颇适合脾胃虚弱，同时出现腹中拘急作痛之病证。方中加赤石脂、禹余粮意在涩肠止泻，二药质重而性涩，功效相类，以涩肠止泻为长。赤石脂甘酸而温，擅入下焦血分而止血，禹余粮甘咸而凉，兼有清热作用，二药配对，相须为用，可增强固涩收敛之力。同时，两性相制，而无寒热之偏。《伤寒论》中用赤石脂禹余粮汤，是为伤寒下利不止者所设。目前临床常加用此二药治疗泻利日久、滑脱不禁者，用于虚寒性脓血下利更为适宜，其既能止泻，又能止血，为其他涩肠止泻剂所不具。该二药当与以上参芪术等合用，对脾胃气虚型溏泄尤佳。蒲公英、马齿苋、茵陈多为药食兼用之品，以清热利湿，解毒为主，又无明显的苦寒伤胃之弊端。若湿重加藿香、佩兰、白豆蔻可化湿浊，尤其湿阻中焦，中气不适，脘腹胀满，食欲不振，三药合用，作用倍增。

（二）肝郁脾虚证

症见腹痛则泻，泻后痛减，大便稀或黏液便，或见腹泻前有紧张情绪或抑郁恼怒等诱因，胸胁胀闷，多伴有喜长叹息，嗳气不爽，食少腹胀，矢气较频，舌质淡红，苔薄白，脉弦或弦细。

邱老师认为组方应抓住 2 个矛盾，一是肝郁应当疏肝，二是脾虚应当益气健脾，但又不是简单的疏肝健脾所能解决问题，还必须考虑到慢性结肠炎的溃疡存在，还应加用利湿敛疮的药物，治法是疏肝理气，健脾和中。拟方如下：柴胡 15g，白芍 15g，枳实 9g，陈皮 12g，防风 9g，党参 20g，黄芪 30g，茯苓 12g，白术 15g，薏苡仁 30g，炒白扁豆 30g，甘草 15g。水煎服，日 1 剂。

本方是将四逆散、异功散和痛泻要方相合在一起，然后加减化裁而成。四逆散方原为伤寒"阳郁四逆"证而设。外邪入里，郁遏气机，肝失疏泄，脾气被困，清阳不达四末，而见手足不温。本证"四逆"，与阳衰阴盛之"四逆"有本质的区别。《医宗金鉴·订正仲景全书》指出："此证随云四逆，必不甚冷，或指头微温，或脉不沉微，乃阴中涵阳之证，唯气不宣通，是为逆冷。"此证阳郁不达，热郁心胸，可见心胸烦热。肝经郁滞，则胁肋胀闷；脾滞不运，则脘腹胀痛，或泄利下重；脉弦也为肝气不和之征。即肝脾不调，气机不畅；肝失疏泄，脾滞不运。

方中柴胡入肝胆经，其性轻清升散，既疏肝解郁，又透邪升阳，使肝气条达，郁热外达。肝脏体阴而用阳，阳郁为热易伤阴，故以芍药敛阴泄热，补血养肝，使肝体得养。二药散敛互用，柔肝体和肝用，气血兼调。枳实行气散结而畅脾滞，合柴胡，肝脾并调，升降互用，以增舒畅气机。甘草健脾和中，合白芍可缓急止痛。

该方中的白术、陈皮、防风合芍药又名"痛泻要方"。痛泻证的特点是泻必腹痛，泻后痛减，常受情绪影响而反复发作，多伴有食欲不振，脘腹作胀等症。肝主疏泄，脾主运化，肝脾协调，则气机调畅，运化自如。若脾气虚弱，肝强太过，脾受肝制，运化不及，升降失常，可致腹痛腹泻。本证病机为肝强疏泄太过，脾弱运化不及，清阳不升。治宜敛肝柔肝，补脾助运，兼行舒调气机，升阳止泻。白术补脾燥湿以扶土虚，与白芍配伍，养血柔肝，缓急止痛，兼敛脾阴。陈皮理气燥湿，醒脾和胃，助白术以加强脾胃运化之功。防风专入肝脾，舒脾升阳，助白术以祛湿止泻，兼散肝郁，合白芍使其敛而勿过，疏泄复常，养血柔肝，舒调气机，使升降自复，痛泻可愈。

方中的党参、白术、茯苓、甘草、陈皮配伍又名异功散，可益气健脾，行气化滞，临床上主要用于脾胃气虚兼气滞证。症见饮食减少，大便溏薄等。加黄芪，一方面可以加强益气健脾作用，另一方面有托毒排脓作用，与薏苡仁、白术、甘草合用可以加强这一作用，对结肠炎慢性溃疡有促使愈合的作用。

（三）脾肾阳虚证

该证型多见于缓解期，症见腹泻、腹痛，喜温喜按，腹胀，腰酸，膝软，食少。同时可见形寒肢冷，神疲懒言，舌质淡胖或有齿痕，苔白润，脉沉细或沉迟。

邱老师对该证型的治法是健脾补肾，温阳化湿。拟方多用理中汤或四君子汤合四神丸加减化裁。常用方如下：党参30g，白术12g，茯苓12g，甘草10g，黄芪20g，补骨脂15g，肉桂3g，附片5g，淫羊藿15g，吴茱萸10g，黄连10g，益智仁9g，诃子12g，秦皮12g，白头翁15g。水煎服，日1剂。

该型泄泻日久，脾肾阳虚，土失温煦，运化失司，寒湿内停。治宜益气健脾，温肾固涩。前四味药为四君子汤，皆以味甘入脾，益气之中有燥湿之功，补虚之中有运脾之力，属本方的基本部分，黄芪升阳止泻，可以加强益气健脾的作用。久泻由脾及肾，命门火衰，火不生土，故当健脾兼温肾。肉桂、附片二药皆辛温，温中散寒，止痛。补骨脂辛苦温，入肾补肾，固涩止泻。它与肉桂、附片配伍，相使相辅，用补骨脂，补火生土，与肉桂、附片温阳散寒，健脾止痛，专治脾肾虚寒之泻。淫羊藿以资少火、益阳气。吴茱萸辛苦而温，黄连苦辛寒，二药合用，厚肠化湿而止泻。益智仁暖脾燥湿，入肾能温肾助阳，诃子功专敛涩，善于固肠止泻。二药配伍，可加强温脾，固肠止泻作用。秦皮、白头翁均具有清热解毒、治湿热下利的作用，该证型虽然为脾肾阳虚，但终有湿浊之邪于内，所以组方除用大队补益脾肾和固涩止泻之药外，也不能忽视清热解毒，去除内邪的用药。

（四）大肠湿热证

该证型多见于活动期，症见腹泻、脓血便、里急后重、腹痛灼热、肛门灼热，伴见口苦、口臭，溲赤，舌红苔黄腻，脉滑数或濡数。

邱老师对该证型的治法是清热化湿，调气行血。拟方如下：炒黄柏 15g，黄连 10g，马齿苋 20g，苦参 10g，金银花 15g，茜草 10g，地榆 10g，白鲜皮 15g，川楝子 10g，延胡索 10g，赤白芍 15g，若同时伴有虚证，可加用淮山药 20g，白术 10g，茯苓 10g，黄芪 20g。水煎服，日 1 剂。

本方以清热解毒，祛邪化浊为主，然后适当加入行气止痛药物。若病久脾胃虚弱则加益气健脾药。黄连、黄柏同为清热燥湿、泻火解毒类药，二者相须配对，可起协同作用以增强疗效。黄连苦寒，苦燥湿，寒胜热，能泄降一切有余之湿火。黄连得黄柏相助，功专于下，加强清热燥湿、解毒的作用，清肠止痢，其效颇佳，但溃疡性结肠炎远比一般痢疾的病因病机复杂得多，所以再加马齿苋、金银花，扩大它的清热解毒范围，苦参、白鲜皮也具有清热燥湿作用，尤适宜泻痢等症。茜草、地榆都属于凉血止血药，茜草还具有活血祛瘀作用，地榆则具有解毒敛疮作用，合用对溃疡有止血敛疮促使恢复作用，加赤芍可以加强茜草活血，地榆敛疮作用。

（五）血瘀肠络证

该证型患者病程长最易出现血瘀或同时伴气虚，因而有人又将该证型称气虚血瘀型。症见腹痛拒按，痛有定处，泻下不爽或下利脓血，血色紫暗或黑便；伴有肠鸣腹胀，面色晦暗，腹部有痞块，胸胁胀痛，肌肤甲错，舌紫或有瘀点、瘀斑，脉涩或弦。

邱老师对该证型的治法是补气健脾，活血化瘀。常用少腹逐瘀汤加减。少腹逐瘀汤是清代著名医家王清任方。原方主治少腹寒凝血瘀证，少腹疼痛，胀满，或有积块；或经行腰酸少腹胀；或经行一月三五次，血色暗黑，或有块……舌黯苔白，脉沉弦而涩。王清任在他的著作《医林改错》中指出："久病必有瘀，邪毒壅滞于肠或肝郁克脾，血液瘀滞于肠络，或脾胃气虚运用血液无力，气血阻滞于肠，络脉失和而血败肉腐成脓。"原方当归9g，赤芍6g，肉桂3g，蒲黄9g，川芎3g，没药3g，干姜3g，延胡索3g，小茴香1.5g，五灵脂6g，水煎服。邱老师在该方基础上加入了补气健脾的药化裁后用于治疗溃疡性结肠炎血瘀肠络证型，收效较好。方如下：白术15g，黄芪30g，党参20g，当归12g，赤芍15g，肉桂6g，蒲黄10g，乌药10g，五灵脂15g，延胡索10g，没药10g，小茴香10g，红花12g，三七粉6g，干姜3g。水煎服，日1剂。

加减化裁后的方以脾虚血瘀为切入点，标本兼治，补气健脾，活血化瘀。黄芪甘温，归脾肺经，为补气要药，补脾益气，升阳举陷，健脾止泻，兼有托毒生肌之效，对肠道溃疡有效。脾胃乃元气之母，气虚责之于脾，补气必当健脾。党参甘平，大补元气，益气生津养血；白术甘苦温，长于健脾补气，参术相须配对，补气健脾力增，入脾和中化湿，补脾止泻。本方取党参、白术健脾补中止泻。气既虚，血必瘀，遵《黄帝内经》唯以气血流通为贵之旨，以当归补血汤（黄芪、当归），取其补气生血，活血流通之功。其他主要成分为少腹逐瘀汤，除配有温里散寒之肉桂、小茴香、干姜外，再加活血化瘀止痛的药：赤芍、红花、没药、乌药、五灵脂、延胡索以解寒凝少腹之证。再加三七，味甘微苦温，入肝胃经，功擅化瘀止血，消肿定痛，《本草求真》赞其止痛之功曰："世人只知功能止血住痛，殊不知痛因血瘀而疼作，血因敷散而止痛，三七能于血分化其瘀，故瘀散则痛消。"

本病在临床上常几型并见，有时可互相转化，故治疗时需随机应变，灵活应用，不可拘泥一方。并且在治疗过程中强调以调畅气机为先，同时照顾脾胃，切忌妄施苦寒克伐之品，用药应升降结合，补虚不宜滋腻，止泻慎用固涩。若脾虚不运，气滞湿阻，饮食不化导致湿浊停聚，而见苔腻，应在补虚基础上加用芳香化湿之品，如藿、佩、砂、蔻等。久病伤及阳气，阳虚致寒，温阳的桂、附勿大量，对脾肾阳虚者常用少量附子、肉桂，虽大辛大热，但少用则助阳而不伤阴，用之能温阳暖中，逐寒除湿。尤其对病史较长者，非桂、附不能温其阳，逐其寒，驱其湿。久病入络，气血瘀滞肠络，在活血祛瘀时，应强调升降气机为主，此时一味妄用活血破瘀峻药，常使病情加重。

健脾利湿方中配以厚朴、枳壳、鸡内金等理气行滞之品，寓消于补，补不碍滞，消不伤正，使滞去肠和泻止。温肾勿忘固肠，久泻则清气下陷，肾阳渐衰，下关不固，补剂中加五味子、诃子、乌梅等，止泻涩肠，同时用赤芍、丝瓜络通络理肠能达到温肾、理气、通络、固涩之功效。

三、医案

医案 1

郭某，女，45 岁，合阳人。2010 年 6 月 11 日来西安交大一附院中医科门诊就诊。

主诉：腹痛腹泻6年余，时轻时重，近加重2个月。

现病史：患者6年前出现腹泻，久治不愈，当地诊断为结肠炎，曾服柳氮磺胺吡啶等药，疗效不巩固。也断续服用中药，时轻时重。现症见：有脓血便1d 4～5次，里急后重，面黄消瘦，困倦乏力、动则气短，纳呆食少，脘腹痞满。建议在我院做肠镜，报告：乙状结肠、直肠黏膜充血、水肿、糜烂和小的溃疡面。诊断：慢性溃疡性结肠炎。脉沉缓无力，舌质淡红，舌苔白厚腻，舌体胖大，边有齿痕。

诊断：西医诊断：溃疡性结肠炎。

中医辨证：脾胃气虚，湿浊中阻证。

治法：益气健脾，化湿去浊。

处方：黄芪30g，党参20g，白术12g，白扁豆15g，薏苡仁30g，炒白扁豆30g，佩兰9g，藿香9g，白豆蔻9g，地榆15g，地锦草20g，三七9g，虎杖12g，生甘草12g，红藤15g。水煎服，日1剂，连服15剂。

二诊（2010年6月26日）：服上方15剂，觉腹胀腹泻减轻，1d 2次，脓血便减少，下坠轻。同上方去红藤、地锦草，同时将黄芪量减为20g，三七减为6g。日1剂，连服30剂。

三诊（2010年8月31日）：服上汤药30剂后，已基本好转，建议食疗与中成药结合治疗。食疗方：白及10g，薏苡仁30g，大米100g，白扁豆20g，槐米15g，每天煎服，做早晚餐服。若大便次数增多，稀不成形可加服固肠止泻丸（成分：乌梅、干姜、黄连、木香、罂粟壳、延胡索），每次连服3d停，食疗继续连用半年。

四诊（2011年3月15日）：自诉脓血便基本消失，精神好转，食欲好。即做肠镜检，进镜25cm，黏膜充血水肿明显好转，溃疡面已不明显。随访1年，未见复发。

按语：*脾虚湿阻，首当益气健脾，黄芪、党参、白术和而用之*

可发此力。白扁豆、薏苡仁、佩兰、藿香、白豆蔻等可化湿浊以和中。其中白扁豆健脾化湿，多用于脾胃虚弱，大便溏泄；薏苡仁，利水渗湿、健脾，可用于脾虚湿盛，食少泄泻，还可清热排脓，可用于肠痈；佩兰芳香化湿，可用于湿浊中阻；藿香化湿和中也可用于湿阻中焦；白豆蔻化湿消痞，行气温中，和而用之可起到健脾、去湿、止泻的作用。该患者肠镜可见乙状结肠、直肠黏膜充血、水肿、糜烂。方中除黄芪可托毒、排脓、敛疮生肌，薏苡仁清热排脓外，又加了地锦草、地榆二药可解毒敛疮和止血。红藤清热解毒、祛瘀止痛，消痈，敛疮。虎杖活血，定痛，利湿解毒。三七化瘀止血，消肿定痛。生甘草清热解毒，消肿去痛，又可调和诸药。全方益气健脾化湿，同时清热解毒，疗肠中之水肿，糜烂，止血，止泻，标本共治。

医案 2

孙某，男，42 岁，教师。2011 年 12 月 5 日来西安交大一附院门诊就诊。

主诉：慢性腹泻 5 年，久治不愈，近加重 3 个月。

现病史：患者 5 年前即开始腹泻腹痛，初疑痢疾，用抗生素，时轻时重。后中药、西药交替应用，始终未能痊愈，故来求治。现症见面色晦暗，神疲乏力，腹痛腹泻，黏液血便，纳差，腹胀，左下腹刺痛，拒按。建议做肠镜，检查报告：乙状结肠呈弥漫性充血水肿，有大小、深浅不等的多个溃疡面，覆盖血性渗出物，舌质紫暗，有瘀斑，脉弦细涩。

诊断：西医诊断：溃疡性结肠炎。

中医辨证：血瘀肠络证。

治法：宜益气健脾，活血化瘀。

处方：党参 20g，黄芪 30g，白术 20g，赤芍 15g，败酱草 15g，连翘 15g，三七粉 6g，三棱 10g，莪术 10g，白扁豆 20g，陈皮 15g，炙甘草 10g。水煎服，日 1 剂，连服 14 剂。

二诊（2012 年 1 月 3 日）：服 14 剂后，腹痛泄泻大减，1d 2

次。但仍有少量血便，守上方加白及15g，地榆15g。继服15剂。

三诊（2012年1月18日）：自诉大便成形，1d1次，无不适感，对上方稍作加减后让再服3个月。

四诊（2012年5月10日）：自诉大便成形，日行1次，无其他不适，基本痊愈。复查肠镜提示溃疡面消失。随访半年未复发。

按语： 脾失健运，气虚血瘀久泻，当补气健脾复其元气，故应从脾虚和血瘀为切入点。黄芪为补气要药，补脾益气，升阳举陷，健脾止泻，兼有托毒生肌之效，对肠道溃疡颇有良效。党参大补元气，益气生津养血，白术长于健脾补气，参术相须相辅，补气健脾力增。白扁豆和中化湿、补脾止泻。方中活血之药有三棱、莪术破血调气消瘀；赤芍凉血化瘀；三七化瘀止血，消肿定痛；陈皮理气调中，行气化瘀，通络导滞，肠中有充血、水肿且有溃疡面，邪于内，加败酱草、连翘清热解毒。败酱草可消肿排脓，祛瘀止痛，连翘还具有消痈散结作用，该二药与以上药同用对慢性腹泻、黏液血便的治疗可以起到协同作用。

医案3

患者李某，男，36岁，西安市人。2012年11月5日来交大一附院中医科就诊。

主诉：反复腹痛、腹泻、黏液脓血便2年，血便加重1个月。

现病史：患者2年前无明显诱因出现腹痛、腹泻、黏液脓血便；腹痛多位于左下腹，便意前腹痛，便后缓解的规律；腹泻每天3~5次，呈糊状，混有黏液、脓血；偶有恶心、呕吐。以上症状每因饮食失调、过度劳累后加剧。在西安某医院曾住院多次，诊断为溃疡性结肠、直肠炎，治疗后减轻，但出院反复发作，近1个月来脓血便加重前来就诊。现症：血性便明显，大便每日3~5次，排便不畅，有便意前腹痛，便后痛减，喜温喜按，腰酸膝软，神疲懒言，身困乏力，形寒肢冷，舌质淡胖，有齿痕，苔白润，脉沉细，尺脉弱。左下腹压痛（+），可触及乙状结肠和降结肠。大便常规示：可见黏液脓血，红细胞（++），白细胞（+++），未见巨噬细胞和病原体。结肠镜检查：可见病变黏膜充血、水肿、血管纹理模糊不清，表面呈颗粒状，脆性增加，触之易出血；偶见糜烂及溃疡。气钡双重对比造影：可见结肠黏膜粗大紊乱，肠壁边缘呈毛刺状或锯齿状，并可见圆形、卵圆形充盈缺损。

诊断：西医诊断：溃疡性结肠炎（轻型）。

中医辨证：脾肾阳虚证。

治法：益气健脾，温肾固涩。

处方：党参30g，白术12g，茯苓12g，炙甘草10g，黄芪20g，补骨脂15g，肉桂10g，附片5g，淫羊藿15g，吴茱萸10g，黄连10g，益智仁9g，诃子12g，秦皮12g，白头翁15g，败酱草15g，蒲公英15g。水煎服，日1剂，连服7剂。

二诊（2012年11月19日）：服用14剂后，便意前痛感减轻，大便日1~2次，腰膝酸软，形寒肢冷消失，饮食有所增加。原方去肉桂、附片、败酱草、诃子，加巴戟天10g。水煎服，日1剂，连服14d。

三诊（2012年11月26日）：大便成形，1d1次，腰膝酸软、畏寒肢冷、神疲乏力消失。为了巩固疗效，在二诊方药基础上去白头翁、秦皮，党参减为20g，继服14d。

四诊（2012年12月10日）：诸症皆除，基本痊愈。随访半年，未见复发。

按语： 自拟处方前四味药为四君子汤，皆以味甘入脾，益气之中有燥湿之功，补虚之中有运脾之力，属本方的基本部分。加黄芪升阳止泻，可以加强益气健脾的作用。久泻由脾及肾，命门火衰，火不生土，故当健脾兼温肾。肉桂、附片二药皆辛温，温阳散寒，止痛。补骨脂辛苦温，入肾补肾，固涩止泻。它与肉桂、附片配伍，相使相辅，用补骨脂补火生土，与肉桂、附片加强温阳散寒，健脾止痛，专治脾肾虚寒之泻。淫羊藿资少火、益阳气。吴茱萸辛苦而温，黄连苦辛寒，二药合用，厚肠化湿而止泻。益智仁暖脾燥湿，温肾助阳，诃子功专敛涩，善于固肠止泻。二药配伍，可加强温脾、固肠、止泻作用。秦皮、白头翁、败酱草均具有清热解毒、治湿热下利的作用，该证型虽然为脾肾阳虚，但终有湿浊之邪于内，所以组方除用补益脾肾和固涩止泻之药外，也不能忽视清热解毒，祛除湿浊之邪的用药。

第六节　功能性消化不良（痞满）

许多器质性疾病，如慢性萎缩性胃炎、胰腺炎、肝病、消化道肿瘤等都会不同程度地诱发消化不良、食欲不振、厌食或上腹不适等症状。但有些消化不良没有其他病因，经胃肠道造影以及胃镜检查，肝、胆、胰、脾、肺、肾等的超声、CT、X 线和各项化验检查均未发现异常病变，但却经常持续出现上腹疼痛、上腹胀满、早饱、食欲不振、呕吐等不适症状，且病程超过 1 个月或在过去的 12 个月中，累计超过 12 周。该病是消化系统中最常见的一种功能性胃肠病。

功能性消化不良属中医"胃脘痛""痞满""郁证"等范畴。

一、病因病机

祖国医学认为本病病机主要为脾胃功能失调，升降失常，气机阻滞，壅塞于中焦，形成脾胃气滞，出现以胃脘饱胀或胀痛的"痞满"病证。邱老师认为其病因首先可能与脾胃虚弱有关，加之平素饮食不节，或喜酗酒，嗜食肥甘厚味或辛辣易伤脾胃的食品，耗伤胃阴，或过食生冷食物，耗伤中阳，阳气不足，脾失温煦，中焦虚寒而为病。

其次，情志变化对消化不良也有很大影响。中医认为肝与胃是木土乘克关系，若忧思郁闷，恼怒伤肝，肝气郁结，横逆犯胃，脾胃受损，纳运失常形成食积，湿、热、痰、瘀等病理产物，同时胃肠功能紊乱，出现上腹痞满、纳呆、早饱、嗳气、胃灼热、吞酸、甚则腹痛等一系列症状。

情志可致肝气久郁，久郁则化火伤阴，导致瘀血内结，引起胃脘疼痛和顽固性消化不良。连贯起来看痞满（功能性消化不良），该病脾胃虚弱为本，饮食不节，或情志变化引起肝胃不和，气滞血瘀。食积，可以生痰湿之邪，邪为实邪，所以痞满之证其病机多表现为本虚标实。

西医认为功能性消化不良可能与胃动力及感觉障碍，或者胃酸分泌异常、幽门螺杆菌感染、遗传因素、饮食习惯、肠胃功能紊乱等因素有关。西医也强调精神因素在功能性消化不良的发病中是重要因素。较长时间的精神紧张或抑郁，可导致胃的运动与胃分泌减弱，甚至停止，肠蠕动呈抑制状态，还可引起某些激素分泌的变化或神经功能的改变，从而引起功能性消化不良。

二、辨证论治

功能性消化不良的发病率是很高的。从文献检索看，该病也是一个全球性疾病，如有报道消化不良（包括功能性和器质性）的全球发病率为23%～45%，其中功能性消化不良（即按罗马Ⅱ标准调查）占11%～14%。全球各地域标准也多不一样，亚洲8%～23%，其中日本约13%，韩国9.5%，新加坡7.9%。我国前几年曾在广东、天津、香港做过调查，广东为18.92%，天津为23.29%，香港为18.4%，台湾也有报道发病率约为23.8%，总之中国功能性消化不良普遍较多，年龄段主要在18岁以上，发病率约19.58%，成年人主要在50～59岁之间。从流行病学调查可以看出几乎五六个人中可能就有一个患过功能性消化不良病。邱老师在临床中接触这方面的病人也比较多，在治疗过程中也积累了一些临床经验。

首先是对该病的证型判断问题，从文献中也可以看出各家辨证分型不一，有的学者分为5型（①脾胃虚弱，痰湿内盛；②饮食伤胃，食滞伤胃；③肝气犯胃，气滞血瘀；④胃阴不足，虚火内盛；

⑤寒热错杂），有的学者将其分为 7 型（①肝郁食积证；②脾虚食滞证；③湿热积滞证；④阳虚食滞证；⑤阴虚食滞证；⑥痰阻食积证；⑦痰阻食滞证）。《中药新药临床研究指导原则》中"痞满"一节分为 5 个证型（①肝胃不和证；②饮食停滞证；③脾胃湿热证；④寒热错杂证；⑤脾胃虚弱证）。

邱老师根据自己多年来经常接触的病人病情，将功能性消化不良分为 4 型，基本与上边所说之《指导原则》相同，但去掉了寒热错杂证，将它放在其他证型中按"兼证"处理。因"寒热错杂"必有侧重，即"偏胜"，或寒重，或热重，不可能寒热等同，故重者当为主，轻者作"兼"证处理。

（一）脾胃虚弱证

该证型临床可见脘腹痞满，餐后加重，或出现恶心欲吐。平素常感食欲不振，疲倦乏力，有时出现大便稀溏。其舌多淡，苔薄白，脉沉细。

此证型在功能性消化不良中较多见。由于脾胃虚弱，中气不足，水谷熟腐运化失调，故出现脘腹痞满，食后加重，以及出现恶心欲吐，大便稀溏等症状。其次由于脾胃虚弱，不能化生水谷精微，气血来源不充，形体失养，故倦怠无力，面失华色，脉多细沉。

邱老师对该证型的治法是以健脾和胃为主。主方四君子汤（人参、白术、茯苓、甘草），然后根据其症侧重加减，若脾虚食滞同时大便溏薄，其组方如下：人参 9g，黄芪 20g，白术 12g，茯苓 15g，山药 15g，山楂 9g，神曲 15g，陈皮 9g，肉豆蔻 10g，薏苡仁 20g，甘草 6g。水煎服，日 1 剂。

方中人参、黄芪合用补中益气。此二药为补气要药，人参味甘微苦而性平，补气而兼能养阴，黄芪味甘性温，补气而兼能扶阳。二药相须配对，对脾胃气弱者用之，可以鼓舞中气，成为本方中之君药。

　　白术、茯苓、山药三味为臣药。这三味药也都有健脾作用，常配对应用。如白术与茯苓，或茯苓与山药配伍，均会发挥协同作用。白术及茯苓均为健脾除湿要药，二者常相须配对，是治疗脾虚而伴有大便稀溏等湿重之证的最常用药对。脾喜燥而恶湿，白术性味甘苦，温，甘温益脾，苦温而又燥湿，功偏健脾燥湿；茯苓甘以扶脾，淡以利湿，功擅渗湿而益脾。二药合用，一燥一渗，运利结合，使水湿除而脾气得健，益脾气而又能运湿。临床广为应用，无论脾虚气弱致生内湿，或外湿困中致脾虚不健而出现的四肢困倦、脘腹胀闷、不思饮食，或泄泻便溏，均可选用。

　　茯苓利水渗湿为主，虽具有益气健脾之功，然补少利湿多。山药则既可健脾益气，又能固肾益精。茯苓和山药相须配对，茯苓得山药则利湿而不伤阴，山药得茯苓则补脾而不留湿，补中有利，利中有补。茯苓、白术、山药合为平补缓利，为脾虚挟湿者所宜。

　　三味臣药又可加强参、芪君药益气健脾的作用。它们之间都有协同作用。如黄芪与白术常相须为用，黄芪最善补肺，白术最善补脾，二者合用，既可健脾补中，又能补益肺气。其实脾与肺有着相互依存的关系。《素问·经脉别论》说："脾气散精，上归与肺，通调水道，下输膀胱。"它们起到相辅相成的作用。

　　君臣五味药，其实已达到了益气健脾的作用，但为了加快改善一些症状，所以又加入了一些辅助的佐药。

　　山楂、神曲、陈皮、肉豆蔻、薏苡仁为佐药。山楂能消食化积，散瘀行滞，且偏于消化肉食。神曲能健脾和胃，消食下气，化滞调中，为消化谷麦酒积之药。山楂、神曲同用，可增强消食除积，破滞除满之力。陈皮理气燥湿，和中安胃。山楂、神曲得陈皮能增强消食和胃之效，有利于消积导滞作用的发挥。肉豆蔻健脾和胃止泻。薏苡仁健脾化湿，它与肉豆蔻合用有和胃止泻的功效。

　　甘草为使药，调和诸药。除此而外，甘草还能补脾胃，益中气。它与君药人参、黄芪同用也可加强补中益气健脾的作用。

　　若脾胃气虚不太甚，也可将人参换为党参，起到平补作用。

（二）肝胃不和证

该证型临床主要表现为胃脘胀满，常疼痛，痛连两胁，嗳气呃逆，常因情志因素加重，不思饮食，烦躁易怒，善太息，舌质稍红，苔薄白，脉多弦。

情志是该病发病的主要诱因，尤其较长时间的心情抑郁，致肝气不舒，横逆犯胃，胃失和降，出现胃脘满闷、疼痛，嗳气呃逆，食欲不振，从病机上讲应是气滞肝旺之证。

邱老师对该证型的治法是疏肝解郁，消食和胃。多在柴胡疏肝散或四逆散合保和丸等方基础上加减组方：柴胡10g，枳壳10g，白术15g，白芍15g，山楂15g，神曲15g，麦芽15g，党参15g，黄芪30g，茯苓15g，甘草10g。水煎服，日1剂。

本方宗旨是疏肝解郁，消食和胃，所以柴胡和枳实为君药。柴胡升发清阳，疏肝解郁，枳实行气散结，泄脾除满。二药一升一降，达到通阳疏肝，调理气机的作用。

白芍、白术为臣药。白芍酸寒柔润，可补阴，可收敛，尤能敛肝之阴，收肝之气，而令气不妄行，为养肝柔肝之要药。白术与白芍，一则益脾气助脾阳以运之，一则养肝血敛肝阴以藏之。二药合用一阳一阴，可柔肝安脾，同时起到调和肝脾的作用。君药柴胡、枳实，以疏散降泄为主，臣药白术、白芍则以收敛肝阴，助脾之阳为主，使疏泄与收敛平衡，起到调和脾胃的作用。

佐药为山楂、神曲、麦芽、党参、黄芪、茯苓、枳壳。前三味药均为消导药，消食化积和胃。因该证型中有不思饮食，胃脘胀满等症，加消食积药尤为重要。山楂破泄之力较强，能消化食积，散瘀行滞；神曲导滞之力较强，善于消食除满，具有促进消化酒后陈腐积滞的作用。二药配对，可增强消食除积，破滞除满之力。麦芽也属消食积之要药，且具有生发之气，可助胃气上升。三药与黄芪、茯苓、枳壳合用既可消食开胃，疏肝理气，补气健脾，又可消除克伐太过之弊。

肝胃不和，多气滞肝旺，脾气多虚，加之柴、枳与消积之药并用，疏散降逆之力较强，故再加用益气健脾之药，党参、茯苓与臣药白术，使药甘草配伍，即为四君子汤，是治疗脾胃虚弱的基本方，在该方基础上加黄芪增强了补中益气健脾的功效。

甘草在本方中又做使药用，借用它调和诸药，缓解峻猛，固护正气的作用。

邱老师在应用该方时还常根据病人具体情况用药调整。如气郁甚者还可加槟榔；食积甚者可加大黄，以加强消食导滞；若大便干结者除用大黄外还可加芒硝，以泻实导滞；若夹热者加黄连、连翘以清泻郁热。

（三）脾胃湿热证

症见脘腹痞满，食少，纳呆，口干口苦，身重困倦，有时可出现恶心呕吐，小便短黄，舌红苔黄腻，脉滑。

该证多因平素嗜食辛辣或酗酒，或常用温补之药，致胃肠蕴积实热；其次肝气郁结，日久化热，邪热犯胃，总之胃有实热，运化减弱，湿热困脾，所以脘腹痞满，食欲不振，口干口苦，也可出现恶心呕吐。由于有里热，小便短黄，湿热重，所以舌红苔黄而腻，脉滑也是脾胃有湿热的缘故。

邱老师对该证型的治法是清热燥湿，健脾和中。邱老师常自拟方如下：苍术10g，黄连10g，厚朴10g，橘皮15g，制半夏15g，栀子15g，连翘15g，茯苓15g，砂仁10g，党参15g，白芍15g，生甘草10g。水煎服，日1剂。

该方君药为黄连、厚朴。黄连是清热燥湿要药，其味苦性寒，苦能燥湿，寒能泻火，是肠胃湿热最常用的药物。厚朴行气燥湿，善行脾胃之气滞。脾胃湿盛时，黄连、厚朴常配伍入方。黄连、厚朴皆擅入中焦，有燥化湿浊之功。又黄连味苦能降火，厚朴味辛能行气，二药合用，辛苦配对，一以燥湿清热，一以化湿行气，同收辛开苦降之效，使湿开火降，清气得升而浊气得降，中焦气机得以调理，是临床治疗湿热中阻的基础药对之一。

臣药为陈皮、制半夏。陈皮行气健脾，燥湿化痰；半夏燥湿化痰，降逆止呕，消痞散结。此二味药性味皆辛温，入脾经，具有燥湿化痰的共同作用。历代医家认为，二者入药以陈久者为贵，故有"二陈"之谓。半夏与陈皮常同用，半夏之辛，行水气、燥痰湿且能健脾；橘皮之辛，通三焦、理气机又能和胃。半夏得橘皮气顺而痰消，化痰湿之力尤胜；橘皮得半夏之辅则痰除气下，理气和胃功更著。二者相伍燥湿化痰。健脾和胃，理气止呕。临床既可用于中焦痰湿上犯之胸膈胀满、咳嗽痰多等，也可用于脾胃失和、湿浊内停而致脘腹胀闷、恶心呕吐等症。

本方佐使药为栀子、连翘、茯苓、砂仁、党参、白芍、生甘草。栀子苦寒能清热泻火，凉血解毒；连翘味苦寒，清热解毒，消肿散结。栀、连二药可以加强清胃热作用。砂仁辛温，化湿行气，温脾止呕，它可以加强君、臣药中厚朴、橘皮行气健脾作用。茯苓淡渗利湿健脾，它与臣药半夏有相使作用，是临床治疗痰饮湿浊的常用配对药。茯苓味甘淡，甘能补脾，淡能渗水湿。使湿无所聚，则痰无由生。补脾能促使水湿运化，水湿的消退有利于脾运的恢复。半夏辛散水气、温燥化湿，使湿去则土燥，痰涎无以生。半夏与茯苓，一为温燥化湿，一为淡渗利湿，一为降逆止呕治其标，一为健脾和中治其本。二者标本兼顾，可健脾利水、燥湿化痰、利水宁心。党参益气健脾，甘草和中益气。党参与茯苓、甘草同用可加强益气健脾和中。因方中清热燥湿行气药较多，所以加用这几味药可以起到牵制、平衡的作用，使清热、燥湿、行气之力虽猛而不伤胃气。加白芍则另有目的，该药酸苦微寒，可养血敛阴，柔肝止痛，尤其和甘草配伍，酸甘化阴，可缓急止痛。该证脘腹痞满，常也可出现上腹疼痛，白芍、甘草合用，柔肝解郁，缓急止痛。

方中甘草还可作为使药，调和诸药，缓解峻猛，固护正气。

本方还可根据患者情况加减。若食纳差，还可以加入山楂、麦芽、神曲或莱菔子；若有大便秘结，也可加大黄、芒硝等。

（四）饮食停滞证

该证型临床可见脘腹痞闷，嗳气厌食，恶心欲吐，或嗳腐吞酸，大便不爽，矢气酸臭，大便秘结或腹泻，若有寒湿，舌苔白厚腻，若有湿热，舌苔则黄厚腻。

邱老师的治法是和胃降逆，消食导滞。常以保和丸为主进行加减，如下方：党参15g，茯苓10g，白术10g，陈皮10g，神曲15g，山楂15g，麦芽15g，莱菔子10g，厚朴9g，甘草6g。水煎服，日1剂。

本方党参、茯苓、白术、甘草为四君子汤，补中益气，健脾和胃，加陈皮行气和中而助运化，使补中有消，补而不滞，是健脾理气的重要基本方剂之一。但该证食滞较重，所以应在益气健脾基础上加大消导药物才能见效，所以加入了神曲、麦芽、山楂、莱菔子、厚朴等行气加消积滞的药物。若舌苔黄、厚、腻，说明饮食停滞伴有湿热，可加入清热化湿之药，如黄连、黄芩、栀子、生薏苡仁等。

总之，该证型，即为常言之"消化不良"症，故以消导为主。偏湿，偏寒，偏热，应根据兼症适当加减化裁，才能奏效。

三、医案

医案1

周某，女，48岁，渭南市人，小学教师。2013年6月10日来交大一附院中医科就诊。

主诉：经常感到上腹不适，食后恶心，疼痛2年，加重5d。

现病史：经常感到上腹不适，食后恶心，疼痛2年，情绪不好时上述症状加重，平素常失眠，且焦虑、注意力不集中。在当地市医院经多项检查均未发现明显异常变化，有的医生诊断为慢性胃炎（轻度），有的医生疑为胃溃疡，但作胃镜检查后无溃疡，且胃炎也不明显，有的医生诊断为焦虑症所致功能性胃病，但经服用治胃病药或抗焦虑药，均未取得明显治疗效果，近因症状加重而前来我院就诊。症见：胃脘痛因情绪不佳加重，心下痞满，嗳腐，食欲不振，失眠，舌淡红，苔薄黄略腻，脉沉弦。

诊断：西医诊断：功能性消化不良。

中医辨证：肝胃不和证。

治法：疏肝理气，消食和胃。

处方：柴胡15g，枳实10g，白芍15g，炙甘草10g，山楂15g，神曲10g，姜半夏10g，茯苓10g，香附10g，檀香9g，连翘24g，莱菔子10g，黄连12g。水煎服，日1剂，连服7剂。

二诊（2013年6月17日）：胃脘疼痛减轻，食欲有所改善，但仍失眠、烦闷易怒、口苦，舌苔已不腻，去姜半夏、莱菔子、黄连，加枸杞子、酸枣仁、百合各15g。酸枣仁养血安神要药，百合敛心阴而安神魄，此二药与原方柴胡、白芍、茯苓合用，可起到疏肝气、敛肝阴、养肝血，达到去烦安神镇静的作用。日1剂，连服7剂。

三诊（2013年6月24日）：失眠好转，食欲增强，心下痞满消失。继用二诊方，7剂。

四诊（2013年7月1日）：诸症消失，继用前方7剂。

五诊（2013年7月8日）：为了巩固疗效，建议经常交替服用枳术丸、柴胡舒肝丸、保和丸。

按语：该女性发病时46岁，经常感到心情抑郁，烦躁，失眠，可能是更年期受内分泌影响，肝气不舒，横逆犯胃，胃失和降故出现食欲不振，胃脘痞满或胃脘疼痛，同时伴失眠和焦虑。该证因为情绪抑郁，引起肝气郁结，横逆犯胃，脾胃损伤引起运化失常，形成食积。病证的矛盾就是肝与胃不和，出现气滞肝旺，肝失疏泄，胃失和降，出现胃脘疼痛，痞满，食欲不振，肝旺气滞也会出现失眠易烦易怒。治以疏肝理气，消食和胃。本自拟方前四味为四逆散，可调理肝脾不和所致的胁脘疼痛等症。加香附、檀香，增强了理气作用。因香附疏肝而理气，解肝之郁，檀香和胃而理气，醒脾畅中，开胃进食。其他药物以消导去积去湿为主。所以其治疗就是对肝脾的矛盾进行调解。对肝，疏泄郁结，养肝柔肝，收敛肝阴，并使疏泄与收敛平衡；对脾，助运化，消食积。通过两方面的用药，以达到化解矛盾，起到治疗的作用。

医案2

李某，女，43岁，护士，陕西白水人。2012年11月16日来交大一附院中医科就诊。

主诉：胃脘胀满4月余。

现病史：患者胃脘胀满，餐后饱胀加剧，曾在当地县医院就诊，胃镜提示："轻度浅表性胃炎"，其他消化系统检查未见异常。诊断为"功能消化不良"，应用西药吗丁啉治疗，效果也不明显，故来我院就诊。症见：胃脘痞满，胸胁胀闷，纳呆，餐后饱胀加剧，恶心，嗳气，大便时干时溏，舌淡红，苔薄白而腻，脉弦滑。

诊断：西医诊断：功能性消化不良。

中医辨证：脾虚气滞，饮食停滞证。

治法：宜补益脾胃，理气运脾，消食和胃。

处方：党参20g，白术15g，茯苓20g，炙甘草10g，姜半夏12g，陈皮12g，厚朴12g，白芍12g，焦三仙各10g。水煎服，日1剂，连服7d。

二诊（2012年11月23日）：服药7剂后，恶心、嗳气消失，胃脘痞满、胸胁胀闷减轻，餐后饱胀不适应明显，原方加黄芪20g补中益气，继服14剂。

三诊（2012年12月7日）：诸症消失。为了巩固疗效，继服香砂养胃丸，并嘱饮食当节制，少食油腻食品，多吃青菜、水果。随访1年未见复发。

按语：胃主受纳，脾主运化，共主饮食物的消化、吸收和精微的输布；脾气主升，胃气主降，脾胃共居中焦，升降得宜，相辅相成，则饮食物消化吸收才能正常进行。脾虚运化失职，清气不升，又可影响胃的受纳与和降，则出现食少、恶心、呕吐、脘腹胀痛等症，升清和运化失常，则出现腹胀、泄泻等证。故治宜补益脾胃，理气运脾，消食和胃。本方中党参、白术、茯苓补中益气，调和脾胃，健脾除湿；姜半夏和胃降逆，消痞化湿；陈皮气香，性窜，功能行降，理气运脾调中，除中焦之满，通脾胃之滞；炒白芍、炙甘草酸甘化阴，和中缓急，防理气药化燥伤津；焦三仙、白术、川厚朴共用健脾，除胀，行滞。诸药相合，既能补益脾胃，又可调理气机，虚可补，滞可消，逆可降，共奏益气健脾、和胃降逆之功效。

第七节　肠易激综合证

肠易激综合征和功能性消化不良一样，也是一个功能障碍性综合征。它的表现主要在下腹部，以长期或反复发作的腹痛、腹胀，并伴排便习惯改变和大便性状异常等为特点。中医学对本病无确切命名，若以腹泻为主要表现的，即属于"腹泻"范畴，以便秘为主要表现的，则属于"便秘"范畴。

该病发病率较高，欧美报道为10%～20%，我国北京和广州的报道分别为7.3%和5.6%，患者以中青年居多，50岁以后发病率较低，男女发病率比例为1:2。

一、病因病机

邱老师结合自己长期的临床感受和文献学习，认为该病发病病因可能与以下两点有关：一是多发生于情绪不稳定的人，易忧易怒或多愁善感，生活中易激动，处人处事中对别人的言语太敏感，疑心较重，易造成肝郁气滞，肠胃功能紊乱，进而导致大肠气机郁滞，通降失常，传导失职，而发为本病；二是感受风寒湿热之外邪，或被饮食所伤，或素体气虚，内生痰浊而发病。总之，该病是在各种病因作用下，脾胃受损运化失司，小肠泌别清浊及大肠传化糟粕功能失调而致病。

西医对本病病因和发病机制也尚不完全清楚，认为与多种因素有关，肠道感染后和精神心理障碍是该病发病的重要因素。目前认为，该病的病理生理学基础主要是胃肠动力学异常和内脏感觉异常，而造成这些变化的机制则尚未阐明。

在生理状况下，结肠的基础电节律为慢波频率 6 次/min，而 3 次/min 的慢波频率则与分节收缩有关，该病以便秘、腹痛为主者 3 次/min 的慢波频率明显增加。正常人结肠高幅收缩波主要出现在进食或排便前后，与肠内容物长距离推进性运动有关，该病腹泻型高幅收缩波明显增加。使用放射性核素显像技术显示腹泻型 IBS 口—盲肠通过时间较正常人明显增快，而便秘型正好相反。

直肠气囊充气实验表明，该病患者充气疼痛阈值明显低于对照组。回肠运动表现，回肠推进性蠕动增加可使 60% 肠易激征患者产生腹痛，而在健康对照组仅 17%。

心理应激对胃肠运动有明显影响。大量调查表明，该病患者存在个体异常，焦虑、抑郁积分显著高于正常人，应激事件发生频率亦高于正常人。但研究还发现，因症状而求医与有症状而不求医者相比，有更多的精神心理障碍，对应激反应更敏感和强烈。

相关研究资料表明，部分患者本病证状发生于肠道感染治愈之后，其发病与感染的严重性及应用抗生素时间均有一定相关性：约 1/3 患者对某些食物不耐受而诱发症状加重。近年研究还发现某些肽类激素等可能与本病证状有关，有助于解释精神、内脏敏感性以及胃肠动力异常之间的内在联系。

二、辨证论治

通过学习文献可以看到，各家对该病证的辨证分型颇不统一，有的分五型、六型，最多的还有分八型的，但总的来说都侧重于 2 个方面，即"肝郁"和"脾虚"。前者在"肝郁"基础上又分出"肝郁脾虚""肝郁血瘀""肝郁阴虚"等证型；后者"脾虚"又可分出"脾胃气虚""脾胃阳虚""脾胃阴虚"等证型；还有的将夹证也列入证型，如"阳虚夹热证"。

邱老师也常将该病分许多证型去论治，现仅就以下3个证型的论治情况作一探讨。

（一）肝郁脾虚证

又称肝脾不和证。该证型可见腹痛即泻，泻后痛减，胸闷，胁胀，发病多与情绪抑郁有关，可出现肠鸣或腹胀，或食欲不佳，急躁易怒，或倦怠乏力，面色不荣。舌淡红，苔薄白或腻，脉或虚或弦。

本证多因情志不遂，郁怒伤肝，肝失条达，横乘脾土；或饮食不节，劳倦太过，损伤脾气，脾失健运，湿壅木郁，肝失疏泄而致。肝失疏泄，经气郁滞，则胸胁胀满窜痛，太息可引气舒展，气郁得散，故胀闷疼痛可减；肝气郁滞，情志不畅，则精神抑郁，气郁化火，肝失疏泄之性，则急躁易怒，肝气横逆犯脾，脾气虚弱，不能运化水谷，则食少腹胀，气滞湿阻，则肠鸣矢气，便溏不爽，或溏结不调；肝气犯脾，气机郁结，运化失常，故腹痛则泻，便后气机得以条畅，则泻后腹痛暂得缓解，舌红苔白，脉虚或弦或缓，为肝郁脾虚证之特点。

邱老师认为本证当以胸胁作痛，情志抑郁，腹胀、便溏等为辨证的主要依据。他根据自己的临证经验，对该病的证型（肝郁脾虚证）的诊断提出以下几项：①情绪焦虑或抑郁；②食欲不振；③神疲乏力，懒言，胁肋胀满疼痛，或胃脘满闷；④大便泄泻或口苦咽干，泛酸；⑤舌红苔稍白，或稍腻，脉弦或缓。

邱老师对该证型的治法是疏肝解郁，益气健脾。常用痛泻要方加味：白术15g，白芍15g，陈皮10g，防风10g，木香15g，厚朴10g，党参15g，茯苓15g，薏苡仁30g，车前子15g，甘草10g。水煎服，日1剂。

前四味药为痛泻要方（《丹溪心法》方），是传统治疗痛泻的要方，此方为肝胆气郁，横犯脾胃，脾失健运所立。临床主要以胁肋疼痛，时轻时重，肠鸣泄泻为特征，而且多与情绪有关。邱老师用此方治疗肠易激综合征肝郁脾虚证，并常以此方为基础方，加茯苓、车前子、党参、薏苡仁、厚朴、木香、甘草。方中白术、茯苓健脾止泻，加党参加强益气健脾作用，陈皮、防风和中醒脾，白芍柔肝止痛，木香、厚朴理气调脾，薏苡仁、车前子祛湿利尿止泻。甘草调和诸药，同时它与党参、白术、茯苓合用又为四君子汤，发挥治疗脾胃气虚的重要作用。

（二）脾胃阴虚证

该证型可见以下症状：不思饮食，食少饮多，皮肤失润，口干咽燥，盗汗或潮热，或颧红，手足心热，大便偏干，或先干结后稀溏，或便干如羊粪，小便短少，或腹胀或恶心，或呕吐，舌红少津，苔少或花剥，脉细或细数。

该证型指脾阴虚和胃阴虚的综合表现。脾胃虚弱饮食减少，进而脾胃不能化生精微形成气血，导致人身阴液来源不足，故一方面不欲饮食，而另一方面喜饮水，加之阴虚生内热，火随之生，脾胃之阴再受损伤，导致口干唇燥，面部潮红，手足心热，大便干结，小便短赤。若此时仍未得到积极治疗会加重胃阴虚证。

邱老师对该证型的治法是养阴益气健脾，多以沙参麦门冬汤合益胃汤加减应用，常用方如下：人参 10g，沙参 20g，麦冬 20g，生地 15g，白芍 15g，大枣 15g，乌梅 10g，山楂 15g，甘草 10g。水煎服，日 1 剂。

人参、沙参、麦冬、生地均可养阴生津，滋补胃阴，乌梅、山楂、白芍酸甘化阴，白芍又可补血益阴，甘草同用又可缓急止痛，大枣、甘草与人参合用益气健脾。本方虽然以养阴为主，针对脾胃阴虚之证，但阴虚多伴有气虚，方中的人参、大枣、甘草又能益气健脾，所以说该方实际起到了气阴双补的作用。

肠易激综合征脾胃阴虚型用上方，若食欲不振，纳食减少较甚者，可在原方中加山楂、鸡内金、麦芽、谷芽以消导和中；手足心热，颧红颜明显者可加连翘壳、丹皮清热散结；大便秘结较重者可加枳实、厚朴、火麻仁通便去虚热；若兼有其他脏腑之症，也当兼顾用药。

（三）脾肾阳虚证

该证型以经常腹痛便溏为主，泻后痛缓，一日可有多次大便，诱因多为饮冷纳凉所致，加重可出现五更泻，同时伴有形寒肢冷，腹胀纳呆，舌淡苔白，舌体胖大，边有齿痕，脉沉细。

该病证的出现，多由于体质虚弱而感受寒邪较重，或久病耗损脾肾之阳气，或久泻不止，损伤脾肾之阳。脾虚阳气不足，多引起大肠功能失调。肾为先天之本，肾阳是一身阳气之根本，脾脏依靠肾阳的温煦才能正常运化水谷精微，运化水湿；脾为后天之本，脾运化水谷精微以充养全身，肾所藏之精虽禀受先天，但须不断继养于后天。脾虚则运化无力，不能化生精微以充肾，或水湿内停，影响肾阳蒸化水液的功能，日久导致肾阳不足，最终而成脾肾阳虚证。

邱老师对该证型的治法是温补脾肾，常以桂枝人参汤、四神丸合用加减化裁：桂枝 12g，人参 10g，干姜 15g，肉豆蔻 15g，五味子 15g，白术 15g，吴茱萸 10g，薏苡仁 20g，木香 15g，白芍 15g，炙甘草 10g。水煎服，日 1 剂。

该方中桂枝辛温散寒，人参大补元气助运化，干姜温中焦脾胃，祛里寒疼痛，脾阳不足，脾气不运故加白术，补气健脾，燥湿止泻，甘草配人参、白术益气健脾。此七味药为《伤寒论》中之桂枝加人参汤。清代黄元御在《伤寒悬解》中认为该方中"桂枝通经解表，参、术、姜、甘温补中气，以转升降之机也"。又指出"中气伤败，痞与下利兼见，人参汤助中气，降阳中之浊阴则痞消，升阴中之清阳则利止"。

方中套入四神丸（肉豆蔻、补骨脂、五味子、吴茱萸）以加强补中固摄作用。肉豆蔻味辛性温，入胃大肠经，收敛固涩，补骨脂辛苦大温，益命门真火，以温运脾阳，五味子益气固肾，涩精止泻，吴茱萸温里散寒，暖肝脾肾，薏苡仁、木香健脾理气祛湿，白芍、甘草缓急止痛，甘草又可调和诸药。总之，诸药合用温补脾肾，涩肠止泻。

三、医案

胡某，女，49岁，家庭妇女。2012年9月17日来交大一附院中医科门诊就诊。

主诉：腹痛即泻十多年。

现病史：患者十多年来每遇受寒或饮食不当，或精神紧张即发作，得暖暂缓，常泻一二日自止。经多方治疗，时轻时重，效果不显，缠绵至今。曾多次做胃镜、肠镜检查，无阳性发现。患者时有腹痛、腹胀、便溏，近日因食瓜果，似又着凉，情绪欠佳，腹痛，日泻3～4次，神疲乏力，脉沉细无力，舌质淡，苔白腻，舌体胖大，边有齿痕，舌脉瘀阻。

诊断：西医诊断：肠易激综合征。

中医辨证：肝郁脾虚证型。

治法：补气健脾，和中理气。

处方：炒白术15g，白芍15g，陈皮10g，防风10g，制半夏10g，党参20g，山药15g，茯苓10g，炒白扁豆15g，川厚朴10g，甘草10g。水煎服，日1剂，连服7剂。

二诊（2012年9月24日）：自诉胀消，泻止，但大便仍不规律，1d 2次。舌淡苔白，舌体胖大，边有齿痕，脉沉细。脾胃仍虚弱，健运失司，应继续健脾益胃、和中正气，在前方基础上去党参，加人参9g，黄芪20g，莲子10g，薏苡仁20g。人参补气而兼养阴，黄芪补气而兼能扶阳，二药同用对脾胃气弱者用之尤宜，可以鼓舞中气。莲子味带涩，可健脾涩肠，与参芪合用，可健脾涩肠止泻，加薏苡仁，可加强祛湿作用，加之原方又有茯苓、白术、炒白扁豆等药，合力达到治疗脾胃虚弱和食少便溏之症。连服14剂。

三诊（2012 年 10 月 8 日）：连用上方 14 剂后，大便成形，日 1 次，无腹痛，脉沉缓有力，舌质淡红，苔薄白。为巩固疗效建议经常服用健脾丸（党参、白术、陈皮、枳实、山楂、麦芽。功能主治：健脾开胃。可治疗脾胃虚弱，脘腹胀满，食少便溏）。随访半年，未见复发。

按语：该方是痛泻要方、二陈汤、四君子汤互套应用而成方。方中白术、白芍、陈皮、防风为痛泻要方，主要治疗肠鸣腹痛，大便泄泻。套入二陈汤（半夏、陈皮、甘草），燥湿化痰，理气和中。患者表现日泻三四次，神疲乏力，加之舌质淡，苔白腻，舌体胖大，边有齿痕，是为脾虚之证，所以该方又套入四君子汤（党参、白术、茯苓、甘草），益气健脾，又加炒白扁豆、川厚朴和中化湿，理气宽中。全方共奏理气和中、补气健脾、止泻之功。

第八节　便秘

便秘是大便秘结不通，排便时间延长，或欲大便而艰涩不畅的一种病证，常见于多种急、慢性病中。现代医学将便秘分为功能性便秘与器质性便秘，这里主要想讨论的就是功能性便秘。便秘可发生于任何年龄，看似一个小病，临床又极常见，但治疗却极棘手。功能性便秘虽无器质性病变，但却难以治愈。邱老师十多年来在这方面作了一些探索，如中青年便秘用活血化瘀药多有远期疗效，老年人便秘则宜消补兼施，且当食药结合，现介绍于下。

一、病因病机

功能性便秘多见于老年体弱、中青年妇女、婴幼儿，多与饮食习惯、生活方式、多静少动、精神紧张等因素有关。其次，小儿厌食、积滞，以及与老年人脾胃功能减退，婴幼儿肠胃发育尚未完善等因素也有一定关系。中医将它的病因病机归纳为以下方面。

饮食入胃，经过脾胃运化，吸收其精华之后，所剩糟粕，最后由大肠传送而出，则成大便。如果肠胃功能正常，则大便畅通，不致发生便秘。若肠胃受病，或因燥热内结，或因气滞不行，或因气虚传送无力，血虚肠道干涩，以及阴寒凝结等，皆能导致各种不同性质的便秘：①体素阳盛，肠胃积热。凡阳盛之体，或恣饮酒浆，过食辛热厚味，以致胃肠积热，或于伤寒热病之后，余热留恋，津液耗伤，导致肠道失润，于是大便干结，难于排出。如仲景所说的"脾约"便坚，就是属于这种便秘。②情志失和，气机郁滞。忧愁思虑过度，情志不舒，或久坐少动，每致气机郁滞，不能宣达，于是通降失常，传导失职，糟粕内停，不得下行，因而大便秘结。③气血不足，下元亏损。劳倦饮食内伤，或病后、产后以及年老体虚之人，气血两亏，气虚则大肠传送无力，血虚则津枯不能滋润大肠。甚至损及下焦精血，以致本元受亏。真阴一亏，则肠道失润而更行干槁；真阳一亏，则不能蒸化津液，温润肠道。两者都能使大便排出困难，以致秘结不通。此乃病及于肾，《黄帝内经》所谓"肾开窍于二阴"，故便秘与肾有关。④阳虚体弱，阴寒内生。凡阳虚体弱，或高年体衰，则阴寒内生，留于肠胃，于是凝阴固结，致阳气不通，津液不行，故肠道艰于传送，从而引起便秘。

二、辨证论治

便秘的辨证分型，古代《伤寒论·平脉法第二》将其便秘分为"阳结""阴结"。此后一些著作又有"风秘、气秘、热秘、寒秘、湿秘"之分。明代《景岳全书》认为后世之分太繁，反不利于辨证论治，他仍推崇仲景之分，即阴结、阳结。现代文献报道各家学者的认识也多有差异。如有的学者将便秘分为本虚标实急腹证型、积热便秘实热证型、气虚不运便秘证型、血虚肠燥便秘证型、阳虚寒凝便秘证型。《中药新药临床研究指导原则》将"便秘"分为"热秘证型""气秘证型""虚秘证型""冷秘证型"。

邱老师认为在热秘、气秘、虚秘、冷秘之外，应强调血瘀在便秘中的作用。气虚或气滞日久，多阻碍血运，瘀血内结，反而更阻气机，所以对气滞血瘀用活血之药疗效颇佳，应重视在治疗便秘中活血化瘀的作用，故在前边几型中将气秘证改为气滞血瘀型，其他证型名也按自己的临证体验来分型。

（一）热积肠燥证

症见：大便干结或胶黏不爽，面红身热，或兼有腹胀腹痛，口干口臭，舌红苔黄或黄燥，脉细数。

肠胃积热，易耗伤津液，大便干结。热伏于内，脾胃之热熏蒸于上，故常见口干口臭。热积肠胃，腑气不通，故多腹胀。身热面赤，为阳明热盛。热移膀胱，则小便短赤。舌苔黄燥，已伤津化燥，脉滑数为里实表现。

邱老师对该证型的治法是清热润肠。开始可用汤剂，拟方如下：枳实15g，玉片15g，炒莱菔子20g，生首乌15g，连翘15g，蒲公英15g，炒山楂15g，大黄9g，芒硝9g，厚朴12g，甘草6g，炒白术15g。水煎服，日1剂。

若津伤明显，可在本方基础上加沙参、生地、麦门冬各15g。便秘病程较长，可与麻子仁丸交替应用。麻子仁丸泄热润肠，通便而不伤正，方中大黄、麻仁泄热润肠通便，杏仁降气润肠，芍药养阴和里，枳实、厚朴行气除满。蜜为丸，可缓下。

（二）气滞血瘀证

症见：大便坚硬干燥，欲便不得，嗳气频作，胸胁痞满，甚则腹胀作痛，舌暗红苔厚黄燥，脉沉而迟。

慢性便秘最直接的原因是肠蠕动减弱，符合气机不畅的机理。气虚或气滞日久，阻碍血运，瘀血内结，更阻气机，通降失常。邱老师认为虚证便秘，其脉沉而迟，多属仲景所指之"阴结"。"结"的本意即不通，活血化瘀有散结通便的作用。

邱老师对该证型的治法是行气活血，润肠通便。常用王清任的血府逐瘀汤加减化裁，疗效较佳，且有较好的远期疗效。方如下：黄芪 20g，党参 15g，当归 15g，生地 15g，桃仁 10g，红花 10g，赤芍 10g，枳实 9g，丹参 15g，川牛膝 15g，甘草 6g。水煎服，日 1 剂。

本方是在补气基础上加活血药和行气药，气行血行，促进肠的蠕动以使宿便排出。黄芪、党参益气健脾，当归、生地补血润肠，桃仁、红花、赤芍、丹参、牛膝活血化瘀促使肠的蠕动，枳实促使肠蠕动之力也颇强，如《药典》记载该品："破气消积，化痰散痞。用于积滞内停，痞满胀痛，大便不通。"甘草调和诸药，同时与黄芪、党参同用也可加强益气健脾作用。总之，本方用于较长时间气滞血瘀的便秘，邱老师用于习惯性、顽固性便秘多有良效。

（三）肺脾气虚证

症见：虽有便意，但排便无力，汗出气短，神疲乏力，大便并不干硬，面色㿠白，舌淡，苔白薄，脉沉细弱。

气虚为肺脾功能受损，肺与大肠相表里，肺气虚则大肠传送无力，虽有便意，须竭力努挣，大便并不干硬。肺卫不固，腠理疏松，故汗出气短。脾虚健运无力，化源不足，故面色㿠白，神疲气怯。舌淡苔薄，脉沉虚，属气虚之象。

邱老师对该证型的治法是益气健脾，润肠通便。常在益气健脾药的基础上加行气、润肠的药物。方如下：炙黄芪 20g，党参 20g，白术 15g，茯苓 10g，枳壳 15g，陈皮 12g，火麻仁 30g，郁李仁 15g，炒莱菔子 15g，生何首乌 15g，甘草 6g。水煎服，日 1 剂。

（四）阴血不足型

症见：大便秘结，面色无华，头晕目眩，心悸，手脚烦热，常伴纳差食少，舌淡苔白，脉细涩。

阴血亏虚，津少，口干，肠燥，不能下润大肠，故大便秘结。阴血虚不能上荣，故面色无华。心失所养则悸。血虚不能滋养于脑，故头晕目眩。唇舌淡，脉细涩，为阴血不足之象。

邱老师对该证型的治法是补阴养血，润燥通便。常选用润肠丸加减化裁。拟方如下：当归 15g，黄芪 30g，生地 30g，桃仁 15g，枳壳 9g，陈皮 9g，火麻仁 10g，杏仁 15g，柏子仁 15g，郁李仁 15g，生首乌 15g，白术 15g，甘草 6g。水煎服，日 1 剂。

阴血亏虚，津燥肠枯而便秘，"气为血之帅"，补血当补气，故以当归补血汤（黄芪、当归）补气生血，气旺血生，肠道滋润，生地养阴，枳壳、陈皮均有行气作用，可以促使肠之蠕动。桃仁、杏仁、火麻仁、生何首乌、柏子仁润肠通便，润下与行气相合，甘草调和诸药，共奏益气养血，滋阴润肠通便。

（五）阳虚冷秘型

阳虚所致之大便秘结。症见：大便艰涩，排出困难，小便清长，面色㿠白，四肢不温，喜热怕冷，腹中冷痛，或腰脊酸冷，舌淡苔白，脉沉迟。

阳气虚衰，寒自内生，肠道传送无力，故大便艰涩，排出困难。阴寒内盛，气机阻滞，故腹中冷痛，喜热怕冷。阳虚温煦无权，故四肢不温，腰膝酸冷，小便清长。面色㿠白，舌淡苔白，脉沉迟，阳虚内寒之象，老年人便秘多见此证型。

邱老师对该证型的治法是温阳通便。常选用温脾汤与济川煎等加减化裁。拟方如下：当归 20g，牛膝 15g，肉苁蓉 15g，枳壳 12g，附子 10g，干姜 12g，党参 20g，生白术 10g，火麻仁 30g，郁李仁 15g，甘草 6g。水煎服，日 1 剂。

虚多兼寒，脾阳不足，寒从中生，寒则凝滞，瘀阻肠间，故见大便秘结；若寒湿久留，冷积不化，不通则痛；手足不温，脉沉迟，皆为中气虚寒，冷积内停之象。此时单纯温补脾阳，虽可祛里寒而积滞难去；单纯攻下，则更伤中。故方中肉苁蓉、牛膝、火麻仁，温补肾阳，润肠通便，再加附子、干姜温阳散寒，加强了对阳虚冷秘的通便作用。党参、白术、枳壳、甘草益气补脾，消补兼备，健脾宽中，诸药合用祛寒，复脾阳，行积滞，使冷秘症状得到改善和治疗。

三、医案

医案1

孙某，女，28 岁。2011 年 5 月 15 日来交大一附院中医科门诊就诊。

主诉：便秘 10 余年。

现病史：患者便秘 10 余年，3～5d 排便 1 次，大便干结如羊屎，腹胀，口臭、口干。不久前曾在外地做下消化道钡透，无阳性发现。现舌质红，乏津，少苔，脉细数。

诊断：西医诊断：便秘。

中医辨证：积滞内热，伴阴虚。

治法：消积导滞，润肠通便。

处方：炒莱菔子 20g，玉片 15g，生白术 30g，枳壳 15g，生地 20g，麦冬 15g，栝楼 15g，桃仁 15g，杏仁 15g，郁李仁 15g，蒲公英 15，甘草 10g。水煎服，日 1 剂，连服 7 剂。

二诊（2011 年 5 月 23 日）：用药 7 剂，大便 2d 1 次，仍干燥。阴血不足，上方加当归 15g，白芍 30g，以滋阴养血，润肠通便。连服 7 剂。

三诊（2011 年 6 月 2 日）：大便通顺，1～2d 1 次，胃胀消失，仍有口臭，上方加炒山楂 15g，败酱草 15g，蒲公英 30g。连服 7 剂。

四诊（2011 年 6 月 10 日）：口臭消，大便仍保持 1～2d 1 次，建议用麻子仁丸以巩固疗效。

按语： 患者素体脾虚，阴火上乘，积热胃肠，证属积滞内热，伴阴虚。脾虚失运，积热胃肠，消积导滞则积去热除。本方玉片、炒莱菔子，消积导滞；白术、枳术消补兼备；栝楼宽胸下气；桃仁、杏仁、郁李仁润肠通便；生地、麦冬养阴益气；甘草调和诸药。纵观全方，消积导滞，养阴润肠通便。

医案 2

赵某，男，68 岁，退休干部。2012 年 5 月 11 日来交大一附院中医科门诊就诊。

主诉：便秘 8 年。

现病史：患者便秘 8 年，2～3d 排大便 1 次，干燥，且不易排出，脘腹饱胀，餐后尤甚，口干，神疲乏力，懒言。舌暗红，少苔，脉沉细。

诊断：西医诊断：便秘。

中医辨证：气虚阴亏，气血瘀滞证。

治法：补气养血化瘀，润肠通便。

处方：生黄芪 30g，当归 15g，生首乌 20g，生白术 15g，枳壳 15g，桃仁 15g，杏仁 10g，槟榔 15g，炒莱菔子 20g，沙参 30g，火麻仁 30g，炙甘草 10g。水煎服，日 1 剂，连服 10 剂。

二诊（2012 年 5 月 21 日）：大便 1～2d 1 次，排便顺利、成形、无干块，腹胀减，脉细。在该方基础上稍作调整，嘱患者每周服 2 剂，连用 3 个月后追访，便秘基本好转。

按语：患者年老气弱，阴血不足，肠燥，故见大便干结、饱胀、口干，舌暗红，少苔，脉细。肠燥，阴血津液不足，同时表现气虚，故以当归补血汤补气生血，气盛则血旺。年老脾气不足，加白术补气健脾、养阴生津。虚多兼滞，枳壳、莱菔子、槟榔下气宽中、消积导滞；燥热肠枯，生首乌、桃仁、沙参清热活血，火麻仁、杏仁润肠、解毒通便，生首乌近年研究主要成分有大黄素，通便作用明显。甘草补中益气，调和诸药。

医案 3

方某，女，54 岁，榆林人。2012 年 3 月 10 日来交大一附院中医科门诊就诊。

主诉：便秘 6 年。

现病史：患者便秘 6 年，大便 2～4d 1 次。身体平素虚弱，食少，常觉头晕，乏力，心悸，失眠。舌红少苔，脉沉细。

诊断：西医诊断：便秘。

中医辨证：血虚津亏，肠燥失濡证。

治法：益气养血，滋阴润肠通便。

处方：党参20g，生黄芪20g，当归15g，生白术12g，枳壳15g，陈皮15g，生何首乌20g，火麻仁20g，柏子仁20g，郁李仁15g，白芍15g，生地黄、熟地黄各15g，甘草10g。水煎服，日1剂，连服7剂。

二诊（2012年3月17日）：便秘已有所改善，1~2d1次。上方继服7剂。

三诊（2012年3月24日）：症状明显改善，上方稍作加减，改1周2剂，连用3个月，以资巩固善后。

按语： 患者气血不足，阴血亏虚，津枯肠燥便秘，以当归补血汤补气生血，气旺血生，故又加党参，以加强补气作用，使肠道滋润。加白术、枳壳为枳术丸，再加陈皮行气通滞为用。白芍、生地黄、熟地黄、火麻仁、生何首乌、柏子仁滋阴润肠、解毒通便。甘草调和诸药。全方益气养血，滋阴润便。

医案4

胡某，男，70岁。2013年2月7日来交大一附院中医科门诊就诊。

主诉：近半月乏力明显，纳呆，大便未解已5d。

现病史：既往有多发性脑梗死、脑萎缩病史，并有长期便秘史。现症见：面色㿠白，表情淡漠，语言欠流利，四肢不温，怕冷，身着厚装，脘腹不胀，舌暗红，苔白润，脉沉迟。

诊断：西医诊断：便秘。

中医辨证：阳虚冷秘证。

治法：温阳通便。

处方：黄芪20g，党参20g，白术15g，川附子6g，干姜9g，当归15g，生地15g，桃仁10g，红花10g，川芎9g，赤芍15g，枳实

15g，肉苁蓉 30g，丹参 30g，川牛膝 15g，甘草 6g。水煎服，日 1
剂，连服 7 剂。

二诊（2013 年 2 月 15 日）：大便通畅，粪质不硬，上方去枳
实，加枳壳 10g。继续服 10 剂。

三诊（2013 年 2 月 27 日）：便秘明显改善，其他各种症状皆
好转。随访 3 个月便秘未再复发。

按语： 患者年龄较大，舌暗红，苔薄白，脉沉迟，虚多兼寒，
寒自内生，阳虚温运无力，通降失常，故大便秘结，治宜温阳
通便。

第九节　食管癌

食管癌是指发生于食管全段，即从下咽部到食管胃结合部之间
的食管上皮的恶性肿瘤，是常见的消化道肿瘤，以鳞癌为主。全世
界每年食管癌新发病例约 31.04 万，而我国占 16.72 万，可见我国
是世界上食管癌的高发地区，其死亡率居世界第一位，在中国其死
亡率仅次于胃癌居第二位。根据其临床表现，属于中医"噎膈"，
噎是吞咽之时哽噎不顺，膈为胸膈阻塞，饮食不下。噎可以单独出
现，也可能为膈的先兆，中医以辨治"噎膈"来治疗食管癌。

一、病因病机

西医指出本病病因尚未明确，可能与饮食习惯、遗传因素、霉
菌和亚硝胺的致癌作用、地理环境等因素有关。进食过烫，饮用烈
酒，大量食用辣椒，咀嚼槟榔和烟丝，以及长期的慢性炎症，溃
疡，食管反流，食管损伤刺激，营养缺乏，精神长期紧张等，都与
本病的发生有密切的关系。

中医对该病的认识，历史也颇悠久，隋朝《诸病源候论》记
载："噎膈者，饮欲得食，但噎塞迎逆于咽喉胸膈之间，在胃口之

上，未曾入胃即带痰涎而出。"其病变位于食管。清叶天士说"食道窄隘使然"。根据古代文献和现代中医临证医家认识，对该病因病机综合阐述于下：①饮食不慎，食物粗糙，过硬，过热，嗜烟、酒、浓茶，多食辛辣及霉变食品；②口腔不洁，邪毒侵袭等因素，食管长期受其刺激而损害；③家族禀传，即可能与遗传因素有关或居地水土贫瘠；④忧思恼怒不节，可使气机郁滞，血行受阻，瘀血阻滞，气、瘀、毒、痰互结，日积月累而壅结交阻，发为本病。初期以实证为主，多见痰气交阻，胸膈痞闷，久则化生燥热，耗伤气阴，气虚津枯，病是虚实夹杂；晚期阴损及阳，阳气亏虚，以虚损正亏为主。

二、辨证论治

对恶性肿瘤的治疗，邱老师认为，早期发现，争取早期手术和放化疗，同时适当配合中药扶正祛邪，提高免疫功能，减轻放化疗的不良反应，提高生存质量是有积极作用的，对中晚期的中药配合治疗，更能显示出它的优势。

邱老师因在高等院校附院工作，接触恶性病人较多，认为放化疗一定要适度，过犹不及，反会加速病人的过早衰竭和死亡，也就是说癌细胞被杀死，人也亡。邱老师认为中西医结合治疗癌症是一条比较好的治疗道路。邱老师多年来配合西医治疗食管癌有以下3个方面：一是手术后放化疗周期间隔期间应用中药；二是放化疗疗程结束后，应用中药帮助病人恢复和提高生存质量；三是病人应用放化疗二三个周期，因反应严重拒绝放化疗，而改用中药者。

配合治疗食管癌，自然仍要认真辨证组方用药。文献报告，许多学者根据自己的临证体验，有的分4型，有的分5型，还有的学者分6型，但都不外乎"痰气交阻""痰瘀互结""气虚阳微"等证型，细分的过程中又加了湿热、阴亏、阻塞或又将气虚、阳虚分开而论，所以证型较多。邱老师辨证用药主要分4证型。现阐述于下。

（一）痰阻气结证（也可称痰气交阻）

症见：吞咽梗阻，胸膈痞闷，情志不畅时尤甚，口干咽燥，舌质偏红，苔薄腻，脉弦滑。

痰阻气结，食管不利，吞咽困难，胸膈痞满，情绪好时则病证稍可减轻，此属气结初期。气结津液不能上承，郁热伤津，口燥咽干。舌质偏红，脉弦滑，为气郁痰阻，郁热伤津。

邱老师对该证型的治法是行气化痰，和胃降逆。常以半夏厚朴汤加减，拟方如下：制半夏15g，厚朴9g，木香12g，香附12g，枳实12g，胆南星9g，浙贝母15g，茯苓15g，白术15g，甘草9g，生姜15g，紫苏叶6g，柴胡12g。水煎服，日1剂。

该方以行气导痰为主，若患者呕吐痰涎可加竹茹、陈皮加强降逆和胃化痰的作用，若同时大便干结者可加适量芒硝、生大黄。若患者胸膈满闷、伤津明显，且有血瘀之象，也可用启膈散加减：丹参30g，沙参15g，浙贝母10g，茯苓15g，郁金15g，荷叶蒂9g，砂仁12g，栝楼15g，陈皮12g，玄参15g，麦冬15g，生地15g。水煎服，日1剂。

（二）热结津亏证

症见：吞咽困难，固体食物难入，汤水可下，形体消瘦，大便干结，胸膈烦闷，五心烦热，舌质红干，或带裂纹，脉弦细数。

胃津亏耗，食管不畅，故吞咽梗涩，口干咽燥，大便干结，为胃肠津亏热结所致。故五心烦热，形体消瘦，已累肝血肾精交亏。舌红干，脉弦细数，属津亏内热之象。

邱老师对该证型的治疗原则是清泻热结，养阴生津。常以小承气汤为基础加养阴药，拟方如下：厚朴9g，枳实9g，生大黄12g，知母12g，人参9g，白术12g，沙参15g，玉竹15g，天花粉15g，麦门冬20g，生甘草6g。水煎服，日1剂。

先以小承气汤下胃肠积滞，其中厚朴行气散满，枳实消痞破结，大黄泻热通便，荡涤肠胃，病人形体消瘦，多伤气阴亏，因而先用人参、白术、甘草以固中气保脾，其次须养阴药为主，以补阴虚。若患者同时有气郁可加柴胡、白芍以疏肝柔肝，若食欲差加山楂、神曲，消食和胃。

（三）痰瘀互结证

此型多是该病中晚期，痰瘀结于食管明显，下食已颇困难，其症见：胸膈疼痛，食不得下而复吐出，泛唾黏液或黏条，甚至水饮难下，胸背疼痛，大便燥结坚如羊屎，小便黄赤，形体消瘦，肌肤枯燥，舌红少津，或带青紫，脉细涩。

患者由于瘀血内结，阻于食管，因而痛有定所，食入即吐，甚至水饮难下。由于病久，阴血更伤，肠失润泽，故大便干结。长期饮食不入，化源告竭，必形体更为消瘦，肌肤枯燥，面色晦滞。舌红或带青紫，脉细涩，为痰瘀互结之征。

邱老师对该证型的治法是化痰祛瘀为主，酌加养阳扶正之品。拟方如下：制半夏15g，生姜12g，厚朴9g，枳实6g，胆南星9g，党参20g，茯苓15g，三棱15g，莪术15g，桃仁15g，红花15g，三七6g，乳香6g，没药6g，丹参15g，赤芍15g，甘草6g。水煎服，日1剂。

半夏、生姜二者性味相同，辛散温燥，均具降逆、止呕、和胃、化痰之功，二药配对，使上述作用得以加强，起着协同作用。《金匮要略》小半夏汤取此二药合用，水煎服以治呕反不渴、心下有支饮者。著名已故医家岳美中说："胃有痰涎而呕吐者，非半夏生姜同用不为功。"枳实与厚朴配伍，均为破气除满要药。枳实以破气为主，偏用于消积滞、除痞硬；厚朴苦温，以下气为专，偏用于消腹胀除胃满；枳实有泻痰之力，厚朴有消痰作用，二药相伍，功效倍增，具有较强的破气除满，行气消痞作用。胆南星为化痰之品与上四味药合用，化痰之力又进一步增加。三棱、莪术、桃仁、红花、三七、乳香、没药、丹参、赤芍均为化瘀活血之品。为防太过，加党参、茯苓、甘草以保中气。

（四）气虚阳微证

症见：吞咽梗阻，食入难下，面色㿠白，精神疲惫，形寒肢冷，呕吐清涎，面浮足肿，舌淡苔白，脉虚或迟。

病情发展日重，阴损及阳。脾胃之阳气衰微，饮食无以受纳运化，津液输布无权，故精神疲惫，面浮足肿。脾肾俱虚，阳气衰微。

邱老师对该证型的治法是温补阳气，散寒降逆。拟方如下：人参 10g，黄芪 30g，白术 9g，茯苓 15g，半夏 15g，陈皮 10g，生姜 10g，旋覆花 10g，代赭石 15g。水煎服，日 1 剂。

用上方后若病人呕吐减轻或止，可在前方基础上加熟地、山茱萸、当归、枸杞后，再继用，用鹿角、肉桂、附子、杜仲等温肾阳，为阴中养阳之法。噎膈至肾脾俱败阶段，一般宜先进温脾益气之剂，待能稍进饮食与药物后，再以暖脾温肾之方。

总之，食管癌为本虚标实之证，尤以中晚期为甚，其治疗复杂，中西医结合治疗，效果较好。尤其对气虚阳微型，应以西药支持疗法为主，在此基础上配合应用中药以改善症状，提高生存时间和生命质量。

三、医案

陈某，女，49 岁，中学教师。2012 年 3 月 5 日初诊。

主诉：食管癌术后 1 年，再次化疗中要求配合中药治疗。

现病史：患者 1 年前诊断为中下段食管鳞状上皮细胞癌（Ⅱ级），在我院（交大一附院）做手术切除。术后化疗用顺铂和希罗达 6 个周期后停药，一般情况良好，近 1 个月（距停化药已半年），患者自觉胸闷隐痛，吞咽不如以前顺畅，咽干、痛。西医再次做胃镜检查，显示食管光滑，但原手术吻合处下端约 3cm 处显狭窄。胸部 CT 检查显示：后纵隔内肿块，考虑淋巴结肿大。西医建议再次化疗，患者要求配合中药治疗。西医单用希罗达（片剂），每天 $1000mg/m^2$，水吞服，连用 14d，休息 7d，21d 重复应用，现症：口干咽燥，舌质偏红，大便干燥，难下，舌苔薄黄燥，脉弦数。

诊断：西医诊断：食管癌术后化疗中。

中医辨证：气滞津亏证。

治法：行气化滞，降逆和胃，适当养阴。

处方：制半夏 12g，厚朴 9g，木香 12g，香附 12g，丹参 15g，枳壳 9g，沙参 15g，麦冬 15g，生地 15g，栝楼 15g，生甘草 6g，莪术 15g，三棱 15g。水煎服，日 1 剂，连服 7 剂。

方中加三棱、莪术意在协助化药化除后纵隔内肿大的淋巴结，该二药合用破血祛瘀，又可行气止痛。近年研究该二药所含成分，具有抗肿瘤作用，尤适宜胃癌、食管癌、纵隔淋巴肉瘤等恶性肿瘤。

二诊（2012 年 3 月 13 日）：服药后咽干咽痛、大便秘结好转，胸闷稍有减轻，吞咽仍觉不畅，不过软食可吃下，但时觉疲倦乏力，恶心，考虑可能与希罗达副作用有关。在上方基础上加黄芪 30g，党参 20g，白术 12g，茯苓 15g。水煎服，日 1 剂，连服 2 周。

三诊（2012 年 4 月 1 日）：进食明显有改善，现手足心热，纳差，小便灼热，舌红，苔薄黄。上方去木香、香附，加地骨皮 15g，牡丹皮 12g。水煎服，日 1 剂，连服 14 剂。

四诊（2012 年 4 月 15 日）：进食可，但时有恶心，血象检查白细胞低（2.9×10^9/L），身困乏力，手足心热，眠差，舌红，苔薄白。处方调整如下：人参 10g，白术 12g，陈皮 12g，半夏 15g，枳壳 15g，厚朴 9g，黄芪 30g，三棱 15g，莪术 15g，白芍 15g，地骨皮 15g，薏苡仁 20g，甘草 6g。水煎服，日 1 剂，连服 24 剂，同时加用地榆升白片。

五诊（2012 年 5 月 10 日）：进软食流畅，恶心消失，仍有乏力，手足不温，眠差，舌淡，苔薄白。上方去地骨皮，加淫羊藿 30g，生姜 10g。水煎服，日 1 剂，连服 24 剂。

六诊（2012 年 6 月 4 日）：服药后精神较前好转，一般软食顺畅，仍稍有乏力，余未见异常，舌红苔白，脉弦细。处方仍以补气、行气、活血化瘀组方：生黄芪 30g，人参 10g，白术 12g，枳壳 9g，厚朴 9g，三棱 15g，莪术 15g，赤芍 15g，薏苡仁 30g，生甘草 12g。水煎服，日 1 剂，连服 4 周。

七诊（2012 年 7 月 4 日）：因患者服用希罗达已 4 个周期，所以仍有乏力和恶心，但不严重，白细胞多在每周期结束前降低明显，最低可达到 $2.5 \times 10^9/L$，红细胞及血色素稍低，拟方以益气补血降逆化痰散结为主，拟方如下：黄芪 30g，当归 15g，川芎 15g，人参 10g，枳壳 12g，制半夏 15g，枸杞子 15g，三棱 15g，莪术 15g，鳖甲 15g，穿山甲 9g，生甘草 12g。水煎服，日 1 剂，连用 4 周。

八诊（2012 年 9 月 4 日）：患者上药服完后，曾电话联系，用短信对处方作了小的调整，又服 4 周。患者本次就诊已用化药（希罗达）、中药半年，胸闷、吞咽不畅都有明显改善。即做全面检查，CT（胸、腹、肝、脾、肾等）以及实验室检查，显示后纵隔内肿块（淋巴结肿大）明显缩小，其他脏器无转移现象。TM 标志物检查 SCC、CA199 等均正常。经和西医大夫研究，化药（希罗达）已用半年，停用。中药可根据症状继续治疗，追踪了解病情。后以黄芪、人参和枳壳、厚朴等成分组成益气降气方调配应用，追访半年，病人病情稳定，继续服用中药调治。黄芪、人参等近年研究可以控制癌细胞扩散，故一直作为主药。

第十节　胃癌

胃癌是指胃黏膜上皮细胞的增生和凋亡之间平衡失控，癌基因被激活，抑癌基因被抑制，以及生长因子参与等多种因素，使胃上皮细胞过度增殖又不能启动凋亡信号而渐渐发展为胃癌。据报道，每年新诊断的癌症病例数中，胃癌位居第4位。近年报告胃癌全球总发病率有所下降，但2/3胃癌病例分布在发展中国家，尤以日本、中国及其他东南亚国家高发。该病在我国仍是最常见的恶性肿瘤之一，死亡率下降并不明显。发病以中老年居多，男性多于女性。

胃癌属于中医学中"反胃""胃反""胃脘痛""胃痞""积聚"等病证范畴。

一、病因病机

西医认为，胃癌的发生可能与环境、饮食因素、幽门螺杆菌感染、遗传等因素有关，慢性萎缩性胃炎、胃息肉、胃溃疡长期得不到正确治疗而可能恶变致胃癌。

祖国医学对胃癌很早就有一定的认识，如《医宗金鉴》对胃癌的发病原因、临床表现进行了描述，"三阳热结，谓胃、小肠、大肠三府热结不散，灼伤津液也。胃之上口为贲门，小肠之上为幽门……贲门干枯，则纳入水谷之道路狭隘，故食不能下为噎塞也，幽门干枯，则放出腐化之道路狭隘，故食入反出为反胃也"。

中医学认为，引起胃癌的因素是多方面的，是多种综合因素的结果，如长期食用霉变食品、咸菜、烟熏或腌制肉类食品；情志不调，肝失条达，横逆犯胃皆是胃癌之诱因，其病机为饮食内伤、情志抑郁及感受邪毒，而致胃脘食积气滞、痰凝血瘀、结而成癥。初起正气尚未大虚，邪实而不甚，积块亦不明显；以后正气渐衰，邪气渐甚，则积块明显，痛有定处，纳食日减；末期正气大虚，邪气实甚，积块增大，朝食暮吐，羸瘦无力。

邱老师作为一个中西医结合大夫，认为对于胃癌的治疗，尤其在中医论治时要和放化疗结合，以放化疗为主，当然也不排除单独应用中药对胃癌的治疗，但组方时应了解整个病情，而不是仅强调"证"而已，如应了解手术情况以及癌症的分期，使用药有的放矢，组方严谨。下边简单阐述一下西医对胃癌的分期。

（一）病理分型及分期

早期胃癌：癌组织限于黏膜层和黏膜下层，无论是否有淋巴结转移，称为早期胃癌。其分型简化为 3 型：隆起型、平坦型、凹陷型。

进展期胃癌：癌组织浸润达肌层或浆膜层称为进展期胃癌，也称中、晚期胃癌，一般把癌组织浸润肌层称为中期胃癌，浸润超肌层称为晚期胃癌。

（二）组织学分型

以癌的组织结构、细胞形状和分化程度为依据，主要分为普通类型和特殊类型。

普通类型：乳头状腺癌、管状腺癌、低分化腺癌、黏液腺癌、印戒细胞癌。

特殊类型：腺鳞癌、鳞癌、类癌、未分化癌、胃肝样腺癌、胃溃疡癌变。

（三）临床分期

Ⅰ期：又分 A 期和 B 期。A 期：原发肿瘤，侵犯固有层或黏膜下层，局部淋巴结无转移，无远端转移；B 期：在 A 期基础上出现局部淋巴结转移 1~6 枚，侵犯肌层或浆膜下层未穿透脏腹膜。

Ⅱ期：侵犯固有层或黏膜下层，或侵犯肌层及浆膜下层，但未穿透脏腹膜，局部转移淋巴结 1~6 枚或 7~15 枚，但无远处转移。

Ⅲ期：分 A 期和 B 期。A 期：侵犯肌层，或穿透浆膜，或已侵犯邻近组织结构，局部淋巴结转移 1~6 枚或 7~15 枚。尚无远处转移。B 期：穿透浆膜（脏腹膜），局部淋巴结转移 7~15 枚。尚无远处转移。

Ⅳ期：侵犯邻近组织结构，局部转移淋巴结大于 15 枚，可能有远处转移。

该临床分期为目前通用之分期法。

二、辨证论治

胃癌的预后一般较差，早期可进行手术，Ⅰ期胃癌可行根治性手术，Ⅱ期和Ⅲ期根治性术后辅助化疗或做术前、术中化疗，Ⅳ期胃癌主要行化疗或辅以免疫治疗和中医治疗，化疗后如有手术条件或适应证，可作姑息性手术或放疗。总之，不要等到病到晚期才想到配合中医治疗，无论是在病情的早、中、晚期，中医中药的治疗都是非常必要的。中医配合手术，可使患者免疫功能增强；中医配合放化疗，可增效、增敏，减轻放化疗的毒副作用。因此，在胃癌的任何时段都可辅以中医中药的治疗，不能忽视调理脾胃，扶正固本这一主导思想。

近年研究扶正类中药显示，该类不少药物确能提高免疫功能，抗癌抑瘤，并对放化疗有增效、减毒的作用。如补气要药黄芪，近年研究该药具有促进免疫的有效成分 F3，在体外 XGVHR 实验中显示对癌症患者淋巴细胞功能有完全性免疫恢复作用，在体内动物模型实验中可显示出全部逆转因环磷酰胺而造成的免疫抑制现象。这些研究结果提示，黄芪成分在免疫治疗中是一个生物免疫调节剂。黄芪的另一种成分黄芪多糖能显著提高小鼠巨噬细胞指数与 E－花环形成率，表明有提高非特异性免疫力与细胞免疫力的作用。黄芪水提物能增强多抗甲素的抗肿瘤作用。又如人参，沈阳药学院人参研究所近年研究报告显示从人参中分离出的人参皂苷 Rh2 具有较强的抗癌作用。一系列动物实验和癌症病人服用人参后的观察表明，人参对于体弱的癌症病人不仅能改善症状，而且具有一定程度的抗癌作用，因为人参能增强人体免疫系统的功能，活跃体内网状内皮系统，使淋巴细胞的数量明显增加，并能促进免疫球蛋白的生成。白术具有健脾益气、燥湿利水作用，近年研究也发现该药对胃癌有治疗作用，实验室研究白术挥发油可抑制肿瘤生长增殖。文献检索证明不少中药都有一定程度的抗癌作用。就胃癌而言，有山豆根、七叶一枝花、白花蛇舌草、藤梨根、半边莲、牡蛎、海藻、斑蝥、栝楼、丹参、莪术、半夏、白术、薏苡仁等。

邱老师认为，无论放化疗辅以中药治疗，或单独应用中药治疗都应辨证组方，并结合文献检索，在组方过程中以证用药，同时适当考虑该药的抗癌作用。

对胃癌的辨证分型，目前分法也颇多，不同学者多根据自己的临证经验分型，多有差异，但总的来说不超过以下 6 个证型，即肝胃不和、胃热伤阴、瘀毒内阻、痰瘀互结、脾胃虚寒、气血双亏。邱老师认为在这些证型中都是在脾胃虚弱基础上形成的。所以组方用药要重视补气培土这一基本环节。其次就是痰瘀互结也是胃癌最常见的证型。邱老师结合自己的临证用药经验，主要谈以下气血两亏证和痰瘀互结证。

（一）气血两虚证

该证型是胃癌最常见证型，在此证型基础上也可能同时伴有脾胃虚寒证。气血两虚证主要表现为全身乏力，心悸气短，头晕目眩，面色无华，虚烦不寐，自汗盗汗，舌淡苔薄，脉细无力。

邱老师对该证型的治法是益气补血，扶正抑瘤。常用自拟方：人参 12g，黄芪 15g，白术 15g，茯苓 15g，当归 15g，熟地 12g，白芍 15g，川芎 15g，陈皮 9g，薏苡仁 30g，甘草 6g，藤梨根 20g。水煎服，日 1 剂。

若以气虚为主，可加重黄芪至 20～30g；若以血虚为主，可将当归量加至 20g，熟地加至 20g，为了避免腻滞，陈皮可加至 12g。该方主要用于胃癌所引起的气血两虚证，方中人参、黄芪同为补气要药。人参味甘微苦而性平，补气而兼能养阴。黄芪味甘温，补气而兼能扶阳。二药相须而用，具有强大的补气助元作用，二者都能阴阳兼顾，脾胃气弱者可以鼓舞中气，肺虚卫弱者用之以补气固卫。人参与熟地配伍，甘温益气补血；白术协人参、黄芪益气补脾；当归助熟地补益阴血；白芍养血敛阴；川芎活血行气，与陈皮同用，使补而不滞，合熟地、当归，增强补血之效；茯苓健脾利湿；甘草健脾补中，伍参、术助益脾之功；薏苡仁健脾利湿、清热排脓，近年研究该品对癌细胞有抑制作用，是食药两用之品，可大剂量应用，无毒无副作用；藤梨根性味酸、涩，凉，清热解毒，健胃止呕，近年研究具有明显的抗肿瘤作用，且也是食药两用之品，大剂量应用安全无毒副作用。

全方气血双补，同时有健脾、祛湿、消肿止呕、抗肿瘤等作用。

气血两虚最易同时出现脾胃虚寒，表现为胃脘隐痛，喜按喜温，易食后呕吐，便溏，因而可在上方中加桂枝 6g，干姜 9g，半夏 12g，桂枝辛、甘，温，散寒温经而止痛，干姜味辛，大热，温中散寒，姜、桂同用温中健脾作用倍增，半夏辛温，降逆止呕。三味药加上方中用于气血两虚同时有脾胃虚寒之证疗效颇佳。假若病人进一步出现形寒肢冷，畏寒蜷卧，大便稀薄，舌质淡，苔白，脉细弱，这是病证从气虚发展到了阳虚。处方调整如下：黄芪 20g，党参 20g，白术 15g，茯苓 15g，干姜 9g，女贞子 15g，补骨脂 15g，制附片 6g，薏苡仁 30g，法半夏 9g，甘草 6g。该方是在益气健脾方药（党参、黄芪、白术、茯苓、薏苡仁）基础上加温补肾阳药物，干姜温中散寒，女贞子滋补肝肾，补骨脂温肾助阳，制附片回阳救逆，补火助阳，甘草既可加强参、芪、术的益气健脾作用，又可调和诸药，甘草与半夏同用也可加强降逆作用。本方针对脾肾阳虚之证，人参改党参使其温补之力稍平和而已。

通过以上的论治可以说是一证涉及三证、即气血双虚证、脾胃虚寒证，脾肾阳虚证，总之，其基础皆为"虚"，所以可以贯通而论，其基础用药也以参、芪为主。

（二）痰瘀互结证

症见：胃脘刺痛，心下痞硬，呕吐痰涎，吐血，便血，痰核累累，皮肤甲错，腹胀便溏，舌紫暗，苔厚腻，脉沉细涩。此证型多是正虚邪实的表现，其脉沉细涩，就说明正虚与邪实并存。

邱老师对该证型的治法是祛痰化瘀，扶正祛邪抑瘤。常用膈下逐瘀汤合小半夏汤加参芪而化裁组方，方如下：黄芪20g，党参20g，黄连15g，法半夏9g，生姜9g，全栝楼15g，红花9g，赤芍15g，川芎12g，柴胡9g，枳壳12g，川牛膝12g，三七9g，白芷12g，山楂15g，仙鹤草20g。水煎服，日1剂。

该方中黄连、半夏、生姜、栝楼以降逆祛痰为主，后边诸药则以行气、活血化瘀为主。黄连和半夏是调胃肠、理气机、和阴阳的基本配伍。黄连苦寒，善清热燥湿、和胃止呕。半夏辛温，善化痰散结，降逆宽中。取黄连以苦降，并清痰湿所生之热，用半夏以辛开，兼理痰湿之壅结，除热中之湿。二药辛苦合用，辛开苦降，梳理气机，调和胃肠，寒温并施，化阴霾、和阳气，且清热无碍祛湿，燥湿又无妨清热，有相使相辅之妙用，共奏泄热和胃、开胸除痰之功。适用于痰热互结，或燥热中阻、气机失畅所致的胸脘胀满，心下痞闷，按之作痛，或呕逆欲吐，或咳嗽痰黏。

痰瘀互结，其症较复杂，多同时出现，寒热错杂，诸痰瘀共见，寒热互结心下而见胃脘痞满、嘈杂泛酸、不思饮食，或上热下寒所致的食入即吐、腹痛肠鸣等症。用黄连苦寒直折，泄胸中之热结，除阳陷之郁热；用生姜辛温升散，散脾家之寒凝，去胃肠之阴霾。二者合用，一辛一苦，辛开苦降，一寒一温，寒温并施，起着泻热痞、除寒积、清郁热、理胃肠的综合作用。栝楼清热涤痰，宽胸散结。四药（黄连、半夏、生姜、栝楼）同用对降逆化痰、开胃止呕具有协同作用。红花、赤芍、川芎、牛膝活血化瘀，其中牛膝通血脉，可引瘀血下行；柴胡疏肝理气，升达清阳，枳壳与柴胡同用，一升一降，开胸行气，使气利血行；山楂消食健脾，又助活血化瘀的作用；白芷通窍止痛，消肿排脓；仙鹤草收敛止血；黄芪、党参益气健脾。

全方都是围绕着祛痰化瘀，针对痰瘀互结而用药，也注意了"虚"为该病之基础，所以参芪用量仍较大。

三、医案

刘某，女，46岁。2013年5月9日来交大一附院中医科门诊就诊。

主诉：1年前行胃癌胃大部分切除术。近3个月觉上腹部嘈杂，疼痛，胀满。

现病史：患者1年前，觉上腹部不适，且较长时间食欲不振，即做胃镜和病检，诊断为胃窦低分化腺癌，肿瘤标志物检查CEA：210ng/ml（参考范围0~4.7），CA199：100.35U/ml（参考范围0~39），CA724：35.6U/ml（参考范围0~6.9），CA125：12.88U/ml（参考范围0~35），CA153：21.81U/ml（参考范围0~25）。于2012年5月6日行胃次全切除术。术后第4周开始做化疗，应用奥沙利铂（静滴）、希罗达（口服）共5个周期，肿瘤标志物检查，各项指标正常。停药已半年多，近3个月，觉上腹部不适，尤食前作嘈杂疼痛，且腹胀，食欲也减退，时吐黏痰。做肿瘤标志物检查，CEA：50ng/ml，CA199：80.60U/ml，CA724：60U/ml，三项较高外，其他两项正常。胃镜检查显示：手术吻合口前壁有一处黏膜肿胀，隆起，色苍白，组织变脆，残胃体前壁黏膜红白相间，以白为主，后又做活检，诊断：吻合口复发癌。诊见舌暗红，苔厚腻，脉象沉细涩，形体瘦弱。

诊断：西医诊断：胃癌术后吻合口复发癌。

中医辨证：痰瘀互结之证。

治法：补益气血为主，佐以活血通络，清热解毒。

处方：黄芪30g，党参15g，法半夏9g，炙甘草15g，赤芍15g，茯苓15g，当归10g，莪术10g，薏苡仁30g，白花蛇舌草15g，三七粉3g。水煎服，日1剂。同意西医肿瘤科意见，同时服用希罗达连续2周，休息1周，再用药，同时连用中药6周。

二诊（2013年6月21日）：希罗达2个周期后症状明显改善，守原方略作加减，继服药11周。

三诊（2013 年 9 月 15 日）：患者症状有所好转，也能接受希罗达化疗的副作用。上方加白术 15g，仙鹤草 10g，败酱草 20g。希罗达仍按疗程服用。再服药 12 周。

四诊（2013 年 12 月 20 日）：患者临床症状消失。做胃镜检查示：吻合口前壁黏膜隆起消失，残胃黏膜轻度充血。肿瘤标志物检查：除 CA199：41.02U/ml，CA724：7.51U/ml 略高外，其他项正常。诊断：吻合口炎及息肉样病变。病理诊断示：吻合口黏膜慢性炎，未检到癌细胞，停用希罗达，中药改为每月服前方 7 剂。

五诊（2014 年 2 月 10 日）：再做胃镜检查示，吻合口黏膜充血水肿，色泽潮红，表面光滑；残胃黏膜光滑，色泽较淡，透见红色及蓝色血管网，未见黏膜隆起。诊断：吻合口炎。病理诊断显示：吻合口和残胃体部黏膜慢性炎，有急性炎症细胞浸润。随访至 2014 年 10 月，健康状况尚可。

按：此例系胃癌手术之后，1 年吻合口复发癌，中医表现脾胃气虚，同时痰瘀互结，治疗以益气（扶正）、活血化瘀（祛邪）之方，同时与化疗药结合治疗，半年后病情得到控制。继续服原方治疗，最后从胃镜和病理两方面看，残胃黏膜已接近正常，远期临床效果亦属满意。

第四章　典型医案

第一节　肺癌

肺癌大多数发生于各级支气管黏膜及其腺体的上皮细胞，亦称支气管肺癌，临床上则统称为肺癌。由于吸烟的流行，以及社会发展所带来的各种环境污染的不断增加，世界各国肺癌的发病率和死亡率都日益上升，尤其在发达国家。世界上至少有 35 个国家的男性肺癌为各癌种死因第 1 位，女性仅次于乳腺癌的死亡人数。据我国人民网 2014 年 4 月 9 日报告，中国肿瘤发病率和死亡率男性最高的均是肺癌，女性发病率最高的是乳腺癌，其次即为肺癌。

肺癌属于中医学的"息贲""肺积"等病证的范畴。

一、病因病机

西医目前认为，肺癌是一种典型的与环境因素及生活方式有关的疾病，其发病危险因素有吸烟（包括主动或被动吸烟）、空气污染、职业暴露、电离辐射、营养不良、病毒感染、真菌毒素（黄曲霉菌）、机体免疫功能低下、内分泌失调、心理精神因素、家族遗传，以及结核瘢痕、尘肺、硅肺、石棉肺等非特异性炎症的刺激。长期吸烟或接触石棉、铬、镍、铜、锡、砷、铀等放射性元素的某些工业生产和矿区职工，以及尘肺、硅肺、石棉肺患者为高危人群。

中医对该病远在《难经》中已有认识，如说："肺之积，曰息贲，左右肋下覆如杯，久之不愈。"《黄帝内经》又记载："咳嗽脱形，脉小数疾，大肉枯槁……胸中气满，喘息不便，内痛引肩项，身热脱肉破䐃"，"大肉已脱，九候虽调者，犹死是也"。与晚期肺癌的临床表现相似。后世医家认为肺癌的病因病机主要有以下方面：

（一）正气内虚

"正气内存，邪不可干"，"邪之所凑，其气必虚"，"积之成者，正气不足，而后邪气踞之"，年老体衰，慢性肺部疾患，肺气耗损而不足；或者长年吸烟，灼伤津液，阴液亏耗而肺阴不足；或七情所伤，气逆气滞；或劳累过度，肺气、肺阴亏损，外邪乘虚入隙，致使气滞血瘀，终成结块。

（二）毒邪侵肺

肺主气，主宣发，司肃降，肺为娇脏，外邪入侵，首先犯肺，致使肺气升降失司，肺气滞郁不宣，气机不畅，则气血瘀阻，脉络受阻，久成肿块。

（三）痰湿内蕴

脾为生痰之源，肺为贮痰之器。脾主运化，脾虚运化失调，水谷精微不能生化输布，从而湿聚生痰；或饮食不节，水湿痰浊内聚，痰贮肺络，肺气宣降失常，痰凝气滞，进而导致气血瘀阻，肿块逐渐形成。

二、辨证论治

西医分型分期：西医的病理分类，临床上一般按生物学和临床病程分为小细胞肺癌和非小细胞肺癌两大类，后者又主要分为鳞癌、腺癌和大细胞癌三大亚型。不过中医配合西医辅助治疗或单独中药治疗更多重视的是临床分期。临床一般将肺癌分为 4 期。

Ⅰ期，又分 A、B 两期。

Ⅰ$_A$期：肿瘤最大直径≤3cm，被肺组织或脏层胸膜包绕，支气管镜检查无叶支气管近端受侵犯的证据（即未侵犯主支气管）。Ⅰ$_A$~Ⅰ$_B$都未发现区域淋巴结转移，未发现远端转移。

Ⅰ$_B$期：肿瘤最大直径＞3cm，侵犯主支气管，但不超过气管隆嵴下 2cm，侵犯脏层胸膜，伴有阻塞性肺炎或肺不张，其范围达肺门区，但未累及一侧全肺。

Ⅱ期，也分为 A、B 两期。

Ⅱ$_A$期：肿瘤最大直径≤3cm，被肺组织或脏器胸膜包绕，同侧支气管旁和（或）同侧肺门淋巴结转移，包括同侧肺内淋巴结原发瘤直接侵犯。

Ⅱ$_B$期：肿瘤最大直径＞3cm，侵犯主支气管，但不超过气管隆嵴下 2cm，肿瘤侵犯脏层胸膜，肿瘤伴有阻塞性肺炎或肺不张，其范围达肺门区，但未累及一侧全肺，同侧支气管旁和（或）同侧肺门淋巴结转移，包括同侧肺内淋巴结原发瘤直接侵犯。其次，肿瘤可能侵犯胸壁、膈肌、纵隔胸膜或壁层心包，肿瘤可能位于主支气管内，肿瘤也可能合并一侧全肺不张或阻塞性肺炎。Ⅱ$_A$~Ⅱ$_B$期都尚未发现远处转移。

Ⅲ期，也分 A、B 两期。

Ⅲ$_A$期：除Ⅱ$_{A-B}$期所有病变均具有外，还可能出现同侧纵隔淋巴结转移。

Ⅲ$_B$期：除Ⅲ$_A$期具有的病变外，还可能出现任何大小的肿瘤侵犯纵隔、心脏、大血管、气管、食管、椎体或隆突，或同一侧肺叶内出现多个孤立肿瘤结节，肿瘤合并恶性胸膜腔积液。其次，还可出现对侧纵隔淋巴结、对侧肺门淋巴结、同侧或对侧斜角肌淋巴结或锁骨上淋巴结转移。但Ⅲ$_{A-B}$期都尚未出现远处转移。

Ⅳ期：Ⅲ$_{A-B}$期所有病变，Ⅳ期都可能出现，同时已出现远处转移，包括同侧或对侧不同肺叶内的多个孤立肿瘤结节。

通过中医结合西医临床分期的学习和探讨，邱老师对该病的认识也在逐渐加深，在辨证分型上，首先认为肺癌的证候主要是虚证，涉及气虚、阴虚、气阴两虚，并可产生瘀、热、痰等夹证，以瘀、痰证最为常见。其次，邱老师在临证中还发现痰浊及痰热是气虚血瘀证最常见的夹证。邱老师根据临证经验，将该病分为肺脾气虚、肺阴虚、气阴两虚、瘀痰阻肺4型。

（一）肺脾气虚证

症见：咳嗽，痰稀白易咯出，气短懒言，自汗乏力，畏风怕冷，面色㿠白，大便稀溏，小便清长，舌淡苔白，脉虚弱。治法宜健脾益肺抗癌。方用六君子汤加减：党参20g，白术15g，茯苓15g，清半夏15g，陈皮12g，甘草6g，生薏苡仁30g，牡蛎30g，象贝母15g，金荞麦15g。水煎服，日1剂。

本方前四味药为六君子汤（宋代《太平惠民和剂局方》），不仅具有益气健脾、燥湿化痰作用，而且在近年的研究报道中认为它在治疗肿瘤中，以祛邪、扶正见长，具有诱导肿瘤细胞凋亡的免疫学机制，特别是提高细胞免疫的免疫应答作用。

除此之外，邱老师又根据自己的临证经验，加入了生薏苡仁30g，金荞麦15g，牡蛎30g，象贝母15g。薏苡仁，传统用法具有健脾渗湿、利水排脓作用，近年临床上常用它治疗肺癌、肠癌、胃癌、肝癌、绒毛膜上皮癌等症。研究认为它可以使肿瘤细胞质变性，或使核分裂停止于中期。金荞麦具有清热解毒、健脾利湿、活血化瘀等作用，其在抗癌方面的作用，近年越来越受到人们的重视。据研究报告：金荞麦水煎剂（生药）连续10d给小鼠灌胃，对小鼠肺癌有显著的抑制作用。贝母和牡蛎，化痰，软坚散结。邱老师将本方用于化疗中或化疗结束后出现的脾胃气虚型有较好的疗效。

（二）肺阴虚证

症见：干咳无痰，或痰黏不易咯出，痰中带血或咯血，口干喜饮，五心烦热，颧红盗汗，午后低热，大便干燥，小便黄，舌体瘦小，质红有裂纹，苔少而燥，脉沉细数。

邱老师对该证型的治法是滋阴润肺，扶正抑瘤。常用沙参麦冬汤加减：沙参30g，麦冬15g，生地15g，百合15g，扁豆30g，鳖甲15g，杏仁15g，白花蛇舌草30g。水煎服，日1剂。

该方中的沙参、麦冬、生地、百合都有滋阴生津、清热凉血作用，可配合放化疗患者，尤其是对晚期肿瘤病人血枯阴亏、肺阴虚之肺癌。其中沙参据研究报告称能使小鼠末梢血管中淋巴细胞和T淋巴细胞明显增强，从而提高细胞免疫和非特异性免疫。研究还发现沙参有抑制脾脏功能，从而抑制体液免疫，调节机体免疫平衡，达到补虚扶正的目的。白扁豆健脾、益气、化湿，近年研究该药体外实验有抑制肿瘤生长的作用，扁豆所含的植物血细胞凝集素（PHA），可使恶性肿瘤细胞发生凝集反应，细胞表面结构发生变化，并可促使淋巴细胞的转化，从而增强人体对肿瘤的免疫能力。鳖甲既有养阴作用，同时也能软坚散结。杏仁止咳。白花蛇舌草清热解毒、消肿抗癌。近年研究白花蛇舌草能增强机体免疫力，抑制肿瘤细胞的生长。全方既可滋补肺阴，又有抗癌，抑制癌细胞的作用。

（三）气阴两虚证

症见：咳嗽痰少，痰中带血，气短乏力，自汗或盗汗，口干不欲饮，纳食不香，大便偏干，小便黄，舌体胖有齿痕，质红或淡红，苔薄黄或燥，脉沉细弱。

邱老师对该证型的治法是益气养阴，扶正抑瘤。自拟方如下：西洋参12g，黄芪30g，沙参30g，生地15g，白花蛇舌草20g，桑白皮15g，夏枯草20g，地骨皮20g，金荞麦15g。水煎服，日1剂。

黄芪乃益气要药，且对癌细胞有抑制作用。西洋参性凉，既养阴又补气，生津止渴，它也含人参皂苷 Rh2，有抗癌作用。西洋参能增强 T 淋巴细胞产生淋巴因子，其中的一种蛋白质合成促使因子能促进核糖核酸、蛋白质、脂质生物合成，提高机体的免疫力。沙参与西洋参配合滋阴作用加强，提高免疫功能作用也增强，其次，生地、地骨皮都有加强西洋参、沙参补阴和因肺阴虚所致的虚热阴燥等症状。桑白皮泻肺平喘，利尿消肿。夏枯草能散结消肿，具有抗肿瘤作用。金荞麦清热解毒，与诸药合用可加强抗肺癌作用。

气阴两虚证若气虚较甚，如出现畏寒怕冷，四肢不温，同时形体消瘦，嗜卧懒言，则证型已有变化，从气阴两虚而成阴阳两虚，用方则当调整，当加入补肾阳的药物，如下方：西洋参 15g，黄芪 30g，麦门冬 30g，当归 9g，五味子 9g，桂枝 15g，炮附子 15g，菟丝子 15g，女贞子 15g，鹿茸 6g，淫羊藿 15g。水煎服，日 1 剂。

此方在益气滋阴的基础上加入温阳补肾的药物，使该方成为气血阴阳兼补的方剂。加鹿茸，其药味厚，可温命门之火，与西洋参为伍，有气血阴阳兼顾之力，鹿茸性燥热，西洋参性凉，可避免助燥灼阴之弊。炮附子也是大辛大热之品，与鹿茸合用温肾阳之力颇大，再与人参合，辛甘助阳之力更强，上可助心阳，下补命门，中益脾土。其次，桂枝、菟丝子、女贞子、淫羊藿都可加强温肾阳之力，加五味子敛肺滋肾，加当归使其与黄芪配伍，既能气血双补，又有滋燥之力。该方主要用于肺癌阴阳两虚较甚之时。

（四）瘀痰阻肺证

症见：咳嗽痰多，胸闷憋气，纳呆脘痞，大便不成形，小便清长，舌质暗或有瘀斑，苔腻，脉弦滑或沉涩。

邱老师对该证型的治法是化痰清瘀，祛邪扶正抑瘤。常以栝楼薤白半夏汤加减化裁：栝楼 30g，薤白 12g，清半夏 12g，当归 15g，赤芍 15g，贝母 15g，陈皮 15g，丹参 15g，白术 15g，薏苡仁 30g，牡蛎 30g。水煎服，日 1 剂。

方中栝楼即全栝楼，功擅涤痰散结，宽胸利膈，薤白宣通胸阳，散寒痰，二药合用可治疗胸阳不振，痰阻气滞之胸痹。增加陈皮、贝母、清半夏则祛痰散结之力增大，适用于胸痹痰浊较盛，以胸痛彻背，背痛彻胸，且不能安卧为证候特点。白术、薏苡仁祛湿健脾且有抗癌作用。赤芍、当归合而用之补血活血。当归养血之中有活血作用，古人认为当归补中有动，行中有补，血中圣药。赤芍凉血活血，且可和营止痛。牡蛎软坚散结。全方主要针对肺癌瘀痰阻肺，黏浊不去，咳嗽，胸闷，憋气等症，除涤痰、行气、散结之外，又活血化瘀，健脾祛湿，起到全面治疗和调整的作用。

总之，肺气虚型多见于肺癌Ⅰ、Ⅱ期，气阴两虚型则以Ⅲ期多见，阴虚、阴阳两虚以及瘀痰阻肺则多见于Ⅲ~Ⅳ期。这说明原发性肺癌随着病情的发展，病邪由浅入深，其虚证也由气虚向气阴两虚、阴虚、阴阳两虚发展。

肺癌发病率高，进展快，死亡率高，所以西医强调综合治疗。中期尽量手术，配合放化疗，中晚期不能手术的，也要积极进行放化疗，中西医在各个阶段都可配合治疗或扶正祛邪，提高免疫功能，增强放化疗药物的抑瘤作用，或减轻放化疗的毒副作用。中药也可单独使用，起到抑制肿瘤的增殖，诱导肿瘤细胞的分化和凋亡，防止肿瘤的转移。邱老师认为对癌症的治疗，中西医综合疗法才能显示较好的疗效。

三、医案

医案 1

王某，男，56岁，退休。2013年10月6日来交大一附院中医科门诊就诊。

主诉：右肺癌手术以及化疗后5月余。

现病史：5个月前因咳嗽咯血，来我院相关科室检查后提示右肺中心型癌，小细胞未分化型癌，于2月25日在我院进行右肺全切除，术后4周开始化疗。应用TP方案、多西他赛、顺铂，共做了 4 个周期，作肿瘤标志物检查 CEA：10.61ng/ml（参考范围 0 ~ 3.4），CA125：38U/ml（参考范围 0 ~ 35），SCC：9.00μg/L（正常值 <2μg/L）。患者觉得精神疲惫，懒言气短乏力，口干，咳嗽，黏痰稍多，大便秘结，欲用中药调治。患者做了大的手术，又做了较长时间化疗（4 个周期），苔薄黄燥，脉沉细弱。

诊断：西医诊断：右肺癌术后。

中医辨证：气阴两虚证。

治法：益气养阴，化痰逐瘀。

处方：黄芪 30g，西洋参 10g，麦冬 30g，生地黄 30g，当归 10g，沙参 30g，枸杞子 15g，金荞麦 15g，浙贝母 15g，赤芍 15g，䗪虫 10g，生薏苡仁 30g。水煎服，日 1 剂，连服 14 剂。

二诊（2013 年 10 月 20 日）：服上方后病情平稳，但仍有气短乏力，咳嗽，痰中仍有较多泡沫，拍片示少量胸腔积液，二便调，舌质红，苔白，脉沉细。处方：上方加白术 15g，制半夏 15g。水煎服，日 1 剂，连服 14 剂。

三诊（2013 年 11 月 15 日）：服药后病情平稳，精神较前为佳，乏力减轻，仍有咳嗽咳痰，食欲可，二便调，舌质红，苔薄白，脉沉细。处方：上方加白扁豆 20g。水煎服，日 1 剂。

上方坚持用半年后，随证增减隔日 1 剂，再用半年，计用中药 1 年，一般情况良好。电话追访健在。

按语：该证从西医角度看，应属手术放疗后所引起的"癌性疲劳症"，中医表现是气阴两虚，所以该方重用黄芪补气，西洋参气阴两补，而且该两味药都具有抑制癌细胞作用。化疗后最易伤阴，所以又重加沙参、麦门冬、生地黄，又加枸杞子气阴两补，除此外，又适当加入活血化瘀祛湿祛痰的浙贝母、当归、赤芍、䗪虫、生薏苡仁等，这些药同时也具有抗癌作用。

医案 2

张某，男，52 岁，渭南白水县人。2013 年 3 月 11 日来西安交通大学第一附属医院就诊。

主诉：左下肺癌化疗后体力不支。

现病史：患者于 2012 年年底，经 CT、纤维支气管镜检查诊断为左下肺癌。化疗首次、第二次尚可，第三次化疗则体力不支，患者情绪十分低落。现症面色㿠白，消瘦乏力，声息低微，情绪低落，不愿讲话，纳差口干，咳嗽，吐泡沫痰及血丝，气喘，胸闷痛，大便稀溏，舌暗红，苔薄腻，脉细滑。

诊断：西医诊断：左下肺癌化疗后。

中医辨证：肺脾气虚，痰湿内停。

治法：健脾益肺抗癌。

处方：党参 20g，黄芪 30g，白术 15g，茯苓 15g，清半夏 15g，陈皮 12g，甘草 6g，生薏苡仁 30g，牡蛎 30g，象贝母 15g，金荞麦 15g，白花蛇舌草 20g，莪术 12g，白及 15g。水煎服，日 1 剂。连服 14d。同时积极疏导患者思想，减轻心理负担。

二诊（2013 年 3 月 25 日）：患者服用 14 剂后，患者精神有所好转，病情稳定，但仍有咳嗽，吐泡沫痰及血丝，气喘，胸闷，舌红苔薄，脉沉细，上方去党参，加西洋参 10g 益气生津，三七 10g 散瘀止血。日 1 剂，连服 14 剂。

三诊（2013 年 4 月 8 日）：用药后病情稳定，精神较前为佳，乏力、胸闷、气喘减轻，但仍有咳嗽、咳痰、气喘。上方加龙葵 20g 清热解毒，消肿散结；全栝楼 20g，开胸散结。

上方随症加减，坚持服用半年，患者病情一直稳定，至今健在。

按语：本例患者属于肺脾气虚证肺癌，治法健脾益肺抗癌，本方中基础方（六君子汤）能益气健脾、燥湿化痰，而且在近年的研究报道中认为它在治疗肿瘤中，以祛邪、扶正见长，具有诱导肿瘤细胞凋亡的免疫学机制，特别是提高其中的细胞免疫的免疫应答作用。薏苡仁的传统用法具有健脾渗湿、利水排脓作用，近年临床上常用它治疗肺癌、肠癌、胃癌、肝癌、绒毛膜上皮癌等症。研究认为它可以使肿瘤细胞质变性，或使核分裂停止于中期。金荞麦具有清热解毒、健脾利湿、活血化瘀等作用，其在抗癌方面的作用，据研究报告，金荞麦水煎剂（生药）连续 10d 给小鼠灌胃，对小鼠肺癌有显著的抑制作用。其他两味药象贝母和牡蛎，化痰、软坚散结。纵观全方，益气健脾，燥湿化痰，软坚散结，扶正抗癌。

第二节 乳腺增生病

乳腺增生病，中医称乳癖，是乳腺组织既非炎症也非肿瘤的良性增生性病。该病近年来发病率逐年上升，年龄呈低龄化。邱老师临证时也感到了这方面疾病的增多，而且发病率城市高于农村。

流行病学研究发现，南京地区对 2354 例已婚女性进行体检，结果发现乳腺增生高达 9.47%，其他地区如青岛、珠海等地，也有过类似的流行病学调研，调查结果接近，同时发现 30~40 岁和 40~50 岁 2 两个年龄段较其他年龄段患病率高。

一、病因病机

乳腺增生的病因病机，传统认为是情志不遂，肝气郁结，气机郁滞，蕴结于乳房经络，乳络阻塞不通，不通则痛。肝木乘脾土，脾虚痰凝，加之肝气郁久化热，热灼阴液，痰凝血瘀形成结块。这个观点和西医的认识基本相符。西医归纳起来有以下方面：①精神过于紧张，情绪过于激动等不良精神因素，都可能使本来应该复原的乳腺增生组织得不到复原或复原不全，久而久之，便形成乳腺增生，而且这些不良的精神刺激还会加重已有的乳腺增生症状；②多次人流易发乳腺增生，现在年轻的未婚女性怀孕的很多，但多采取了人流，有些年轻女性未婚前做人流多至三四次，这为乳腺增生埋下了隐患；③雌激素绝对或相对增高，孕激素绝对或相对降低造成的乳腺结构紊乱，这可能与平素饮食（含雌激素过高的饮食）或长期服用含雌激素的保健品、避孕药有关。

二、辨证论治

乳腺增生的治法，一般不外乎肝郁气滞者，当疏肝理气，调畅气机；气滞血瘀者，当行气止痛，活血化瘀；痰瘀互结者，当化痰软坚，消肿散结等。不过具体用方，各人有各人的临证感受及用药组方经验，邱老师在长期的临证过程中，在用方上积累了一些自己的经验，分述于下。

（一）肝郁气滞，痰瘀互结证

该证型的特点：多为一侧或两侧乳腺出现肿块和疼痛，其表现多与月经周期有关，一般在经前加重，行经后减轻，同时伴有情绪不畅，或焦虑易怒，胸闷嗳气，胸胁胀满。舌淡，苔薄白，脉多细弦。

邱老师对该证型的治法是疏肝理气，活血祛瘀，化痰散结。常拟方如下：柴胡15g，白芍15g，当归15g，桃仁10g，红花10g，川芎15g，三棱15g，莪术15g，清半夏10g，栝楼15g，川楝子10g，青皮10g，王不留行15g，陈皮12g。水煎服，日1剂。

本方组方的原则是疏肝理气，活血祛瘀，化痰散结。方中柴胡、白芍为君药。柴胡性味苦，微寒，归肝、胆经，具有疏肝解郁作用。白芍苦、酸，微寒，归肝、脾经，养血调经，平抑肝阳。柴胡同白芍相伍，起到相辅相成的作用。柴胡得白芍，疏肝气而不致疏泄太过，耗肝之阴；白芍得柴胡之散，补肝血而不致郁遏气机，碍肝之阴。二药之用正合"木郁达之"之意，常是治肝郁方的主药，如"逍遥散""柴胡疏肝散""四逆散"等，均选二药配对应用。

当归、川芎、桃仁、红花为臣药。当归甘、辛，温，养血之中有活血作用。《本草正》记载："当归，其味甘而重，故专能补血，其气轻而辛，故又能行血，补中有动，行中有补，诚血中之气药，亦血中之圣药也。"川芎辛，温燥，善于行走，能活血化瘀、行气祛风。当归偏养血和血，川芎偏行血散血，二药每相使配对同用，可增强活血祛瘀、养血和血作用。此外，二药润燥相宜，当归之润可制川芎辛燥，川芎辛燥又防当归之腻，祛瘀而不耗伤气血，养血而不致血壅气滞。桃仁苦、甘，平，《用药心法》记载："该品苦以泄滞血，甘以生新血，故凝血须用。"红花辛，温，《本草汇言》称其为"破血、行血、和血、调血之药"。二者皆有活血化瘀作用，相须配对后祛瘀之力大增，入心则可散血中之滞，入肝则可理血中之壅，故能疗一切血脉瘀滞之证，是活血化瘀的常用药对。

该方佐使药为三棱、莪术、清半夏、栝楼、川楝子、青皮、王不留行、陈皮。三棱、莪术皆具有破血祛瘀作用，有较强的消积散坚的功能。二药虽功效相仿，然各有所偏，三棱长于破血中之气，破血之力大于破气；莪术善于破气中之血，破气之力大于破血。《医学衷中参西录》记载："三棱气味俱淡，微有辛意；莪术味微苦，气微香，亦微有辛意，性皆微温，为化瘀血之要药……二药之区别，化瘀血之力三棱优于莪术，理气之力莪术优于三棱。"二药配对，则相须而用，破瘀散结之力更雄，可疗一切血瘀气结，为临床治疗气滞血瘀所致的癥瘕积聚的常用药物。半夏燥湿化痰，消痞散结。栝楼清热涤痰，宽胸散结，它与半夏合用加强了祛痰散结作用。川楝子行气止痛。青皮疏肝破气，散结消滞。川楝子和青皮可以加强君药疏肝利气止痛作用。陈皮理气健脾，燥湿化痰。王不留行活血通经，下乳消肿。

该方可以说从三方面作药物组成：一是疏肝气，化滞止痛；二是活血化瘀；三是化痰散结。故该方对痰瘀互结而致的乳腺增生症，可以从多角度去调整改善，以达到治疗的作用。

（二）脾肾阳虚，冲任失调证

该证型的特点是一侧或两侧乳腺出现肿块，且连绵隐痛，经前加重，经后减弱，又常伴有月经不调，前后不定，经量减少，或见形寒肢冷，腰膝酸痛或腰膝酸软无力，或见五心烦热，月经量少、色淡，甚至闭经。舌质淡红或舌红少津，舌苔薄，脉细数或濡。

邱老师对该证型的治法是温补脾肾，调摄冲任。自拟方如下：肉苁蓉 10g，鹿角胶 10g，熟地 10g，当归 10g，柴胡 10g，枳壳 10g，香附 15g，莪术 15g，制乳香 6g，丹皮 10g，仙鹤草 20g，陈皮 15g，王不留行 15g。水煎服，日 1 剂。

方中肉苁蓉甘咸而温，质地滋腻，性柔而不燥，可以补益肾阳，鹿角胶补肝肾，益精血，二药合用主要用于肾阳虚损之症。熟地、当归合而用之补血调经。柴胡、枳壳、香附疏肝解郁，行气止痛。莪术、制乳香活血止痛。仙鹤草调经止血，尤适宜女性月经不调，月经偏多者。丹皮凉血活血，在本方中除加强活血作用外，还可制约诸温补药性偏燥之弊端。陈皮理气健脾，燥湿化痰。王不留行活血通经，下乳消肿。总之该方补阳补血，疏肝行气，活血止痛，合而用之对冲任起到调节作用，相应因冲任失调而致的乳腺增生以及乳房疼痛不适也得到了治疗。

对乳腺增生症的治疗，邱老师在分型方面主要以上面两证型为主，在具体用药组方方面，可以灵活，如有的以气滞血瘀为主，而痰湿不显著，则用方可仅以活血化瘀为主，不必加用祛湿痰的药物；其次当根据症状加减用药，如乳房胀痛明显者，还可以加川楝子、延胡索等药，如肿块质地偏硬者，也可加三棱、莪术等药。

三、医案

医案1

赵某，女，36 岁，已婚，农民。2011 年 3 月 12 日来西安交大一附院中医科门诊就诊。

主诉：双侧乳房胀痛并可触到硬结 7 个月，加重 5d。

现病史：双侧乳房胀痛并可触到硬结，已 7 个多月，近来由于生气加重。平素性情急躁，易发脾气。现感两乳胀痛，均可摸到散在肿块，形状不规则，右乳外上方肿块融合成片状，边界不清，活动度良好，疼痛连及腋窝，经期前若情绪不好生气、劳累时疼痛加重，经后和心情舒畅时疼痛减轻。在医院即做 X 线钼靶、B 超检查，诊为乳腺增生病。舌质略红，舌苔微黄，脉弦数。

诊断：西医诊断：双侧乳腺增生病。

中医辨证：肝郁气滞型。

治法：调理冲任，疏肝散结。

处方：柴胡 10g，青皮 10g，白芍 10g，川芎 15g，香附 15g，栝楼皮 15g，生牡蛎 30g（先煎），三棱 15g，莪术 15g，白芷 10g，夏枯草 20g，蒲公英 15g，甘草 6g。水煎服，日 1 剂，连服 7 剂。

二诊（2011 年 3 月 20 日）：乳房胀痛大减，肿块略有改善。舌淡红，苔薄白。因肿块消退不明显，故在上方中去蒲公英，夏枯草改 15g，加昆布 15g，海藻 15g，白芥子 15g，服用 14 剂。

三诊（2011 年 4 月 5 日）：乳房肿块完全消失。

半年后，患者又因家事吵闹，因心情不舒，右侧乳房又出现胀痛、肿块。仍以方加减，服药 14 剂，诸症消失。

医案 2

黄某，女，39 岁，个体营业者。2012 年 3 月 16 日来西安交大一附院中医科就诊。

主诉：两侧乳房闷胀、疼痛，有结块 1 年余，加重 1 个月。

现病史：患者两侧乳房 1 年多来闷胀、疼痛，有结块，近 1 个多月逐渐加重。来诊前曾在渭南市医院做乳腺 X 线钼靶摄片检查，诊断为双侧乳腺增生症。检查：双乳对称，两乳均可触及肿块，质韧，融合成片块状，形状不规则，无明显触痛。食欲尚可，时有气短、乏力，舌体胖大，舌苔白腻，脉沉缓。

诊断：西医诊断：双侧乳腺增生病。

中医辨证：痰瘀互结型。

治法：调理冲任，健脾化痰，理气散结。

处方：人参 10g，炒白术 12g，黄芪 20g，陈皮 15g，栝楼皮 15g，清半夏 10g，白芥子 10g，柴胡 10g，茯苓 15g，菟丝子 15g，女贞子 20g，枳壳 10g，生牡蛎 30g（先煎），生甘草 10g。水煎服，日 1 剂，连服 7 剂。

二诊（2012 年 3 月 24 日）：乳房已不疼，肿块变软，闷胀感略有减轻。原方加三棱 15g，莪术 15g，昆布 15g，益母草 15g，加速乳块消失。先后服药 40 剂，诸症消失。

第三节　慢性肾炎

慢性肾小球肾炎简称肾炎，是由多种原因引起的原发性肾小球的一组免疫性炎症性疾病，主要表现为蛋白尿、血尿、水肿及高血压。本病属于中医学水肿、虚劳、腰痛等范畴。

一、病因病机

西医认为该病仅有少数慢性肾炎是由急性肾炎发展所致（直接迁延或临床痊愈若干年后再现）。慢性肾炎的病因、发病机制和病理类型不尽相同，但起始因素多为免疫介导炎症。导致病程慢性化的机制除免疫因素外，非免疫非炎症因素占有重要作用。

慢性肾炎常见类型有系膜增生性肾小球肾炎、系膜毛细血管性肾小球肾炎、膜性肾病及局灶节段性肾小球硬化等，其中少数非 IgA 系膜增生性肾小球肾炎可由毛细血管内增生性肾小球肾炎转化而来。

病变进展至后期，所有上述不同类型病理变化均可转化为程度不等的肾小球硬化，相应肾单位的肾小管萎缩，肾间质纤维化。疾病晚期肾脏体积缩小、肾皮质变薄等病理类型均可能转化为硬化性肾小球肾炎。

中医认为，慢性肾炎与肺、脾、肾三脏关系最大，同时与三焦、膀胱亦有关系。中医认为水不自动，赖气以动，水行则为气，气滞化为水，人体水气代谢是在肺的通调、肃降，脾的运化、转输，肾的温化、蒸动等生理功能协调下完成的。

蛋白尿是肾脏疾患的实验指标之一。现代医学所说的蛋白质是构成人体和维持生命活动的基本物质，与中医学"精气""清气"的概念类似。中医学认为，"精气"宜藏不宜泄，肾为封藏之本，"受五脏六腑之精而藏之"。脾气统摄升清，若肾不藏精或脾不摄精或脾不升清，便可致精气下泄而出现蛋白尿。而慢性肾炎日久致使脾运失常，脾气不足，肾气虚弱。故可以认为，脾不摄精、清气下陷和肾不藏精、精气下泄是慢性肾炎的基本病机。

慢性肾炎蛋白尿患者尿中有形成分增加，尿液趋于混浊，而混浊正是湿热的明证。慢性肾炎常因湿热而起，既成之后，又因肺、脾、肾等脏腑功能失调，致水液代谢障碍、湿浊内留，郁而化热。湿热之邪既可蕴于中焦，致脾不升清而清浊俱下，又可扰乱下焦，致封藏失职，终致蛋白尿形成[8]。

慢性肾炎的复发或加重往往与气虚外感风热有直接关系，湿热内蕴则使缠绵难愈。气虚则水湿不化，日久湿郁化热，易于形成湿热；气虚血液运化无力则易血瘀，且病久入络亦必有瘀血。故瘀血与湿热是慢性肾炎最常见的实邪。

二、辨证论治

对慢性肾炎的辨证分型，各家学者多有不同，但概括起来不外以下几种证型：脾肾气虚证、肺肾气虚证、脾肾阳虚证、肝肾阴虚证、气阴两虚证，其次还有标证：水湿证、湿热证、血瘀证、血浊证等挟证。邱老师根据自己的临证体验，主要谈谈对肺肾气虚证、气阴两虚证、脾肾阳虚证以及它们的挟湿热或血瘀的辨证论治方法。

（一）肺肾气虚证

肺的病理变化主要反映在呼吸功能异常和水液代谢失调等方面。肾主水液，主纳气。因而慢性肾炎肺肾气虚型的特点是易感冒，它常成为急性发作的诱因，其次慢性肾炎经久不愈，病久入络则多有血瘀之象，故本证多兼血瘀和湿热。

症见：主要有少气乏力，易感冒，咽干、咽痛或咽部暗红，脘闷纳呆，口干不思饮食，小便黄赤、灼热，舌苔薄黄或黄腻，脉细滑或滑数，舌质紫暗或有瘀点、瘀斑，脉细涩，实验室检查有尿蛋白（+ ~ + + +），但24h蛋白定量<3.5g。

邱老师对该证型的治法是益气活血，清热利湿。常拟方如下：生黄芪20g，茯苓15g，白术12g，当归12g，川芎12g，白茅根30g，连翘12g，金银花12g，大青叶20g，紫花地丁15g，蒲公英20g，防风9g，益母草15g，仙鹤草15g，大蓟15g，小蓟15g。水煎服，日1剂。

方中生黄芪、茯苓、白术都是补气药。黄芪最善补肺气，近年研究黄芪降尿蛋白有较强的作用；白术补气健脾，又能燥湿利水，常用于脾虚失运，水湿停留，痰饮水肿等症。黄芪、白术合用既可健脾补中，又能补肺益气，在加强补虚益气作用的同时，也扩大了治疗范围。茯苓有健脾助运、利水渗湿之功。黄芪配伍茯苓健脾益气之力加强，且有较强的利水消肿作用。这三味药都有补气作用，同时也都有不同的利湿作用，合用益气消肿，用于肺肾气虚证型颇适，因该证型同时挟瘀兼有湿热证，所以该组方在此三味药基础上加了较多的清热祛湿和化瘀的药物。白茅根加强祛湿利尿作用，同时也可清热、凉血止血。连翘、金银花、大青叶、紫花地丁、蒲公英都具有清热解毒作用，加防风，因其具有祛风胜湿作用，慢性肾炎的急性发病多同时有风邪所诱，防风可祛邪于外。慢性肾炎久病多有血瘀，故本方加有当归、川芎、益母草、大蓟、小蓟。当归补血行血，川芎活血化瘀，行气祛风，二药合用加强活血祛瘀，养血活血的作用。二药润燥相宜，当归之润可制川芎之辛燥，川芎辛燥又防当归之腻，祛瘀而不伤气血。后三味药益母草、大蓟、小蓟以止血尿为主，但又有不同程度的化瘀抗炎和利尿作用。

慢性肾炎的复发或加重往往与气虚外感风热有直接的关系，湿热内蕴则使病势缠绵难愈。气虚则水湿不化，日久湿邪化热，易于形成湿热；气虚血液运行无力则是血瘀，且病久入络亦必有瘀血，故瘀血与湿热是慢性肾炎最常见的实邪。上方遵循的就是扶正祛邪，标本兼治的原则。扶正固本方面，补益肺肾，调整机体免疫功能。祛邪方面清热利湿，活血化瘀。总之本方诸药合用具有益气活血、固表、清热解毒、利湿消肿等综合作用。

（二）气阴两虚证

症见：面色无华，少气乏力或易感冒，午后低热，或手足心热，口干咽燥或咽部暗红，咽痛，舌质红或偏红，少苔，脉细或弱。

慢性肾炎病变的主要脏腑在脾肾，但以肾为主，初见脾肾气虚或肺肾气虚，但随着病情发展，阴精亏耗就会出现以上一系列症状，这也是慢性肾炎病变的一般发展规律。因为脾肾气化机能衰弱，则人体精微物质的化生、转化与代谢及排泄的生理机能受到障碍而使气化不足，加之该病多病程长，致蛋白尿和低蛋白血症，旷日持久，损失较大，造成气阴两虚证。也有些慢性肾炎患者，因原来体质差，即有阴虚，起病后便会出现阴伤现象。

邱老师对该证型的治法是益气养阴，若同时兼有湿热、瘀血，方中加入清热解毒和活血化瘀的药物。常用自拟方一（治疗气阴两虚证基本方）：党参20g，生黄芪30g，沙参15g，山药15g，山茱萸15g，泽泻15g，茯苓15g，薏苡仁30g，石斛15g，生地15g。水煎服，日1剂。

拟方二（气阴两虚兼瘀血湿热证方）：党参20g，黄芪20g，沙参15g，石斛15g，生地15g，泽兰15g，知母12g，黄柏12g，白茅根20g，蒲公英15g，败酱草15g，益母草15g。水煎服，日1剂。

一方主要针对单纯的慢性肾炎气阴两虚证，除纠正气阴两虚证外还应考虑慢性肾炎的特点，即蛋白尿、血尿、水肿、高血压等症状的不同程度存在。党参、黄芪、茯苓三味药益气健脾，同时有祛湿消肿、降低尿蛋白的作用。阴虚临床表现多有午后手足烦热，口干咽燥，所以沙参、石斛、生地、山茱萸、泽泻都有滋阴清虚热的作用，同时泽泻、薏苡仁具有祛湿利尿，加强消肿的作用。所以该方也可谓标本兼顾。

二方主要针对慢性肾炎气阴两虚证兼有血瘀和湿热证。所以在组方上除用益气养阴药外，注意清热除湿和活血化瘀药物的应用，同时尽量考虑既具有清热祛湿和活血化瘀作用，而同时不会伤阴的药物。大剂量党参、黄芪益气健脾，沙参、生地、石斛滋补肾阴。知母清热泻火，又能滋阴降火，生津止渴，即既能清实热又能滋阴降虚火，加强沙参、生地、石斛的滋阴作用。黄柏能清泄湿热，又能退虚热。蒲公英能清热解毒，又能利湿。败酱草能清热解毒，又能祛瘀。白茅根清热利尿，又能凉血止血，用于该证兼有湿热血瘀证者尤为适宜。泽兰、益母草也是既有活血化瘀作用，又能利水消肿。总之以上方中药物，对于所涉及的证型，标本兼顾同时也注意到了对慢性肾炎病本身的临床症状（尿蛋白、血尿、水肿）等的治疗。

（三）脾肾阳虚证

症见：面色苍白，或晦暗，神疲乏力，畏寒肢冷，纳差，面部浮肿或全身浮肿，腰膝酸痛，舌质淡红，苔白，舌嫩淡胖，有齿痕，脉沉细或沉迟无力。

慢性肾炎脾肾阳虚证多因中阳不足，脾失健运，气不化水，水湿停留，故小便短少，出现水肿，脾阳不振，运化无权，生化乏源，故脘腹痞闷胀满，纳少，便溏，面色萎黄。脾气不足，阳不卫外，故面色无华，神疲肢冷。

邱老师对该证型的治法是首先补肾，健脾益肺为辅，对脾肾阳虚所致的水湿瘀浊内聚温阳化水，化瘀降浊，其次对有兼证者适当化裁用药。常用基本方如下：党参20g，黄芪30g，白术15g，茯苓15g，补骨脂15g，菟丝子15g，肉苁蓉15g，泽兰15g，车前子15g

（另包），枸杞子 15g，干姜 9g，肉桂 6g，薏苡仁 30g。水煎服，日1剂。

方中党参、黄芪、白术、茯苓益气健脾，同时白术、茯苓健脾利水，与干姜、肉桂配伍温肾健脾祛水湿。补骨脂、菟丝子、肉苁蓉、枸杞子配合干姜、肉桂温补肾阳。泽兰、车前子、薏苡仁合而用之，祛湿化瘀，利尿消肿。本方基本概括了益气健脾、温阳补肾、祛湿化瘀消肿的几个主要方面。脾肾阳虚证型，因脾阳不振，多导致水湿不运，病人多有不同程度的水肿，所以本方在温肾助阳，益气健脾的基础上注重祛湿、化瘀、利尿消肿的用药。

本证若兼湿热还可加蒲公英、败酱草，若血瘀较甚还可再加丹参、桃仁、红花、丹皮、川芎、益母草等几味中药。

（四）重点体征（蛋白尿、血尿）论治的探讨

1. 蛋白尿的辨证用药

蛋白尿是慢性肾小球肾炎临床主要表现，治疗在短期不易消失，且容易反复出现。为此，邱老师在治疗慢性肾炎时，特别注意蛋白尿在治疗过程中的变化和用药，积累了一些认识，现探讨于下。

（1）祛风药的应用。

慢性肾炎易感冒发烧，同时诱发蛋白尿和水肿，水肿尤以面部表现为明显。《素问·平人气象论》说"面肿曰风"。由于风邪鼓荡，水湿痰浊易生，湿浊内阻，血行不畅则瘀血内停。加之风邪既已入络，血脉已失调和，再加痰湿瘀浊留内，气血瘀滞更甚，则易生蛋白尿，病人小便多有泡沫，也与风有关。可见风邪在肾炎蛋白尿发展中起重要作用，特别是风邪与水湿痰浊瘀血相夹，使肾炎蛋白尿病人病机更趋错综复杂，病情更加顽固。因而判断该蛋白尿顽固不去，可能与风有关时，可在用方中适当加入祛风药，对快速消除蛋白尿是有所帮助的。如加入蝉蜕、全蝎，二药可配伍用药，也可使蝉蜕配合乌梢蛇，治"肾脏之风"及"外感之风"，对消除蛋

白尿作用明显。也可用紫苏叶或全蝎、蜈蚣、僵蚕等。唯有虫类药物，善于搜剔逐邪，熄风通络，直达病所，能将潜伏于内的风痰瘀血之邪深搜，不但祛除蛋白尿疗效快，而且还对肾性高血压具有良好的治疗作用。

其次，肾炎蛋白尿患者大多病程较长，除极易感受风寒、湿热等外邪外，还易使水湿痰浊瘀血内生。肾炎蛋白尿病人一旦感受外邪，不论是否导致病情反复或加重，应先驱外邪，根据病情，应用辛凉或辛温解表、清热解毒药物。常用药如薄荷、蝉蜕、葛根、防风、金银花、鱼腥草、板蓝根、射干、荆芥、桔梗、紫菀、黄芩、法半夏、生甘草。

（2）祛湿热药物的应用。

凡肾炎蛋白尿病人兼有湿热表现者，应首先清湿热，以祛邪为主。如肾炎并有尿路感染，一般蛋白尿加重，同时病人常兼见有尿频，尿急，尿痛，尿检有白细胞或脓细胞等，治以清热解毒，利尿通淋。常用药为蒲公英、野菊花、败酱草、金钱草、车前草、白茅根、苦参等。

（3）纠正阴虚的用药。

慢性肾炎，湿热久羁易伤肾阴，而且风痰湿浊瘀血等有形邪实留滞体内日久，也易化火伤阴。加之在肾炎蛋白尿治疗过程中利水药的运用，往往使阴液更易耗伤。在治疗慢性肾炎过程中，湿热与阴虚常成矛盾，化湿利水，往往不利于肾阴的恢复，滋肾养阴却常有碍于湿热的化除，因而，组方时应注意滋养肾阴、除湿、清热三类药的合理配伍。在临床上常用的养阴药有生地黄、石斛、天花粉、黄精、沙参、麦门冬、西洋参、玄参等，清热泻火药有黄芩、栀子、黄柏、黄连、知母等，化湿药有藿香、佩兰、白豆蔻、砂仁等；燥湿药有厚朴、陈皮、苍术、法半夏等，利湿药有茯苓、白术、猪苓、泽泻。薏苡仁、车前草、金钱草、白茅根等在清热除湿的同时，注意养阴生津，如此配合则湿去热除而肾阴不伤，从而有利于肾炎蛋白尿的全面治疗。

（4）注意虚证对蛋白尿的影响和用药。

蛋白尿是水谷精微外流之故，脾肾亏虚，精微不布，固摄无权，封藏失司所致。因而对肾炎尿蛋白的治疗除重视搜内风、化湿热、祛瘀血等祛邪为主进行治疗外，不可忽视兼顾脾肾，扶正达邪。特别是对肾炎蛋白尿进入晚期阶段的患者，注意补益脾肾尤显重要。对蛋白尿患者应加强健脾益肾，及时收涩固精。方中可加用芡实、金樱子等药。芡实入脾肾二经，既能健脾止泻，又能固肾涩精，兼能利水渗湿。金樱子酸涩收敛，固摄，涩精缩尿，收摄止遗。方中两药一偏涩精止遗，一偏固肾健脾，两药合用则有固涩兼得之用，从而对减轻尿蛋白的流失有很好的临床治疗作用。

2. 血尿论治

慢性肾炎的特点是肾气虚损，本虚标实。对于慢性肾炎血尿，其病主要在于一方面肾气虚损，固摄无权，同时易兼外邪；另一方面由于本病病程迁延，易致阴阳两虚，病旷日久，涉及五脏，导致气血失调，复因水湿、湿热、火毒、瘀血等相互兼夹为病，致使病情迁延，反复缠绵，出现标本同存之证，常见气阴两虚、阴虚湿热、气虚夹瘀、湿热夹瘀等虚实夹杂之证型。针对上述病机，慢性肾炎血尿不同于结石等所致的血尿，用平常的止血药往往无效。治疗时应审因证治，针对其本虚标实的病机而治，其临床常采取补泻兼施、温清并用、表里同治的原则，或滋肾，或健脾，或清热，或除湿，或化瘀，或调气等，不一而同。因久病必瘀，临床除采用一般方法外，常常在方中加化瘀止血之品，如三七、蒲黄等；久病必虚，常加用黄芪、淫羊藿、枸杞子、生地黄或熟地黄、当归、白术、山药等滋补脾肾之品。

（1）控制感染。

慢性肾炎血尿由于病情缠绵，易外受风、寒、湿、热的病邪侵袭，内受七情、饮食、劳倦或外感入里转化，易发生各种变证。现代医学研究亦发现慢性肾炎患者的免疫能力低下，易于引起各种感染。病原微生物长期存在是导致疾病迁延不愈的重要原因，因此长期感染是慢性肾炎血尿持续不消的主要原因之一。因而不少学者认为善治肾炎者当先治疗感染。许多慢性肾炎血尿的患者临床无任何症状，仅从尿检查发现有红细胞长期存在，或者有轻度腰酸、双下肢浮肿、易疲劳等，针对这种情况应从寻找感染灶入手，多可收到事倍功半的效果。

慢性肾炎血尿临床大多有两种情况：即无任何症状，尿中长期有红细胞，用普通疗法效果不好，或者病情缓解后又出现"反跳"，这些都与感染有关。感染可分为显性和隐匿性感染。显性感染自不必言。临床最常见的是各种隐匿性感染而不易被患者和医者发现，这是慢性肾炎血尿持续不消的最主要最常见的原因。常见的感染是上呼吸道感染，或皮肤、胃肠道、泌尿道、前列腺、阴茎包皮等处的感染。治疗上采取中西医结合的方法，要首先祛除感染，否则用尽它法血尿也难以消退。感染不除，血尿不消。可采取清热解毒兼以扶正的药物内服。对肾炎血尿兼慢性咽炎可用下方：蒲公英、黄芩、车前子、麦冬、桔梗、生甘草、金银花、连翘、黄柏、贝母，对血尿兼慢性鼻炎者可用下方：鱼腥草、辛夷花、石菖蒲、麻黄、白芷、白茅根、车前子、金银花、连翘、僵蚕、藁本、川芎、甘草。

（2）虚兼湿热。

对于血尿属血热或兼有感染者可用下方：生黄芪、生地黄、生甘草、白茅根、三七、大小蓟、蝉蜕、地肤子、女贞子、旱莲草加减；属脾肾阳虚者可用下方：仙茅、淫羊藿、黄芪、太子参、茯苓、白茅根、山茱萸、白术、山药、炙甘草、鱼腥草、板蓝根、蒲公英、小蓟、大蓟。

（3）注意配伍用药和平衡。

对肾炎血尿的治疗，忌用大温大补、大寒大下之品，否则攻甚则伤正，补过则恋邪。肾性血尿病程较久，往往致阴阳气血均不足，涉及五脏六腑虽有标实，治疗时亦顾及本虚。特别是无症状的血尿，温补之药慎重，以免病情反复。肾炎血尿患者若无明显的表证或实证，可服用六味地黄丸，可长期服用，也可加减化裁成汤药应用。加党参、黄芪治疗血尿兼气血亏虚者，加五味子、金樱子、芡实治疗血尿伴以尿频多者，合五皮饮治疗血尿兼肢肿者，合知母、黄柏、女贞子、旱莲草治疗血尿阴虚血热者等。其次，对于慢性肾炎所致血尿要专病专药，应在辨证的基础上加上一二味活血止血、益气补血之药，这样会提高疗效。如加黄芪、太子参治疗气虚血尿，加女贞子、旱莲草治疗阴虚血热之血尿，加仙茅、淫羊藿治疗肾气阳不足之血尿，加金银花、连翘治疗血尿兼头面部感染者，加蝉蜕、地肤子治疗血尿兼大量蛋白尿者。

三、医案

医案1

黄某，男，18岁。2008年4月6日来交大一附院中医科就诊。

主诉：因外感引起腰痛乏力、面部浮肿2年。

现病史：患者曾在当地县医院多次就诊，诊断为慢性肾小球肾炎，曾用过一个时期泼尼松（强的松），后停用，也断断续续用过一个时期中药，时好时坏，近半年常感疲乏，膝酸痛，晨起面部浮肿，咽干，易感冒，小便少，色黄，大便干结，饮食尚可，舌淡红，苔薄黄，脉细数。即让患者做尿常规检查，显示：红细胞（++），尿蛋白（++），24h尿蛋白定量检查1.5g。肾功能血清检查尿素氮5.2mmol/L，肌酐120μmol/L，血压130/88mmHg。

诊断：西医诊断：慢性肾小球肾炎。

中医辨证：肺肾气虚挟湿热证。

治法：宜益气补肾，清热利尿。

处方：黄芪30g，茯苓15g，车前子12g，生地黄15g，白茅根30g，金银花15g，赤小豆15g，泽泻12g，泽兰12g，仙鹤草30g。水煎服，日1剂，连服7剂。早晚饭后1h服。

二诊（2008年4月13日）：服用7剂后，小便畅，腰痛减轻。前方去车前子，加丹参、陈皮。服药1个月后，临床症状消失。尿常规显示：血尿（±），尿蛋白（+）。嘱其继续服药以巩固疗效。半年后复查尿常规、血常规均正常。

医案 2

周某，男，30 岁。2009 年 6 月 15 日来交大一附院中医科就诊。

主诉：患慢性肾小球肾炎 3 年。

现病史：患者 1 年前，在某市医院以脸肿、尿短赤、腰痛、蛋白尿、血尿已 3 年而被诊断为"慢性肾炎"，经治疗后好转。自诉口服泼尼松（强的松），每次 4 片，每日 3 次，连用 2 个月，现减为每次 4 片，每日 2 次，已按此剂量应用 1 个月。自觉乏力，手脚烦热，口干咽痛，身困重，尿欠畅。7 月 10 日，某院尿检示：红细胞（+），尿蛋白（++），24h 尿蛋白定量 2.5g。舌暗红，苔黄白相间而腻，脉细数。

诊断：西医诊断：慢性肾小球肾炎。

中医辨证：气阴两虚挟瘀热证。

治法：宜补益脾肾、化瘀清利瘀热。

处方：生黄芪 30g，太子参 15g，生地 15g，山药 15g，赤芍 15g，白茅根 30g，泽兰 15g，牛膝 15g，薏苡仁 30g，陈皮 12g，车前子 9g。水煎服，日 1 剂，连服 7 剂，早晚饭后 1h 服。泼尼松（强的松）仍按原剂量服用。

二诊（2009 年 6 月 23 日）：服用 7 剂后，症状有所好转，小便较前通畅，尿量增多，后以上方加减服药 1 个月后，开始逐渐减泼尼松（强的松）用量。临床改用下方：黄芪 30g，白术 15g，生甘草 15g，猪苓 12g，茯苓 15g，白茅根 30g，赤芍 15g，薏苡仁 30g，泽兰 15g。水煎服，日 1 剂。

三诊（2009 年 9 月 25 日）：服药 3 个月后，泼尼松（强的松）已减至日用量 10mg（2 片），临床症状基本消失，血尿（－），蛋白尿（±）。继以上方加减治疗。

四诊（2010 年 4 月 1 日）：服用上述中药半年后，尿常规和血常规均已正常，且泼尼松（强的松）已停用2个月。

按语： 该病例属慢性肾炎气阴两虚证，挟血瘀和虚热。在治疗方面，来院前已开始日用强的松60mg（12片），用2个月后改为日用量40mg（8片）用1个月。加用中药后5周，因症状开始减轻，所以除继续用中药外，激素开始减量，从8片逐渐减至2片（10mg）。在减激素过程中，中药组方尽量考虑加入具有类激素的药物以代替激素的减量。甘草、白术都有较明显的类激素作用，尤其甘草的副作用也有类激素的水钠潴留引起面部浮肿的现象。但方中加入猪苓、白茅根、薏苡仁等祛湿利尿药对抗了激素和甘草这一副作用，赤芍凉血活血，泽兰活血利尿。这组中药和激素同用，互相抑制不良反应且加强了疗效，所以治疗该证病人基本可恢复。

医案3

郑某，女，44岁。2009年7月12日来交大一附院中医科就诊。

主诉： 患慢性肾小球肾炎4年，时轻时重，迁延不愈。

现病史： 患者4年前患慢性肾小球肾炎，时轻时重，迁延不愈。现症：腰酸膝软，面色㿠白，乏力纳差，肢寒怕冷，小便不利，全身浮肿，尤以头面部为著，舌质淡，脉沉细。尿检示：蛋白（＋＋＋），颗粒管型（2~3个），红细胞（6~8个/HP），白细胞（2~3个/HP）。血检示：血红蛋白100g/L，尿素氮8.2mmol/L（参考值：2.5~6.3mmol/L），肌酐176μmol/L（参考值：男60~120μmol/L，女50~105μmol/L）。

诊断： 西医诊断：慢性肾小球肾炎。

中医辨证：脾肾阳虚证。

治法： 温阳化水，化瘀降浊，健脾益肾。

处方： 党参20g，黄芪30g，茯苓15g，白术15g，制附子6g，肉桂6g，巴戟天15g，泽兰15g，猪苓15g，菟丝子15g，大腹皮10g，车前子9g，薏苡仁30g。水煎服，日1剂，连服3周。

二诊（2009年8月3日）： 服用3周后，患者浮肿消失，复查尿蛋白（＋），红细胞（3～5个），血检示：尿素氮6.0mmol/L，肌酐120μmol/L。实验室检查和体征都有所减轻，但仍觉疲乏，怕冷。用原方去车前子、大腹皮、猪苓，加川芎、丹参各15g。水煎服，日1剂，连服2个月。

三诊（2009年10月8日）：复查尿素氮4.6mmol/L，肌酐98μmol/L。尿蛋白偶尔（±），诸症消失，遂用原方加减治疗2个月。随访半年，已正常。

医案4

魏某，男，25岁，农民。2011年10月15日来交大一附院中医科就诊。

主诉：慢性肾炎3年，时轻时重。

现病史：3年前因一次感冒后，出现面浮肢肿，在当地卫生院按急性肾炎治疗1月余，症状消失。以后每当劳累，感冒后面部浮肿又起，有时手足也有轻度浮肿，就诊前1个月，因劳累而病情复发。症见：腰背酸痛，乏力，食欲不振，小便短赤，咽痛，面部又显浮肿，舌红暗，苔黄厚，脉沉数滑。查：BP130/85mmHg，BUN7.8mmol/L（参考值2.5～6.3mmol/L），Cr186μmol/L（参考值：男60～120μmol/L，女50～105μmol/L），胆固醇11.4mmol/L，Hb10.5g/ml，尿蛋白（＋＋＋）。

诊断：西医诊断：慢性肾小球肾炎。

中医辨证：脾肾气虚挟湿热兼血瘀证。

治法：宜补肾健脾，祛湿化浊，佐以活血化瘀。

处方：党参20g，黄芪30g，白术15g，茯苓15g，薏苡仁30g，金银花15g，连翘15g，蒲公英15g，蝉衣9g，赤芍15g，红花12g，砂仁15g。水煎服，日1剂，连服1个月。

二诊（2011年11月17日）：此方服用1个月后，浮肿基本消散，舌淡苔薄黄，小便清，热象去，肾功能恢复正常，尿蛋白（＋）。上方去金银花、连翘、蒲公英，加枸杞子、女贞子、益母草、菟丝子。再服用2月余，尿蛋白（＋）。后将此方制成丸剂，继续服用以巩固疗效。

第四节　肝硬化

肝硬化是临床常见的慢性进行性肝病，是由一种或多种病因长期或反复作用形成的弥漫性肝损害。在我国大多数为肝炎后肝硬化，少部分为酒精性肝硬化和血吸虫性肝硬化。病理组织学上有广泛的肝细胞坏死、残存肝细胞结节性再生、结缔组织增生与纤维隔形成，导致肝小叶结构破坏和假小叶形成，肝脏逐渐变形、变硬而发展为肝硬化。早期由于肝脏代偿功能较强可无明显症状，后期则以肝功能损害和门脉高压为主要表现，并有多系统受累，晚期常出现上消化道出血、肝性脑病、继发感染、脾功能亢进、腹水、癌变等并发症。

中医根据肝硬化各阶段、各类型证候表现不同，称本病为"胁痛""腹胀""癥积""癖块""痞癖""膨胀"等病证。

一、病因病机

中医认为肝硬化的发生多因嗜酒过度、饮食不节、七情内伤、劳欲损伤、外感湿热毒邪，以黄疸、积聚失治、误治，导致气滞血瘀水停蓄积腹内所致。病机关键是肝血瘀滞，肝络瘀阻，病久损及脾胃而与脾的关系密切，晚期还可损及肾阴、肾阳。

肝硬化病位涉及肝、脾、肾三脏，首先是肝硬化功能的彼此失调，肝气郁遏日久，势必木郁乘土，即所谓"见肝之病，知肝传脾"。肝脾既损，疏泄及运化功能失常，而致气滞、血瘀、痰凝、湿阻，逐渐在腹腔内结成癥积、痞块。久则由脾及肾，肾阳虚损，阳损及阴；或湿热内盛，耗伤阴津，则肝肾之阳不足，阴无所化，水津失布，以致肝、脾、肾三脏俱虚，功能失调，虚者愈虚；气、血、水壅结腹中，水湿不化，实者愈实。故本虚标实、虚实交错为本病的主要病理特点[9]。

二、辨证论治

肝硬化的治疗，是一个复杂的问题，若治疗不当，或患者不注意保养，该病预后就会很差。因而对肝硬化的治疗应尽量发挥中西医结合的作用，首先利用现代医学的实验室和影像学检查资料，对疾病的发展有更加明确的了解，辨证施治也会更加有的放矢。其次，应该了解现代医学对肝硬化的分期特点，使中医辨证分型组方用药能够更加完善。

现代医学将肝硬化分为早、中、晚期，按是否代偿可分为代偿期和失代偿期。失代偿期是肝硬化晚期的一种表现，也是肝硬化最重要的时期。现将代偿期和失代偿期的临床表现特点叙述于下。

代偿期，该期多处于肝硬化的早期和中期，可有肝炎临床表现，亦可隐匿起病。可有轻度乏力，腹胀，肝脾肿大，轻度黄疸，肝掌，蜘蛛痣。

失代偿期，该期多属肝硬化晚期，有肝功能损害及门脉高压症候群：①全身症状：乏力，消瘦，面色晦暗，尿少，下肢水肿；②消化道症状：食欲减退，腹胀，胃肠功能紊乱，吸收不良综合征，肝源性糖尿病（可出现多尿、多食等症状）；③出血倾向及贫血，齿龈出血，鼻衄，紫癜，贫血；④内分泌障碍：蜘蛛痣，肝掌，皮肤色素沉着，女性月经失调，男性乳房发育，腮腺肿大；⑤低蛋白血症：双下肢水肿，尿少，腹腔积液，肝源性胸腔积液；⑥门脉高压：腹腔积液，胸腔积液，脾大，脾功能亢进，门脉侧支循环建立，食管－胃底静脉曲张，腹壁静脉曲张。

邱老师对肝硬化的辨证分型是建立在西医的早、中、晚三期基础上进行分型。

肝硬化早期的表现：早期症状不明显，部分病人可以有以下症状：①出现慢性消化不良，食纳减退，腹胀或伴便秘腹泻或肝区隐痛，劳累后明显；②全身症状主要是乏力，容易疲倦，体力减退，少数病人可出现脸部色素沉着；③少数病人可出现蜘蛛痣，肝脏轻度到中度肿大，多见于酒精性肝硬化患者，一般无压痛，脾脏可正常或轻度肿大；④女性可出现月经紊乱，乳房缩小；⑤男性可见乳房增大，胀痛，睾丸萎缩。

肝硬化中期的表现：①肝功能下降。这是中期肝硬化的常见表现，出现消瘦、无力以及食欲下降等表现，同时患者还会有内分泌失调、出血、黄疸以及肝性脑病等症状。②脾肿大。随着病情不断地发展，肝脏由早期的肿大逐渐变小，质地坚硬。另外，中期肝硬化患者还会有不同程度上的脾脏肿大症状。③贫血或呕血。中期容易出现门脉高压症，同时会导致患者出现呕血、黑便的出现。④肤色。大约20%的肝硬化患者会有不同程度的肤色变化，多数的患者都是黝黑的，没有什么光泽。中期蜘蛛痣和肝掌特别明显。

肝硬化晚期的表现：①乏力明显，体重下降，皮肤干枯粗糙，面色晦暗黝黑，部分病人有不规则低热，与肝细胞坏死有关；②食欲减退明显，伴有恶心，呕吐，营养状况差；③食管静脉曲张，脾大易出血或消化道大出血，同时常有鼻衄，齿龈出血，皮肤瘀斑；④半数以上患者有轻度黄疸，少数有中度或重度黄疸；⑤可出现精神神经症状，如嗜睡、兴奋、木僵、昏迷等；⑥腹水日趋严重，或同时伴下肢水肿，部分患者可出现肝性腹水，以右侧多见，主要因门脉压力升高，血浆胶体渗透压下降，有效血容量不足等所致。

（一）初期

1. 实证

（1）肝郁气滞型：症见胸胁走串，胸脘闷满，苔薄脉弦。

邱老师对该证型的治疗原则是疏肝理气。常用柴胡疏肝散加减化裁：柴胡12g，陈皮10g，川芎15g，香附12g，赤芍15g，甘草12g，丹参15g，鳖甲15g，穿山甲9g，当归15g。水煎服，日1剂。

本方在行气、疏肝解郁的基础上加适量活血药和软坚散结方药。

（2）肝郁脾虚型：症见胸胁疼痛，脘腹闷满，同时兼有乏力、纳呆、面㿠白、便溏等，舌淡苔薄，脉弦弱。

邱老师对该证型的治法是疏肝健脾。常用自拟方：党参 20g，白术 12g，茯苓 15g，甘草 12g，柴胡 15g，芍药 15g，陈皮 10g，川芎 10g，香附 10g，丹参 15g，当归 15g，穿山甲 9g。水煎服，日1 剂。

本方在行气、疏肝解郁的基础上加适量活血药和软坚散结方药，同时加用健脾药。

（3）湿热困脾型：症见胁痛，肢困，乏力，纳呆，恶心，苔滞腻黄，脉滑略数。

邱老师对该证型的治法是软坚化瘀，清热祛湿。常用方：鳖甲 15g，穿山甲 10g，生牡蛎 30g，当归 15g，三七 9g，黄芪 20g，党参 20g，白术 12g，垂盆草 20g，金钱草 15g，马鞭草 15g，板蓝根 15g，蒲公英 15g。水煎服，日 1 剂。

方中鳖甲、穿山甲、生牡蛎、当归、三七等软坚化瘀，可起到预防肝纤维化的继续发展，抑制纤维组织的增生；加黄芪、白术、党参益气健脾；加垂盆草、金钱草、马鞭草、板蓝根、蒲公英，清热祛湿是该证型的主要用药。

（4）脾郁湿寒型：症见纳呆，便溏，口淡乏味，肢体畏寒，喜热恶寒，苔腻厚白，脉沉滑。

邱老师对该证型的治法是芳香化湿为主。常用藿香正气散、藿朴夏苓汤、三仁汤进行加减化裁：藿香 10g，佩兰 10g，白豆蔻 12g，薏苡仁 20g，法半夏 10g，厚朴 10g，当归 15g，木香 10g，丹参 15g，山楂 15g。水煎服，日 1 剂。

本证是脾虚寒湿证，脾为湿所困，属寒，舌苔白腻，所以应当用藿香、佩兰、白豆蔻等芳香化湿药，祛湿开胃，为了进一步加强祛湿，又加薏苡仁渗湿健脾，疏导下焦，半夏、厚朴辛开苦降，行气化湿，散满除痞；木香、丹参、山楂、当归理气化瘀。

（5）热毒内蕴型：症见心烦气躁，口臭口苦，发热便结，口渴喜凉，苔黄厚腻，舌质红，脉弦数。热邪里蕴，舌红脉弦数。

邱老师对该证型的治疗原则是清热解毒，同时活血化瘀。常用自拟方：丹皮 15g，水牛角粉 9g，丹参 15g，生地 15g，桃仁 12g，白茅根 15g，连翘 15g，龙胆草 12g，败酱草 15g，蒲公英 15g，生甘草 12g。水煎服，日 1 剂。

前 6 味药以凉血、活血解毒为主，后 5 味药以清热解毒为主。

2. 虚证

（1）脾胃气虚型：症见消化不良，纳呆脘闷，嗳气，乏力，面㿠白，便溏，苔薄白，脉虚弱。

邱老师对该证型的治法是在化瘀软坚基础上益气健脾。常拟方如下：鳖甲 15g，穿山甲 9g，红花 12g，桃仁 12g，熟地 15g，白芍 15g，川芎 15g，当归 15g，党参 20g，白术 15g，炒山楂 15g，枳壳 6g，甘草 10g。水煎服，日 1 剂。

治疗肝硬化，无论虚实、寒、热、湿，其组方都当以活血化瘀，软坚散结为主，然后再根据其证候特点加减化裁。本证属脾虚，有消化不良，纳呆脘闷等症，所以在治本（肝纤维化）基础上加减健脾和助消化药，如党参、白术、炒山楂、枳壳、甘草等。

（2）肝阳不足型：症见气虚胀满，少腹痛，肢凉，阴囊收缩，受寒则甚，得热而缓，舌滑润，苔薄白，脉沉弦或迟。

邱老师对该证型的治法是温补肝肾。常在暖肝煎基础上加减化裁，方如下：当归 15g，枸杞子 15g，小茴香 9g，肉桂 6g，乌药 12g，茯苓 15g，丹参 15g，桃仁 15g，炙鳖甲 15g，生牡蛎 15g，甘草 6g。水煎服，日 1 剂。

本方基本套用暖肝煎全方，然后适当加平和的活血散结药，暖肝煎治证为肝阳不足，寒客肝脉，气机郁滞。阳虚不能御寒，故寒从不受，少腹冷痛，畏寒喜暖。针对本证肝肾虚寒，气机郁滞的病机，故治宜暖肝温肾，行气止痛之法。

（3）肝阴不足型：症见头目昏眩欲倒，昏而胀痛，耳鸣耳聋，筋惕肉瞤，苔净，脉弦细。

邱老师对该证型的治法是益肝养阴。常用一贯煎和知柏地黄丸加减化裁，拟方如下：当归15g，麦冬15g，柴胡15g，熟地20g，山萸肉15g，山药15g，泽泻15g，丹皮15g，茯苓15g，知母12g，沙参15g，鳖甲15g，牡蛎20g，枸杞子15g。水煎服，日1剂。

本方以滋阴补肾为主，同时加软坚散结药以抑制肝纤维化的发展。

（二）中期

1. 实证

气滞血郁型：症见胸胁胀满，走串疼痛，右胁痞块刺痛拒按，舌紫暗或瘀斑，脉细涩。

邱老师对该证型的治疗原则是化瘀通络为主。常在复元活血汤基础上加减化裁，或用大黄䗪虫丸。自拟方如下：生地黄15g，丹参15g，郁金15g，延胡索10g，赤芍15g，丹皮15g，三棱15g，莪术15g，鳖甲12g，生牡蛎20g，没药6g，桃仁15g，穿山甲9g。水煎服，日1剂。

本方是在补肝、柔肝止痛的基础上加活血化瘀以及消癥软坚，促使肝功能的恢复和抑制肝纤维化的发展。

2. 虚证

（1）血虚兼瘀型：症见面暗，舌爪淡白，头晕眼花，心悸失眠，手足发麻，痞块刺痛，肌肤甲错，舌淡或紫暗有瘀斑，脉细涩。

邱老师对该证型的治法是养血行瘀。常用桃红四物汤合三甲汤加减化裁，方如下：桃仁12g，红花12g，熟地黄15g，川芎15g，当归15g，白芍15g，鳖甲15g，穿山甲9g，牡蛎20g，黄芪30g，党参20g，甘草12g。水煎服，日1剂。

前6味即桃红四物汤，养血活血；鳖甲、穿山甲、牡蛎即三甲汤，起到软坚散结的作用，加黄芪，该药与当归配伍，为临床常用的气血双补药对之一。前人有"气能生血""血为气之母"之说，合用可以使气壮血旺，再加党参、甘草加强了黄芪、当归补益气血的作用。

（2）肝肾阴虚型：症见除有肝阴不足之证外，并见少寐健忘，腰酸腿软，遗精阳痿，口干舌红少津，脉细。

邱老师对该证型的治法是滋阴养肝，同时加活血化瘀之药。常用方为膈下逐瘀汤加一贯煎化裁：当归12g，川芎12g，桃仁12g，丹皮15g，赤芍15g，乌药12g，延胡索9g，香附12g，红花15g，枳壳9g，北沙参15g，麦门冬15g，生地15g，枸杞子15g。水煎服，日1剂。

膈下逐瘀汤是王清任（清）为膈下瘀血证而拟定的方剂，其症中即有肚腹积块，痛处不移的内容。一贯煎是针对阴虚肝郁证而设，其症有胸脘胁痛，舌红少津等表现，两方合用适宜肝硬化兼瘀之证。

（三）晚期

除以上症状外，主要以臌为主。此期一般证候是腹部肿大，初按柔软，渐则坚硬，可有青筋暴露，脐心突起，面黧黑，肢消瘦，或两目发黄，胸颈红丝赤缕，肌肤甲错，纳呆进食则胀，或衄血。

1. 实证

（1）气滞水裹型：症见胸胁闷满、撑胀，畏食少进，嗳气不爽，溲短尿少，腹大按之不坚，苔白腻，脉弦而滑。

邱老师对该证型的治法是一方面疏肝理气，另一方面除湿散满。常在柴胡疏肝散合胃苓汤基础上加减化裁，拟方如下：陈皮9g，柴胡12g，川芎12g，香附12g，枳壳6g，芍药15g，泽泻15g，茯苓15g，桂枝6g，大腹皮12g，三棱15g，莪术15g，车前子15g，白茅根30g，甘草6g。水煎服，日1剂。

气滞水裹，本质是虚，所以开始则病气，次则病血，再则病水。气可以影响血，血又可以影响气。气虚为本，血滞血瘀为标，水乃为标中之标。所以治疗肝硬化之腹水以利尿为主，辅以理气活血，使气行则瘀血散而积水消。所以方中大腹皮、泽泻、猪苓、茯苓、车前子、白茅根等以利水缓急，同时以香附、陈皮、三棱、莪术、柴胡等疏肝行气化瘀。补气补血之药待腹水消后再用，以免腻滞之品影响行气利水之弊。

（2）寒湿困脾型：症见腹大胀满如囊裹水，胸闷腹满得热则缓，精神困倦，怯寒懒动，溲短便溏，口干不思饮，苔白脉缓滑。

邱老师对该证型的治法是温中运湿。常用实脾饮加减化裁，拟方如下：制附子10g，干姜10g，炒白术15g，茯苓15g，厚朴15g，木香10g，草果10g，丹参20g，泽兰10g，车前子15g，大腹皮20g，木瓜10g，白茅根30g，甘草6g。水煎服，日1剂。

本方所治为阴水，乃脾肾阳虚，土不制水，肾不主水，水湿内积，气机阻滞所致。水为阴邪，其性重浊下趋，因脾肾阳虚，气不化水，水气内停下聚，故水湿内阻，气机失畅，则下腹胀满；脾阳虚少，温煦不力，则四肢不温；水走肠间，则大便溏薄。口不渴，苔白腻，脉缓滑，为阳气虚少，水湿壅盛之象。本证病机为脾肾阳虚，水湿停聚，气机壅滞。方用附子大辛大热，温壮肾阳，祛寒逐湿；干姜辛热，温脾驱寒，与附子相合，温补脾肾，抑阴扶阳；茯苓渗湿利水，白术补脾燥湿，二味相合，健脾祛湿；木瓜酸温，醒脾化湿，并涩津敛液而护阴；厚朴、木香、大腹皮、草果皆为辛温气香之品，行气燥湿利水，消胀除满，再加丹参、泽兰、车前子以活血利水；炙甘草健脾和药。诸药合用共奏温阳健脾，行气利水之功。本方温肾助阳、健脾运湿、行气利水并用，重在崇土实脾而制水。

（3）湿热蕴结型：症见腹大坚满，脘胀撑急疼痛，烦热口苦，渴不欲饮，便秘溏垢，尿赤而短，或则身目悉黄，苔黄腻厚或灰褐，脉弦滑数。

邱老师对该证型的治法是清热利湿，攻下逐水。拟方如下：黄芩15g，黄连10g，知母9g，厚朴9g，枳壳6g，半夏10g，陈皮9g，茯苓15g，猪苓15g，泽泻15g，茵陈蒿15g，山栀子12g，大黄

10g。水煎服，日 1 剂。

此方从 2 个方面组方，即清热利湿药加理气燥湿药。

（4）血瘀肝脾型：症见腹大坚满，胁胀疼痛，青筋暴露，面色黧黑，头颈血痣，红丝赤缕，掌赤唇紫褐，口渴不欲饮，舌紫脉细涩。

邱老师对该证型的治法是活血化瘀利水。常用调营饮加减化裁。方如下：三棱 12g，莪术 12g，川芎 15g，当归 15g，延胡索 10g，瞿麦 15g，大黄 10g，赤芍 15g，槟榔 10g，陈皮 10g，大腹皮 15g，葶苈子 15g，茯苓 15g，桑白皮 15g。水煎服，日 1 剂。

方中当归、川芎、赤芍等活血化瘀，三棱、莪术、延胡索、大黄、陈皮散气破血，瞿麦、槟榔、葶苈子、茯苓、桑白皮行气利水。

2. 虚证

（1）脾肾阳虚型：症见腹胀大，入暮尤甚，脘闷纳呆，神疲怯寒肤冷，尿少肢浮肿，阴囊肿，舌苔薄，脉沉细而弦。

邱老师对该证型的治法是温补脾肾，行气利水。常用附子理中丸合五苓散以治之。

（2）肝肾阴虚型：症见腹大胀满，尿少，面晦心烦，衄血，口干舌燥，舌红少津，脉细弦数。

邱老师对该证型的治法是滋养肝肾，活血化瘀。宜用六味地黄丸或一贯煎合膈下逐瘀汤。

肝硬化治疗比较复杂，尤其出现腹水，多进入中晚期，或曰失代偿期，此时病变多端，错综复杂，临床证型不一，多虚实互见，寒热夹杂，气滞、血瘀、水积混为一体，辨证论治应各方结合，注意年龄、体质以及现代化实验室、影像学检查，用药寒、温，活血、利水，孰重孰轻，平缓先后都应考虑到。治疗本病虽然要以化瘀软坚为主，但用药不可太猛，以平和为主，使瘀去而不伤正；扶正也不可峻补，只宜缓补平补，使补虚而不伤邪，清利湿热，应甘寒解毒，甘淡利湿，避免大苦、大寒之剂，以免伤脾胃。该病程较长，应有长期治疗的用药考虑，才能收到较好的效果。对待中、晚期肝硬化，尤其腹水严重者，更应注意中西医结合。如西医的支持治疗（输入人血白蛋白和血浆等）和穿刺放腹水，与中药调理肝脾、活血利水相结合，这样既能在短期内消退胸腹水，又能够巩固疗效，减少复发，改善预后，达到标本兼治的目的。

三、医案

医案1

黄某，男，48岁，农民。2009年5月11日来交大一附院门诊中医科就诊。

主诉：患乙型肝炎7年多，肝硬化3年。

现病史：患乙型肝炎7年多，在当地县医院诊断为肝硬化3年。现症：自觉乏力，纳差，腹胀，胁痛，腰困。检查：面色少华，巩膜及皮肤未见黄染及出血点，左手背有2枚蜘蛛痣。肝未触及，脾大左胁下2.0cm，质软。腹水征（－），双下肢凹陷性浮肿。舌质紫暗，苔薄白，脉沉。血总胆红素（BiL）正常，谷丙转氨酶（ALT）50IU/L，血清总蛋白（Tpr）60.9g/L（正常值60～80g/L），白蛋白（Alb）31.55g/L（正常值35～55g/L）；血清透明质酸酶（HA）186μg/L（正常值2～110μg/L），HBsAg（＋），抗－HBs（－），HBeAg（＋），抗－HBe（－），抗HBc（＋），HBV-DNA3000IU/ml（正常值＜1000IU/ml）。B超检查示肝脏被膜呈小波浪状，内部回声增粗增强，门脉主干内径1.4cm，脾厚4.9cm，左肋缘下2.0cm，脾静脉内径1.0cm。

诊断：西医诊断：乙肝肝硬化。

中医辨证：气滞血瘀证。

治法：行气化瘀通络。

处方：生地15g，当归15g，黄芪20g，丹参15g，赤芍20g，红花15g，桃仁15g，泽泻12g，茯苓15g，延胡索10g，陈皮10g，山楂12g。水煎服，日1剂，连用14剂。患者应用贺普丁＋阿德福韦酯连用 1 年，现在还用，嘱其继续应用西药。

二诊（2009 年 5 月 26 日）：服用上药 2 周觉腹胀、胁痛稍有减轻，下肢浮肿消退，但仍觉乏力，纳差，腰困，舌紫，脉沉细。方剂调整为：黄芪30g，党参20g，茯苓15g，当归10g，陈皮10g，鳖甲15g，穿山甲9g，牡蛎20g，川芎15g，丹参15g，山楂15g，延胡索12g，没药6g。水煎服，日 1 剂，连用14 剂。调整后加强了益气行气作用，同时在这个基础上加软坚散结药物。

三诊（2009 年 6 月 11 日）：服用上方 2 周后觉精神好转，疲乏消失，食欲也明显好转，舌紫减轻转暗红，脉沉有力，上方调整，继服。

四诊（2009 年 8 月 13 日）：服上方 2 个月后精神好转，体力明显恢复，面色红润，其他症状基本消失。汤药停用，改用大黄䗪虫丸，长期应用，西药核苷类药物（贺普丁＋阿德福韦酯）继用。

五诊（2010 年 1 月 9 日）：服用 6 个月后，复查 BiL 正常，ALT 正常，HA85μg/L，HBsAg（＋），抗 – HBs（－），HBe（－），抗 – HBeAg（－），抗 HBc（＋），HBV – DNA ＜ 1000，实验室检查大部分正常，既与核苷类药物有关，也与中药有关。胃镜检查示食管及胃底均未见明显曲张的静脉。B 超检查示肝脏回声增强，门脉主干内径 1.2cm，脾厚 4.0cm，左肋缘下未探及，脾静脉内径 1.0cm，嘱其继续服用中药大黄䗪虫丸 3 个月。随访 7 年，面色、体力、精神状况均正常，无明显不适，多次反复查肝功均无异常，一直坚持正常工作。

医案 2

韩某，女，45 岁。2001 年 10 月 5 日来交大一附院就诊。

主诉：乙肝肝硬化伴腹水 2 年余。

现病史：患者十多年前在渭南市中心医院就诊发现患有乙肝，当时检查报告：HBsAg（＋），抗 – HBs（－），HBeAg（＋），抗 – HBe（－），抗 HBc（＋），HBV – DNA1.5 × 10⁵拷贝/ml（正常值 ＜ 10³拷贝/ml），其他检查未保存，不详。十多年来因经济问题未连续应用过核苷类药物。2年来发现腹胀闷，在渭南中心医院诊断为肝硬化。近2个月腹胀加重，医院诊断肝硬化腹水。同时伴乏力，纳差，检查：体温37.0℃，巩膜及全身皮肤轻度黄染，神志清，回答正常。腹部膨隆，腹围85cm，肝肋下未触及，脾脏左肋缘下2.5cm，下肢凹陷性浮肿。舌质红绛，苔微黄，脉沉弦。TBiL421.4μmol/L，ALT560IU/L，TP（ROT）60.0g/L，Alb29.0g/L，凝血酶原活动度60%；HBsAg（＋），抗－HBs（－），HBeAg（－），抗－HBe（－），抗－HBe（＋），HBV－DNA（$1.0×10^4$拷贝/L）。腹水常规检查符合漏出液。B超检查示肝脏被膜欠规整，肝内回声增粗增强，门脉主干内径1.5cm，脾肋间厚5.1cm，左肋缘下大2.5cm，脾静脉内径1.1cm。腹腔内可见大量液性暗区反射。

诊断：西医诊断：乙肝肝硬化，肝腹水。

中医辨证：气滞血瘀，水湿停聚证。

治法：行气利水，活血化瘀。

处方：广木香10g，枳实15g，生大黄6g，陈皮10g，青皮10g，茯苓15g，猪苓15g，车前子20g，生白术12g，当归15g，大腹皮20g，赤芍30g，黄芪30g，炙鳖甲15g，生牡蛎15g。水煎服，日1剂，连服14剂。

同时加用核苷类药贺普丁1d1片（0.1g），并间断交替静点白蛋白、全血及血浆以提高胶体渗透压，适当加氢氯噻嗪（双氢克尿噻），并注意纠正电解质。

二诊（2001年10月20日）：服用上方14剂，症状有明显减轻。腹围减至78cm，精神好转，食欲增加。继续服20剂，西药按常规应用。

三诊（2001年11月10日）：仅存少量腹水，体力明显恢复，饮食基本正常。舌质红，苔薄黄，脉沉。TBiL51.3μmol/L，ALT正常，TPr65.2g/L，Alb35.5g/L，B超检查示肝脏被膜欠规整，肝内回声增粗增强，门脉主干内径1.3cm，脾肋间厚4.5cm，左肋缘下大1.5cm，脾静脉内径0.9cm，腹腔内未见液性暗区反射。改方为：

生黄芪30g，柴胡15g，赤芍20g，丹参15g，牡丹皮15g，水牛角粉15g，红花15g，茯苓15g，白术15g，生大黄6g，桃仁12g，生地黄12g，炙鳖甲15g，生牡蛎15g，白花蛇舌草20g，连翘30g，甘草5g。水煎服，日1剂，连服20剂。

四诊（2001年12月2日）：复查肝功能全部恢复正常，乃停服汤药，改服大黄䗪虫丸，同时每日加服炒鳖甲粉30g（水冲服）6个月。随访1年，一般情况良好，未见黄疸、腹水，可以一般工作。

按语：以高酶、伴腹水、舌质红绛为主要临床表现的活动性肝硬化属瘀血范畴，其主要病机是血热血瘀，疫毒内燔，临证之时但见其中二三症便是，不必悉具。治疗本病用一般清热利湿甚难获效，应凉血活血为主重用赤芍、水牛角粉、丹皮清除血中之瘀热。此外，大黄集通腑、清热解毒、凉血活血于一身，故宜选用，但应掌握剂量，以每日大便3次为宜。

医案3

患者李某，男46岁，渭南人。2013年2月11日来西安交通大学第一附属医院中医科就诊。

主诉：乙肝8年，近半月上腹胀满不适。

现病史：既往有慢性乙肝8年，近半月来出现上腹胀满不适，餐后明显，伴乏力，纳差，口干。现症：腹大胀满，精神疲乏，腰膝酸软，面色晦暗，口干舌燥，五心烦热，失眠多梦，溲短尿少。舌紫暗，脉沉细。查体：心肺（-），腹部膨隆，无压痛及反跳痛，移动性浊音（+），腹水征（++），肝未触及，脾大左肋下2.0cm，质软双下肢无浮肿，大便正常，小便少。舌红少津，脉沉细数。生化检查：血总胆红素、谷丙转氨酶、谷草转氨酶、血清总蛋白、白蛋白均正常；HBsAg（+），抗-HBs（-），HBeAg（+），抗-HBe（-），抗HBc（+），HBV-DNA<1.00E+003IU/ml；腹部CT平扫+增强提示：肝硬化腹水，脾大。B超提示：脾大，门脉主干内径1.4cm，脾肋间厚5.3cm，左肋缘下大

2.2cm，脾静脉内径 1.2cm，中量腹水。

诊断：西医诊断：肝硬化（失代偿期）。

中医辨证：肝肾阴虚证。

治法：滋养肝肾，利水消膨，活血化瘀。

处方：方用膈下逐瘀汤加一贯煎化裁：当归 12g，川芎 12g，桃仁 12g，丹皮 15g，赤芍 15g，乌药 12g，延胡索 9g，香附 12g，红花 15g，枳壳 9g，北沙参 15g，麦门冬 15g，生地 15g，枸杞子 15g，猪苓 10g，泽泻 15g，车前子 10g（另包）。水煎服，日 1 剂，连用 14 剂。该方滋阴养肝，活血化瘀。

二诊（2013 年 2 月 25 日）：服用上药 14d 觉腹胀，腰膝酸软、口干舌燥、五心烦热、失眠多梦有所减轻，但仍觉乏力，腹水有减轻，但仍有移动性浊音，纳差，舌紫，脉沉细。上方加党参 20g，黄芪 30g，茯苓皮 15g 以加强益气行气作用。连服 14 剂。

三诊（2013 年 3 月 13 日）：服用上药 14 剂后觉精神好转，乏力消失，纳差、口干舌燥、失眠多梦等症状基本消失，腹水明显减轻，移动性浊音不明显，舌红苔薄，脉沉有力。上方继续服用。

四诊（2013 年 3 月 27 日）：腹胀基本消失，精神好转，体力明显恢复，面色、睡眠均正常，改用大黄䗪虫丸服用 2 个月。西药拉米呋定片 1d 1 片（0.1g）继续服用。

五诊（2013 年 6 月 3 日）：复查血总胆红素、谷丙转氨酶、谷草转氨酶、血清总蛋白、白蛋白均正常；HBsAg（－），抗－HBs（－），HBeAg（－），抗－HBe（－），抗 HBc（－），HBV－DNA <1.00E＋003IU/ml；B 超提示：门脉主干内径 1.1cm，脾肋间厚 4.1cm，脾静脉内径 1.2cm。嘱继续服用大黄䗪虫丸，同时加用拉米呋定片 1d 1 片（0.1g）。随访 1 年，面色、体力、精神状况均正常，无明显不适，多次复查肝功均无异常，一直坚持正常工作。

第五节　脑血管病（中风病）

　　脑血管意外，属于祖国医学中风范畴，目前分为出血性与缺血性2种。中风在《素问·生气通天论》中说："阳气者，大怒则行气绝而血菀于上，使人薄厥。"因此，无论是出血还是缺血，虽在初期其病理变化不一，但有相同的症状，只是轻重程度不同而已，可出现中络、中经、中脏腑之症状，但是出血性中风恢复期的病理结果和缺血性中风的结果都是瘀血阻滞，脑脉不通，但由于兼症不同，故必须采取异病同治的辨证论治方法，才能取得满意的效果。这就是说脑血管意外无论是出血性或缺血性，在恢复期其辨证论治的方法基本是相同的。

一、病因病机

　　邱老师多年来，在中医科接待中风恢复期病人较多，发现发病年龄趋于年轻化。文献记载从前该病主要发病于50岁以后，65岁以后增加最为明显，75岁以上者，发病率是45~54岁的5~8倍。但邱老师近年接触这方面病人45~55岁的人最多，大有颠覆以往调查研究数据的倾向。邱老师认为其可能与以下原因有关。

（一）饮食与行为

　　《素问·上古天真论》说："今时之人，以酒为浆，以妄为常，醉以入房，以欲竭其精，以耗散其真，不知持满，不时御神，务快其心。逆于生乐，起居无节，故半百而衰也。"现在有些年轻人，把上千年前的《黄帝内经》批评的不良行为，几乎百分之百做到了。现在人们的生活水平普遍提高了，食品也丰富了，因而不少中青年人饮食不节，嗜酒肥甘，亦有不少人酗酒后仍肆意行房，恣情色欲而伤阴气，耗散真元，这些都为动脉硬化的发生埋下了伏笔。

（二）情志所伤

当今社会工业高速发展，现在已经全面进入了信息时代，生活节奏加快，人们精神也高度紧张，工作压力、生活压力、心理压力加大，容易造成五志过极，心火暴盛。正如《素问·阴阳应象大论》所说"人有五志化五气，以生喜怒悲忧恐"，心"在志为喜"，肝"在志为怒"，脾"在志为思"，肺"在志为忧"，肾"在志为恐"。不同的情志变化，对内脏有不同的影响。故《黄帝内经》认为"怒伤肝，喜伤心，思伤脾，悲伤肺，恐伤肾"。五志的异常变化可伤及内脏，主要是影响内脏的气机，使气机升降失常，气血功能紊乱。现代医学也认为，长期的紧张情绪，可以引起内分泌功能紊乱而导致动脉硬化和高血压病的发生，而动脉硬化、高血压又是诱发中风的主要原因。中年人，在单位多担当着重要工作，在家庭中也是挑大梁的，上有父母，下有儿女，所以无论在工作还是生活中，他们都承担着较大的责任，精神总是处于紧张中，所以也就成为该病的主要发病者。

（三）其他

老年人相对发病率高，主要原因是年老体衰，肝肾阴虚，肝阳偏亢；或思虑烦劳过度，气血亏损，真气耗散，复因将息失宜，致使阴亏于下，肝阳鸱张，阳化风动，气血上逆，上蒙元神，突发本病。正如《景岳全书·非风》篇说："卒倒多由昏愦，本皆内伤积损颓败而然。"其次，一些中老年人气血不足，脉络空虚，风邪乘虚入中经络，气血痹阻，肌肉筋脉失于濡养；或形盛气衰，痰湿素盛，外风引动痰湿，闭阻经络，而致喎僻不遂。如《诸病源候论·风偏枯候》说："偏枯者，由血气偏虚，则腠理开，受于风湿，风湿客于身半，在分腠之间，使血气凝涩，不能润养，久不瘥，真气去，邪气独留，则成偏枯。"

综上所述，中风之发生，病机虽较复杂，但归纳起来不外虚（阴虚、气虚）、火（肝火、心火）、风（肝风、外风）、痰（风痰、湿痰）、气（气逆）、血（血瘀）六端，其中以肝肾阴虚为其根本。此六端在一定条件下，互相影响，相互作用而突然发病。有外邪侵袭而引发者称为外风，又称真中风或真中；无外邪侵袭而发病者称为内风，又称类中风或类中。从临床看，本病以内因引发者居多。

二、辨证论治

中风（脑血管病）在西医来说，是由许多病组成，如短暂性脑缺血发作、蛛网膜下腔出血、脑出血、脑梗死等。但总的可分为两大类：缺血性中风和出血性中风。其发病时症状都不外乎以下方面：头痛、眩晕、偏瘫、神志昏蒙、言语謇涩或不语、口舌歪斜、偏身感觉异常、共济失调等。但仅凭症状很难准确辨清出血性中风或缺血性中风，更细的诊断就要靠一些影像学功能检查，如 CT 或 MRI（核磁共振）、TCD（经颅多普勒）等。

根据病程发展，该病又分为三期：急性期（发病 2 周以内）、恢复期（发病 2 周至 6 个月）、后遗症期（发病 6 个月后）。对中医来说，治疗中风病（脑血管病）其强项应在恢复期和后遗症期，也就是说康复阶段，中医可以用武的地方较多，如中药、针灸、按摩等。

关于治疗，邱老师提出该病无论是缺血性中风还是出血性中风，在恢复期或后遗症期阶段都可采取异病同治的辨证论治方法。因为它们此时的主要矛盾都是"瘀血阻滞，脑脉不通"，恢复期症状以半身不遂、口眼歪斜、言语不利为主要表现，后遗症期以半身不遂、瘀痰阻络、体窍失用为主要表现。在治疗方面基本都是相通的。

（一）气虚血瘀证

症见：半身不遂，口眼歪斜，舌强言謇或不语，感觉减退或消失，面色白，气短乏力，自汗出，舌质黯淡，舌苔白腻或有齿痕，脉沉细。

邱老师对该证型的治法是益气补血，活血化瘀，改善血流量，促进瘀血吸收，促使脑神经的修复及传导。常以补阳还五汤为基础方进行加减化裁，拟方如下：生黄芪30g，赤芍15g，川芎15g，鸡血藤15g，地龙10g，当归15g，桃仁10g，红花10g，丹参15g，汉三七3g（冲服）。水煎服，日1剂。

血液的运行依赖气的推动，气行血亦行，气虚则血瘀。因之中风，症见半身不遂者，治当补气行血，而气赖血补，血足则气盛，血少则气衰，故治气虚又当配补血之品。本方补气者乃生黄芪，补血者为鸡血藤、当归，行气、行血、活血者为川芎、赤芍、地龙、桃仁、红花、丹参，汉三七有止血活血双向调节作用。

生黄芪味甘、气平，生用性平，专走气分，大补脾肺之气，使气旺以促血行。鸡血藤甘平，既能补血以生气，又能行血通络。两药相伍气血双补，气冲而血行。当归、丹参可以加强上两味药的行气补血作用，当归补血活血，丹参养血安神、活血祛瘀。川芎乃"血中气药"，具行气活血之功，它与鸡血藤配伍能加强行气活血通络的作用。地龙可清热熄风，走窜通络，与川芎配伍可以加强活血祛瘀作用，走窜脑络，通达气血，据报道，二药为伍，对脑梗死恢复期有较好疗效。桃仁、红花是活血化瘀的常用药，《用药心法》指出："桃仁，苦以泻滞血，甘以生新血，故凝血须用。"《本草汇言》称红花为破血、利血、和血、调血之药。总之，二药皆有活血化瘀之功，合用祛瘀之力增大。邱老师应用该方治疗中风恢复期气虚血瘀证疗效颇佳，尤益气活血，化瘀通络明显。经多年较多病例的治疗和追访，证明该方见效快，疗程短，病残率低，治愈率较高。

（二）风痰瘀阻证

症见：头晕，胸闷，肢体麻木，骨关节屈伸不利或疼痛，言语不利，痰多白黏，半身不遂，舌质紫暗，苔白腻，脉沉缓、滑为主。

风痰阻络证多是在气血不畅、血运不畅的基础上，致风痰阻脉，其特点是关节麻木，屈伸不利，肿胀，疼痛，头晕目眩，言语不利而胸闷，口吐痰涎。

邱老师对该证型的治法是祛风燥湿化痰，宣窍通络。常在解语丹基础上加减化裁：天麻15g，制南星6g，天竺黄10g，制半夏12g，白术15g，茯苓15g，白芥子10g，地龙15g，僵蚕10g，全蝎6g，鸡血藤15g，丹参15g，红花10g，汉三七3g（冲服）。水煎服，日1剂。

上方天麻、制南星、天竺黄、地龙、僵蚕合而用之，熄风化痰，地龙、丹参、红花、鸡血藤活血通络，白术、制半夏、白芥子、茯苓祛湿化痰，汉三七止血活血。以上药合用，熄风、祛湿化痰、活血通络，使风痰阻络之证得以解除。若痰热偏盛，可加全栝楼、竹茹、川贝母以化痰热；若兼有肝阳上亢，头晕头痛，面赤，苔黄舌红，脉弦紧有力，可加钩藤、石决明、夏枯草平肝熄风潜阳；咽干口燥，加天花粉、麦门冬以润燥。

（三）阴虚风动证

症见：眩晕耳鸣，手足心热，咽干口燥，半身不遂，言语謇涩或不语，感觉减退，还可出现烦躁，失眠，手足心烦热，舌质红瘦，少苔或无苔，脉弦细数。

本证多由肝阴不足，筋脉失养所致，进一步肾阴不足，水不涵木，肝阳上亢，故出现头晕头痛，眩晕耳鸣，肾阴不足，心肾不交，则少寐多梦，脉弦主肝风；脉弦细而数，舌质红系肝肾阴虚而生内热；苔腻，脉滑是兼有痰湿。

邱老师对该证型的治法是滋阴通络。常以大定风珠加减而用：阿胶10g，干地黄15g，麦门冬10g，赤芍15g，龟板15g，鳖甲15g，红花10g，五味子10g，夜交藤15g，鸡血藤15g，当归10g。

水煎服，日1剂。

前六味以补血育阴为主，后五味药活血通络为主，同时有些药也有补血作用，如当归、鸡血藤，合而用之滋阴通络。若同时伴有气虚，可加黄芪30g；半身不遂较重可加地龙10g，木瓜15g，蜈蚣6g，桑枝15g，加强通络作用；若语言謇涩较甚，可加菖蒲10g，郁金10g，远志10g，以祛痰开窍。

三、医案

患者刘某，男，65岁。2014年8月18日来交大一附院中医科就诊。

主诉（家属代述）：右侧脑室多发性脑梗死1个月。

现病史：1个月前曾因昏迷、半身不遂在当地市医院神内科住院诊治，诊断为右侧脑室多发性脑梗死，经治疗生命体征平稳，现进入恢复期。患者家属想用中药治疗，故来我院中医科求治。现检查，神志清楚，言语不利，左侧偏瘫，半身不遂，大便秘结，小便自遗。查体：血压140/90mmHg，面色无华，舌轻度偏斜，言语不清，口眼歪斜，左侧肢体麻木，肌力Ⅲ级，舌淡暗有瘀点，苔白腻，脉细滑。

诊断：西医诊断：多发性脑梗死恢复期。

中医辨证：气虚血瘀兼风痰阻络。

治法：补气行气，活血化瘀，化痰开窍。

处方：方用补阳还五汤与导痰汤化裁：黄芪30g，当归15g，鸡血藤15g，川芎15g，赤芍15g，桃仁10g，红花10g，牛膝10g，地龙10g，菖蒲10g，远志10g，郁金10g，茯苓10g，橘红10g，姜半夏10g，汉三七3g（冲服）。水煎服，日1剂，连服7剂。

患者在中风恢复期，言语不利和半身不遂明显，除有气虚血瘀外，还多兼风痰阻络，所以该方除以补气行气活血化瘀的补阳还五汤为主外，又加了导痰汤，增加了祛湿化痰开窍的功能。

二诊（2014年8月25日）：服上药7剂后语言稍清，左下肢初可上下拉动，昨天已在2个家人扶持下，下床在屋中移动行走。家属认为恢复明显。但有时诉口干，大便仍秘结，舌苔薄白不腻，脉细数。在前方基础上加枸杞子15g，火麻仁15g，天花粉15g，去橘红，加枳实10g。水煎服，日1剂，连用7剂。建议家属每天扶病人下床，训练走路，同时配合按摩和针灸。

三诊（2014年9月1日）：患者较前又有明显恢复，可持拐杖自己在屋中慢慢行走。语言謇涩，但可单字说出简单话。建议将该方再服7剂后，若情况好转，可改用中成药中风回春丸或华佗再造丸，并配合针灸治疗。半年后追访，患者恢复较好，生活已可自理。

按语：本医案是1例气虚血瘀、痰阻经络相互交织的证候表现，所以组方体现了以下几个方面，即补气行气（重用黄芪、川芎），补血行血（当归、鸡血藤）、活血化瘀（赤芍、桃仁、红花、地龙等），祛湿化痰，通络，宣窍（菖蒲、远志、郁金、茯苓、橘红、姜半夏）。

中医学认为，痰和瘀与中风的关系密切。痰浊和瘀血作为中风的主要病理产物和致病因素均可单独见于中风患者，但是，由于痰和瘀在病理上密切相关，痰瘀同因，痰瘀互生，故痰浊和瘀血往往相互胶结，相兼为病。古代医家对痰瘀互结在中风发病中有较多论述。《明医杂著》曰："古人论中风偏枯麻木、酸痛、不举诸症，以气虚、死血、痰饮为言，言论其病之根源，以血病痰病为本也。"《医方考》亦云："中风，手足不用，日久不愈者，经络中有湿痰死血也。"可见，瘀和痰虽然是众多病人的常见病理产物，但中风患者表现痰瘀者更为常见，这与中风病人体质较差、脏腑功能减退、易生瘀生痰的病理特点有关，同时也与痰瘀容易相互化生有关，即痰可致瘀，瘀可致痰，互为因果，相兼为病，因而中风病首先易出现气虚，气虚则血行不畅，血行不畅则出现血瘀，血瘀又可导致瘀阻。因而中风表现为痰郁痹阻脉络者最为常见。邱老师所拟方，具有补气、活血化瘀、化痰通络的功效，是针对中风病的主要病理机制而拟的。

第六节　原发性低血压

　　邱老师临证十多年来，接待原发性低血压患者颇多。尤其春夏之际，患者多以头晕、乏力、食欲不振而求诊，测量其血压多偏低（≤90/60mmHg）。经过十余年，近千病例的临证治疗，邱老师摸索出了一些行之有效的辨证论治方法，现总结于下。

　　原发性低血压病，属一般内科疾病，过去多不受重视，高等院校教材也未收入此病，所以对该病的治疗，无论中医、西医都涉及不多。该病患者多长期头晕，头痛，健忘，失眠，注意力不集中，疲倦，易出汗，纳差，严重的还会出现眩晕，晕厥，有的需住院治疗。因缺乏较好的治疗方法，所以大大影响了患者的生活质量。不过该病在 20 世纪 70 年代后期，受到人们的重视，一些有影响的学术专著，对原发性低血压病已列专章介绍。如杨任民主编的《内科疾病的神经精神症状》，韩仲岩主编的《内科疾病的神经系统表现》，陈贵廷、杨思澍主编的《实用中西医结合诊断治疗学》等著作，都对该病从定义、发病机理、流行病学、诊断标准、治疗、预后等作了详细的讨论和阐述。近年医药杂志也发表了不少有关该病证的讨论，如毛静远、王恒和在《中华中医药学刊》上发表的《原发性低血压病的病因病机及其辨证分型》（2003 年第 2 期），傅传喜、梁建华、王声湧在《中国公共卫生》上发表的《原发性低血压研究进展》（2005 年第 10 期），李娜、李彦生在《实用中医药杂志》上发表的《原发性低血压中医药治疗进展》（2008 年 12 期），苏全、毛静远在《四川中医》上发表的《中医药治疗原发性低血压病的临床研究进展》（2012 年第 5 期），彭崇俊、宋阿苗、刘勇在《中医临床研究》上发表的《原发性低血压病的中医病因病机及治疗进展》（2015 年第 4 期）等，进一步阐述了近十年对该病的研究情况。

对该病的发病情况（即流行病学），邱老师在撰写本书之前也进行了文献检索和了解。20 世纪后期就已经有了较多的调查研究报告，如安徽医科大学社会医学与临床流行病学教研室周雨生、张衍文等报告：对安徽巢湖市 1972 例 50 岁以上农民血压水平进行现状调查的结果表明，在 50 岁以上农民中，原发性低血压病的患病率为 6.80%；原发性低血压病的患病率随增龄而降低（《中国老年学杂志》1998 年 4 月第 18 卷）。福建省心血管研究所 1986 年 9 月对 15 岁以上人群共 1233 人进行了调查，检出原发性低血压病 60 人，发病率占 4.87%；福建医学院体检普查了 1570 名大学生，其发病率为 1.85%；福建安浮县对农民普查发现，455 例中原发性低血压病发病率高达 14.5%；福建明浮县对 1108 名农民进行了普查，发现有原发性低血压病 54 例，发病率为 4.90%，出现有明显症状的占 96.2%。他们普查的资料认为原发性低血压病的发病可能存在遗传因素，约 27.8% 的患者有家族史。调查报告还指出患者体重低于标准体重者占 86.2%，可能为本病发病的特点之一（《福建医药杂志》1988 年第 10 卷第 4 期）。

以上文献反映了 20 世纪的调查情况，20 世纪以来，也有不少相关学者和单位对原发性低血压进行了流行病学调查。

广东省居民低血压流行病学调查分析中，抽取新兴县、广州市越秀区等 13 个市（县、区）15 岁及以上人口作为调查对象。被调查对象收缩压 ≤90mmHg 并且舒张压 ≤60mmHg 为低血压。采用 1990 年全国人口普查数据进行标化，并与 1991 年高血压调查数据进行比较。结果共调查 15474 人，15 岁及以上居民低血压患病率为 4.0%，其中男性为 2.4%，女性为 5.2%，女性高于男性；标化患病率为 5.7%，其中男性为 3.4%，女性为 7.3%，女性高于男性。随着年龄的增加，男女低血压的患病率均呈下降趋势；低血压患病率随文化程度、工作种类的改善而升高；农村患病率较城市高；单身者较有配偶者患病率高。

湖南地区人群原发性低血压患病状况及临床调查分析，随机抽取 1357 人进行调查分析。调查结果显示人群中原发性低血压总发生率为 5.82%，其中女性为 7.69%，男性为 3.74%，女性患病率高于男性；女性青年患病率高于中年，女性中年与老年患病率之间差异无显著性；城乡发生率差异无显著性；原发性低血压人群症状出现的血压值一般处于收缩压 ≤85mmHg 或者舒张压 ≤55mmHg。调查研究的结论表明人群低血压具有一定的患病率，不可忽视，且女性消瘦人群多见。福建省某山村农民原发性低血压调查，共调查 15 岁以上的自然人群 1233 人，应答率 90%。查出原发性低血压 60 人，患病率为 4.87%，女性较男性多见。患者自觉症状以头晕、乏力、心悸多见，有家族史的占 27.8%，心电图检查以窦性心动过缓为多。还抽取了部分正常人和原发性低血压者进行膳食调查和头发中微量元素测定，发现原发性低血压组每日平均摄入的热卡、蛋白质、胆固醇、盐等均低于对照组，两组间微量元素差异不显著。

低血压的预后，和高血压一样会引起脑血管意外。据统计，由低血压引起的中风占 40% 左右。

一、病因病机

(一) 中医对该病病因病机的认识

低血压病属于中医的"虚劳""眩晕""晕厥"等范畴，大都由于气虚或气阴两虚所致。气虚则心脉鼓动无力，气机升降失调，清阳不升，心脑失养故可见面色苍白，头晕目眩，少气懒言，神疲乏力，甚则晕厥，其脉无力；阴血虚亏，血脉不充也可致心脑失养，或由肾阴虚，脑髓空而致头晕，眼花，甚则晕厥；气阴两虚，阴阳失调，脏腑功能低下而发头晕，耳鸣，手足烦热，腰膝酸痛，不欲饮食，疲乏无力，临床伴有低血压等症状。正如《实用中医内科学》所说，虚证"心肌功能低下，循环血量不足，以致血压降低"，强调了虚证与低血压的关系。祖国医学还认为虚眩证与肝脏关系密切。故《黄帝内经》认为"诸风掉眩，皆属于肝"。《景岳全书》也强调"无虚不作眩"，"肝血虚不能上荣头目故眩晕"。致虚之因，首先是体质因素。素体怯弱，形气不充，脏腑不荣，生机不旺之人，易患虚证。祖国医学还指出虚证的形成多与素体特性有关，而形成人的素体特性起决定因素的则是先天禀赋。如徐灵胎在《元气存亡论》中强调禀赋在病变过程中的决定作用时说"当其受生之时，已有定分焉"，这和现代医学认为原发性低血压病与家族遗传关系较大理论无疑是一脉相通的。

其次为生活因素，如房室不节，耗损真阴；劳倦过度，情志内伤；饮食不节，起居失常；病后正气虚赢，不易骤复，加之失于调治，也易成虚证。

（二）西医对该病病因病机的认识

1. 低血压根据其产生的原因不同，西医大致上可分为生理性低血压状态和病理性低血压病

（1）生理性低血压状态。生理性低血压状态是指部分健康人群中，其血压测值已达到低血压标准，但无任何自觉症状，经长期随访，除血压偏低外，人体各系统器官无缺血和缺氧等异常，也不影响寿命。

（2）病理性低血压病。除血压降低外，常伴有不同程度的症状以及某些疾病。低血压病可分为原发性低血压病和继发性低血压病。

原发性低血压病：指无明显原因的低血压状态，如生理性低血压（体质性低血压）和病理性低血压（低血压病）。

继发性低血压病：是指人体某一器官或系统的疾病所引起的血压降低。这种低血压可在短期内迅速发生，以致出现虚脱和休克的征象，称为急性低血压。如大出血、急性心肌梗死、严重创伤、感染、过敏等原因所致血压急剧降低。而大多数情况下，低血压为缓慢发生，可逐渐加重，如继发于严重的肺结核、恶性肿瘤、营养不良、恶病质等所致低血压，其防治主要是针对原发病。

2. 发病机制

原发性低血压病的发病机制迄今未明，多数学者认为可能属于中枢神经细胞张力障碍有关的疾病，由于中枢神经系统的兴奋与抑制过程的平衡失调，血管舒缩中枢的抑制过程加强，血管收缩与舒张动态平衡发生障碍，血管舒张占优势，最终导致动脉血压降低。此外，内分泌功能失调，体内某些调节血压的物质排泌失衡，如血管紧张素 - 肾素 - 醛固酮系统、儿茶酚胺类等升压物质分泌降低，而缓激肽、组胺、5 - 羟色胺等舒血管物质增多，也可能参与低血压病的形成。至于遗传因素，年轻时患过某些传染病，慢性扁桃体炎，咽峡炎，营养失调如维生素 C、维生素 B、维生素 B₁和维生素 B₆缺乏，以及气候、地理环境、风俗习惯、职业等与低血压病的产生也可能有关。

（三）原发性低血压病临床表现

疲乏，无力。尤其是早上，患者常感到精神萎靡不振，四肢酸软无力，经午睡或休息后可好转，但到下午或傍晚又感乏力，这种倦怠感与患者实际工作或活动所消耗的体力不相称，即这种乏力并非都是因疲劳过度所致。这种疲乏可能与神经系统功能紊乱导致过多的肌肉收缩不协调，而不恰当地消耗肌力所致。

头痛，头晕。在低血压病的患者中，头痛可以是唯一的主诉，其头痛往往在紧张的脑力或体力活动后较为明显，头痛性质和程度不一，多表现为颞顶区或枕下区隐痛，也可呈剧烈的搏动性疼痛或麻木性疼痛。头晕轻重不一，轻者两眼发黑，眩晕，重者可以失神，甚至晕厥倒地，常在突然改变体位，尤其是由蹲位突然起立时最易发生。此外，静止而又负担过重的工作条件下也易发生。头痛和头晕可能与血压低致脑灌注不足有关。

心前区隐痛或不适。低血压病患者心前区隐痛、不适，不仅可在体力劳动或紧张脑力劳动时发作，在安静时也可发作，甚至引起心绞痛样发作，尤其多见于 40 岁以上患者，这种情况不仅见于低血压病并冠心病的患者，也可能由于血压过低本身导致冠脉供血不足，引起心肌缺氧、缺血而产生上述症状。

神经功能障碍。可表现为精神萎靡不振、记忆力减退、睡眠障碍和失眠等。自主神经功能失调可表现为多汗，皮肤苍白或轻度发绀，浑身忽冷忽热，时有蚁爬感，手脚麻木等。

内分泌功能减退的现象。主要表现为肾上腺素和去甲肾上腺素一类物质不足，部分患者血糖降低和性功能衰退。

其他：可表现为食欲不振、腹部不适、消化不良，以及血红细胞增多、白细胞减少、抵抗力降低易引起感染等征象。

原发性低血压病的诊断主要根据动脉血压测值达低血压标准，除外继发性低血压病和生理性低血压状态，结合上述临床表现可以作出诊断。

二、辨证论治

（一）气血亏虚证

原发性低血压病因多为禀赋不足，易出现气血亏虚证。症见：头晕，乏力，面色㿠白，唇甲不华，心悸少寐，食欲不振，舌质淡，脉细弱。

心主血脉，气血虚，则脉道不利，运行无力，所以出现心慌，心血不足，不能上荣于脑，则出现头晕，失眠。气血来源脾胃的正常运化转输，若脾失健运，不能化生阴血，则影响气血的生化，出现体倦乏力，食欲不振的症状。

邱老师对该证型的治法补血益气，温阳升压。常拟方如下：人参 15g，当归 15g，熟地 15g，桂枝 12g，麻黄 6g，仙鹤草 20g，枳实 10g，炙甘草 6g。水煎服，日 1 剂。

该方人参为君药，人参为补气要药，兼能养阴。人参现代实验室研究也有明显的升压作用。当归、熟地为臣药，二药以补血为主，二药相须配对，可生新血，滋阴精，精血同养。君臣三味药达到了气血双补、补心助脉的作用。桂枝、麻黄二药可温阳升压，仙鹤草为一强壮止血药，江南多地称其为脱力草，具有"滋补之力，疏而不滞"，名医干祖望喜用该品，强调说："江苏乡民凡精神不振，四肢无力，疲劳倦怠，多自拔仙鹤草，煎汁服。仙鹤草土语称'脱力'，认为应用'脱力草'即可得治，尤可治眩晕。"郭兰忠编写的《现代实用中药学》（2001年，人民卫生出版社）记载："仙鹤草为强壮性收敛止血药，兼有强心作用。"邱老师治疗眩晕病人，如梅尼埃病，必用仙鹤草，效果极佳。枳实虽为一行气药，但与人参同用可以加强行气补气作用，气行则血行。《汤液本草》（元代，王好古）认为"枳实益气则佐之以人参"。近年实验室研究证实枳实确实有明显持续的升压作用。炙甘草与方中人参、桂枝、地黄配伍是炙甘草汤（《伤寒论》）的主要成分，现代研究对季节性低血压有恢复作用。同时炙甘草在该方中也有使药（缓和药性）的作用。此方组方用药虽然不甚复杂，但对气血亏虚证型的低血压疗效显著。

邱老师数十年应用该方，在加减化裁方面也积累有一定经验。如偏于脾虚气陷，可加大黄芪量，但量不宜过大，因黄芪量大则有降压作用，同时加茯苓、白术；若有脾阳虚象，加山茱萸，现代实验室研究山茱萸有升压作用，与方中桂枝合用，温阳气，鼓舞中气，可加强升压作用。

（二）气阴两虚证

该证型又称气阴两伤。症见：少气懒言，头晕，食欲不振，口干咽燥，失眠心烦，手足心热，大便干燥，舌红苔少，脉细数。

该证型和气血亏虚证既有相同之处，又有不同之处。两者都因有气虚，故都可出现乏力，功能低下易疲劳，又同时有血虚，但阴虚往往有热象，如口干咽燥、手足心热、失眠、心烦等症。低血压的大前提是血压低，所以不论什么证型都有头晕、心慌，甚至眩晕耳鸣等症状。气阴两虚其治法应益气滋阴，同时考虑添加具有"补心助脉""升压"类药物。

邱老师对该证型的治法是益气滋阴升压。常以生脉饮为主加减化裁，方用：西洋参 10g，麦冬 15g，五味子 15g，生地 15g，当归 15g，炙甘草 10g，桂枝 10g，仙鹤草 15g。水煎服，日 1 剂。

前三味药（西洋参、麦门冬、五味子）即生脉饮，是气阴两虚的代表方。一般气阴虚较甚者用人参，对于气阴不足，改用西洋参最佳，西洋参味甘、微苦，性凉，补气养阴，清热生津；麦门冬、五味子对气阴两虚的心悸、失眠、多汗都有较好疗效；加当归、生地加强补血滋阴作用；桂枝、仙鹤草和甘草合用有强壮、升压作用，因甘草现代研究有类激素作用，与桂枝、仙鹤草合用，升压作用明显。本方在气阴双补、改善症状的同时，也使血压得到提升。血压升高又反过来加强了其他症状的改善。

（三）肾精不足证

症见：头晕或眩晕，精神萎靡，少寐多梦，健忘，腰膝酸软，耳舌质红，脉弦细数。

该证型多因精髓不足，不能上充于脑，故头晕或眩晕，精神萎靡。肾虚则心肾不交，故少寐，多梦，健忘。腰为肾之府，肾虚则腰膝酸软。肾开窍于耳，肾虚因而可能出现耳鸣。

邱老师对该证型的治法是补益肾精。常拟方如下：熟地 15g，山萸肉 15g，山药 15g，茯苓 10g，丹皮 10g，泽泻 10g，肉桂 5g，桂枝 10g，五味子 15g。水煎服，日 1 剂。

前六味药为六味地黄丸，是治疗肾阴虚的基础方。补肾先补阴，在此基础上加肉桂、桂枝以温肾阳，鼓舞气血，强脉升压。其中肉桂辛、甘，热，补火助阳，引火归元，散寒、活血，宜用于肾虚眩晕；桂枝辛、甘，温，温通经脉，助阳化气，它和肉桂合用温肾补阳作用加强；五味子益气生津，补肾宁心。诸药合而用之可以起到补益肾精的作用。若肾虚较甚，血压低而诸症明显，用上方效果不明显者可加用鹿角胶、龟板、炙甘草、枳实、山萸肉等药。

（四）心肾阳虚证

症见：心悸，自汗，面色苍白，腰背酸痛，畏寒肢冷，舌淡，苔白，脉细弱或沉迟。

心肾阳虚证指心与肾的阳气亏虚，以心悸、畏寒肢冷等为主要表现的虚寒证候。

邱老师对该证型的治法是温补心肾，通阳复脉。常拟方如下：人参10g，炙甘草15g，干姜10g，山萸肉15g，麻黄5g，青皮9g，五味子15g，仙鹤草15g。水煎服，日1剂。

该方是邱老师经过长期摸索拟定的，而且获得了较好的疗效。是在中西医结合思想的指导下拟定的，每味药注意中医的证候、中医理论，该方也符合实验室的中药升压药理作用研究，故临床疗效确切，这也充分体现了中西医结合的重要意义。

三、医案

申某，女，28岁，纺织工人。2013年6月24日来交大一附院中医科门诊就医。

主诉：血压低，经常头晕已3年多，近期加重。

现病史：患者近3年来每于春夏之交时即感头晕，乏力，食欲不振，失眠，测量血压为收缩压多在90~80mmHg之间，舒张压在40~50mmHg之间，血压稳定时可达110/60mmHg，此时无不适。天气愈热愈加重，秋凉后渐好转。最近天气热起来，觉疲倦头晕甚，在厂医院检查，血压85/40mmHg，已不能上班，在家休息。厂医建议服用生脉饮口服液，已服用3周效不显，故来求治。患者近月也曾做过胸部X线检查，肝肾B超检查，心电图以及血常规、尿常规、肝肾功检查，均无明显异常。现测血压88/50mmHg，症见患者面色不华，唇稍淡，自诉乏力，口干，夜卧不宁，手足心烦热，大便干燥，舌淡红，脉细弱。

诊断：西医诊断：原发性低血压。

中医辨证：气阴两虚证。

治法：益气养阴。

处方：党参20g，麦冬10g，龟板15g，五味子15g，生地15g，当归10g，桂枝10g，麻黄5g，炙甘草10g。水煎服，日1剂，连服7剂。

二诊（2013年7月1日）：服上药1周，头晕稍有好转，余症消失不显，血压为90/55mmHg。上方以西洋参10g易党参，加白芍15g，制首乌15g，以加强补气和补阴血作用，且制首乌还有通便作用。水煎服，日1剂，连服7剂。

三诊（2013年7月8日）：上药服用7剂后，觉头晕明显好转，乏力解除，睡眠改善，大便接近正常，血压95/60mmHg。舌淡红，脉细而有力。按二诊方再服7剂。

四诊（2013年7月16日）：上药服用1周后，头已不晕，诸症改善明显，测血压为100/65mmHg，患者自诉已上班1周。为巩固疗效，建议患者继续服用该方，每服7剂后停1周，然后再服用，连服3~5个周期。后随访半年，患者血压大部分时间维持在100/60mmHg左右，未再出现头晕等症状。

第七节　偏头痛（血管神经性头痛）

随着生活节奏加快，人们心理压力加大，偏头痛（又称血管神经性头痛）发病率日趋增高，据相关资料报告，偏头痛在人群中发病率为5%~10%，女性多见，男女患者比例为1：2~3，而且临证时，邱老师也发现其在中青年中发病率高。该病的临床特点为搏动样头痛，头痛多为偏侧，有轻、中、重度之分。发作一般持续4~72h，同时可伴有恶心、呕吐，发病时对强光、噪音的刺激特别敏感，且易加重头痛。

一、病因病机

偏头痛，是一种反复发作的血管性头痛，是头痛中最常见的类型之一。中医学根据病因病机的不同，有头风、脑风、首风、雷头风、真头痛、颠顶痛等名称。病因病机复杂，见症多端，但不外外感和内伤两大类，我们所说的"内伤头痛"，其病因也涉及风邪的外袭。

偏头痛病位在头，"颠高之上，惟风可到，伤于风者，上先受之，风邪上犯，阻遏清阳，脑府不荣"；又风为百病之长，六淫之首，易夹寒、夹热、夹湿、夹瘀，引起脉络绌急或失养而出现头痛。邱老师认为"风"之所以可致头痛，主要与"风"的特点有关，因其善行而数变。《症因脉治》指出：伤风头痛或半边偏痛，皆因风冷所吹，遇风冷则发。说明"外感头痛"和"内伤头痛"都可由风引起。贼风外袭，上犯颠顶，邪气稽留，风邪入脑，清阳被扰，气血不畅，阻遏络道，成为头风，因此，风邪易侵袭机体是致头痛的一个重要原因。

其次，肾气不足、脾胃虚弱也是偏头痛发生的基础。邱老师认为本病多见于青少年及儿童，其形气未充，又先天不足或肾元亏虚，脾胃虚弱以及后天失养，气血生化无源而致气血两亏。同时脾失健运，津液失布而生痰饮，痰湿内蕴，痰浊上扰，清窍不利，清阳被遏而发病。肾藏精生髓，肾阴不足则肝木失养，虚风内生；肾精不足则髓海空虚，脑脉不充而发为头痛。

瘀血阻络也是本病的重要病机。由于情志不调，气机不舒，初病气分，延久及血，血凝成瘀。临床常可见到偏头痛患者因情志急愤而致病者，多与瘀血凝滞，阻滞脑窍有关。

中医理论还认为内伤头痛多与肝有关，偏头痛其痛作止无常，愈后遇触复发。肝为风木之脏，多外应于风，此与内伤头痛之有时而作，有时而止的特点相符。肝气怫郁易于动风化火、上逆导致头痛。

总之，偏头痛的中医病机首先应当是脾肾阳虚成为发病的病理基础，风邪外袭是发病的始动因素，气机不畅、瘀血阻络是导致头痛的关键病理环节。该病机认识是用整体、宏观的角度，把握偏头痛发病的病机演变过程。也就是说，中医认为偏头痛的发病存在一定的病理基础，每次发作有一定的初始因素，随着病情发展，产生了某些病理变化，导致头痛出现。

二、辨证论治

对偏头痛（内伤头痛）的辨证分型治疗，文献报道甚多，但多不统一，如有的分 4 型，有的分 5 型，还有的分 6 型。邱老师根据自己的临证体验，一般将该病证分为 4 型，即气血两虚、肝阳上逆、瘀血阻络和痰浊阻络证。

（一）气血两虚证

症见：头痛且晕，缠绵不休，心悸气短，神疲乏力，面色无华，舌质淡，苔薄白，脉弦细而弱。

气虚则清阳不展，血虚则脑失所养，因而出现头晕头痛。心主血脉，其华在面，血虚则面色苍白，唇甲不华；血不养心，心神不宁，心悸少寐，神疲懒言，饮食减少，舌质淡，脉细弱，均是气血两虚所致。

邱老师对该证型的治法是益气养血，补脾健胃，升阳通络。常拟方如下：党参10g，黄芪30g，白术12g，茯苓15g，当归10g，酸枣仁20g，细辛3g，白芷15g，川芎15g，葛根15g，白芍15g，甘草10g。水煎服，日 1 剂。

该方党参、白术、茯苓、黄芪、甘草补气健脾，都为补气之要药。当归、白芍补血。这七味药基本达到了气血双补的作用。细辛、白芷为止头痛之要药。葛根、白芍、甘草合而用之可起到解痉止痛的作用，它们与细辛、白芷共用，使止痛作用明显加强。川芎辛温升散，行气开郁，祛风燥湿，活血止痛，为治头痛要药。它与上诸药同用，行气活血，祛风，既能促使补气补血药物之间的互动作用，又增强解痉止痛药物发挥止痛作用。甘草在该方中还承担了调和诸药的作用。

（二）肝阳上逆证

症见：头晕目眩，胀痛，头重脚轻，腰膝酸软，舌红少津，脉弦或弦细。

肝肾阴虚，肝不涵阳，以致肝阳升动太过或因郁怒焦虑，气郁化火，耗伤阴血，阴不能制阳而成，所以本证型又称肝阳上亢。

邱老师对该证型的治法是平肝潜阳，通络止痛。拟方如下：生地 15g，制首乌 20g，女贞子 30g，枸杞子 15g，天麻 15g，钩藤 15g，白蒺藜 15g，僵蚕 10g，蔓荆子 15g，川芎 15g，夏枯草 15g。水煎服，日 1 剂。

因本证型是因为肝肾阴虚，阴不涵阳所致，所以首先还当补益肝肾。生地、制首乌、女贞子、枸杞子均具有补益肝肾作用。天麻甘平柔润，善能平抑肝阳，熄风止痉，临床不论内风、外风均可应用。钩藤甘寒，偏清肝熄风，可用于肝阳上逆之眩晕、头痛。天麻、钩藤相须为用，平肝熄风，对于肝风内动之头痛有协同之效。白蒺藜可疏肝解郁，行气活血，通滞散结，对肝阳上逆所致的眩晕头痛有治疗作用。蔓荆子能疏散头面风热，祛风止痛，清利头目，常用于头痛头风，偏头痛等症。僵蚕能平肝熄风，镇静解痉。川芎既能行气又能活血，且善走善行，上可达头目，下至血海，能祛风止痛，常与僵蚕配伍能疏风，清热止痛。夏枯草能平肝养血而明目，且能平肝潜阳而治眩。总之，该方是在补肝阴、肾阴的基础上，加平肝阳之药以达到平肝潜阳和通络止痛的作用。假如肝阳上逆，头痛较甚或有刺痛、跳痛，也可加祛风解痉止痛力较强之药如全蝎、蜈蚣、地龙等。

（三）瘀血阻络证

症见：头痛经久不愈，发作时头痛较剧，前人形容如锥刺，部位较固定。头痛发作时间多为夜间或劳累后，舌质紫暗，脉弦涩或细涩。

瘀血阻络所致的偏头痛多因病程较长，致使久病入络，或头部外伤引起瘀血内停，脉络不畅，故头痛经久不愈，痛有定处，痛较剧烈，舌质紫，脉细涩为瘀血内阻之证。

邱老师对该证型的治法是活血祛瘀，通络利窍。常用自拟方：桃仁 12g，红花 12g，川芎 15g，赤芍 15g，当归 12g，白芷 12g，蔓荆子 12g，地龙 15g，鸡血藤 15g，牛膝 15g，黄芪 20g，茯苓 15g，山药 15g。水煎服，日 1 剂。

桃仁、红花二药皆为活血化瘀之要药。桃仁苦甘而平，入心、肝、大肠经。具有生新血，祛血滞的作用。红花味辛而温，也入心、肝经，可破血、利血、和血、调血。二药配伍祛瘀血作用增强，二药为该方君药。川芎为血中气药，能化瘀滞，开血郁，上行头目，下达血海。赤芍能入营分，通顺血脉，祛瘀之功颇佳，且具有凉肝散血之功。川芎与赤芍同用也能加强行血破滞的作用。当归既能行血和血又能补血养血，它常和桃仁、红花、川芎、赤芍同用，既加强了这些药物的行血活血之功用，又增强了本身的补血养血作用，还防止了诸活血药祛瘀通闭而伤血的作用。所以川芎、赤芍、当归三药可谓臣药。其他八味药（白芷、蔓荆子、鸡血藤、地龙、牛膝、黄芪、茯苓、山药）为佐使药。地龙、牛膝、鸡血藤加强行气活血止痛作用，白芷、蔓荆子侧重疏散头面之风和止痛。因行气活血、疏散药物较多，恐伤脾胃之气故又加黄芪、茯苓、山药。

其次，若头痛甚者还可加全蝎、蜈蚣等虫类药物，如同时伴有头晕、失眠等症可加枸杞子、熟地、枣仁、天麻等养心安神之药。

（四）痰浊阻络证

症见：头痛头昏，时发时止，但又经久不愈，有时胸脘满闷，头痛较重时可同时出现恶心欲吐，口多痰涎。面色晦暗，舌淡苔白腻，脉滑或弦滑。

该证型多因脾失健运，痰浊中阻，经络不畅，清阳不展，故头痛头昏，胸脘满闷，痰浊上逆，故呕恶痰涎。

邱老师对该证型的治法是化痰降逆，通络止痛。常拟方如下：苍术 12g，厚朴 12g，石菖蒲 15g，半夏 12g，胆南星 9g，薏苡仁 30g，旋覆花 15g，泽泻 15g，陈皮 12g，砂仁 10g，天麻 15g，白芷 15g，白蒺藜 15g。水煎服，日 1 剂。

该方苍术、厚朴为君药。二药同属芳香化湿类药物。苍术，苦温，性燥，主升，颇能除湿运脾。厚朴，苦温，性散，主降，能温中下气，化湿除满。二药合用化湿运脾，最宜于湿困脾阳，胸膈痞塞，呕吐恶心，苔白厚腻之症。石菖蒲辛温，豁痰开窍，对痰浊壅塞，头晕昏闷，具有芳香开宣治疗作用，又能化湿辟浊，加强苍术、厚朴宣化湿浊的功能。半夏燥湿祛痰，能运脾燥湿，涤痰除垢。胆南星苦、微辛凉，能清热化痰，熄风定惊。该三味药（石菖蒲、半夏、胆南星）皆可祛湿痰，可加强君药的燥湿健脾作用，所以为该方之臣药。以下八味药（薏苡仁、旋覆花、泽泻、陈皮、砂仁、天麻、白芷、白蒺藜）为佐使药。其中薏苡仁、泽泻仍具有利水渗湿作用，旋覆花则有逐饮祛痰，通利水道，消除肿满的作用，进一步加强了君臣的祛湿化痰作用。

该方在祛湿化痰的基础上，再加具有熄风止痉，通络止痛的天麻，祛风通窍止痛的白芷，疏肝解郁、通滞散结止痛的白蒺藜；其次加陈皮、砂仁为行气药，因祛湿化痰为了加强它们的作用还应加行气药，且砂仁既能行气也能化湿，辛散温通，陈皮行气中健脾、燥湿又能化痰。

总之该方由祛湿化痰、行气健脾、祛风通窍、解郁止痛等药味组成，对于痰浊阻络所致的头痛，胸脘满闷等病证有治疗和改善作用。若痰浊郁久而化热，也可考虑去温燥较甚之苍术，加黄芩、赤芍、丹皮、竹茹清热或凉血化瘀的药物。

三、医案

医案 1

黄某，男，45 岁，技术工人。2014 年 5 月 28 日来西安交大一附院中医科就诊。

主诉：偏头痛 4 年余。

现病史：患者 4 年前已确诊偏头痛，反复发作，每因加班熬夜，或不慎感寒而诱发。发作时先感双眼发胀，两侧颞部掣痛，动则疼痛加剧，有时刺痛，有时胀痛，导致睡眠差，食欲不振。曾先后服用过安定、索米痛片（去痛片）、谷维素、维生素 B_2，还服过中成药天麻胶囊等，效果不显，头痛仍反复发作。就诊后即做头颈部 CT 检查，未发现明显异常。血压正常。患者表现精神不振，沉默少言，喜手扪头，舌淡苔薄白，脉浮缓而弱。

诊断：西医诊断：偏头痛。

中医辨证：气血两虚而挟风痰。

治法：益气养血、祛风化痰、通络止痛。

处方：当归 15g，白芍 15g，党参 20g，黄芪 20g，半夏 10g，川芎 15g，白芷 15g，细辛 3g，防风 12g，羌活 15g。水煎服，日 1 剂，连服 7 剂。

二诊（2014 年 6 月 4 日）：头痛减轻，舌淡苔薄白，脉仍缓弱。原方黄芪改为 30g，加女贞子 30g，熟地 15g，陈皮 10g；因头痛虽减轻，但还有发作，可以忍耐，仍属主要矛盾，故加具有祛风止痛的独活 15g，络石藤 15g，再服 7 剂后，头痛未再发作。追访 3 个月，其间小发作 2 次，仍自购该方，用后痛止。

按语： 黄某头痛系正虚邪侵、风痰互阻而上扰清窍是发生偏头痛的常见病证，治疗应扶正养血，祛风祛痰止痛。而益气养血首选党参、黄芪、当归为主药。黄芪、党参为补气专药，若与补血药配合，亦善补血，气盛自能生血。当归为补血养血，白芍性凉而滋，补血敛阴。二药与党参、黄芪相伍，能使气血各有所归，能升能降，内润脏腑，外达肌表；佐以羌活，后加独活，祛风除湿。内可补血扶正，再加半夏去痰浊，川芎行气活血止痛，又加白芷、细辛，后又加络石藤，祛邪通络止痛，从而达到治愈偏头痛的目的。

医案 2

孙某，女，37 岁，教师。2013 年 3 月 10 日来西安交大一附院中医科就诊。

主诉：发作性偏头痛 3 年。

现病史：3 年前出现发作性偏头痛，发作时常有额角部及太阳穴处疼痛，或左或右，以左为著。痛甚牵引颠顶。面色苍白，额汗出，四肢冷，并有恶心呕吐，近 1 年发作频繁，每月数次，每次发作 2~3d。曾自服索米痛片（去痛片）、安乃近、布洛芬等西药效不显。曾在当地医院做颅脑 CT 检查，未见异常；脑血流图报告显示左侧脑血流缓慢。患者面色苍白，手指凉，苔白厚，脉弦。

诊断：西医诊断：偏头痛。

中医辨证：风痰阻络。

治法：祛风祛痰，通络止痛。

处方：半夏 10g，赤芍 15g，葛根 15g，川芎 15g，防风 15g，甘草 6g，制白附子 10g，丹参 15g，胆南星 5g，蜈蚣 6g，钩藤 10g，蝉蜕 6g，僵蚕 10g，地龙 10g。水煎服，日 1 剂，连服 7 剂。

二诊（2013 年 3 月 17 日）：服 7 剂后，偏头痛消失；又让继续服 7 剂，以巩固疗效。在随后的半年中，偏头痛每有发作，患者自取原方服用即能痛止，且渐发作减少。

按语：半夏、钩藤、蝉蜕、僵蚕、地龙、白附子、胆南星、蜈蚣能祛痰镇痛，解痉熄风；甘草、葛根、赤芍凉血解痉，缓急止痛；丹参活血、祛瘀、养血安神；川芎行气开郁，祛风燥湿，活血止痛；防风升散上行，以增强疏风止痛之效。诸药合之，有祛风祛痰、通经止痛之功。

医案 3

周某，女，26 岁，公务员。2014 年 4 月 8 日来西安交大一附院中医科就诊。

主诉：偏头痛 2 年，每于月经来潮前 5d 左右发作。

现病史：患者 2 年前，患偏头痛，每于月经来潮前 5d 左右发作，开始每次持续数小时，近几次发作常持续 3～5d 才能逐渐缓解，周期性明显。每次发作头痛较重，刺痛，感觉血管搏动，伴眩晕，恶心，欲吐，心烦失眠，情志不舒，多因精神紧张而加重。曾用普萘洛尔（心得安）、甲氧氯普胺（胃复安）、罗通定（颅痛定）等止痛。2 年来多方治疗，收效甚微。曾经查脑电图、CT 等均未见异常。查体：痛苦面容，精神忧郁，正逢发作期，疼痛位于左侧，自左额角至头顶连及枕部，舌苔白腻，脉弦滑。

诊断：西医诊断：偏头痛。

中医辨证：证属肝阳上逆。

治法：平肝潜阳，通络止痛。

处方：柴胡 12g，天麻 15g，钩藤 15g，川芎 15g，白芍 15g，香附 15g，陈皮 10g，防风 15g，白蒺藜 15g，细辛 3g，白芷 10g，甘草 10g。水煎服，日 1 剂，连服 7 剂。

二诊（2014 年 4 月 15 日）：自诉头痛基本缓解，眩晕、恶心呕吐症状消失。按原方每天 1 剂，连服 7d。

三诊（2014 年 4 月 22 日）：头痛等症状基本消失，后嘱其每月月经来前 6～7d 服该剂 4～5 剂，后追访半年，未再发病。

医案 4

梁某，女，31 岁。2014 年 6 月 10 日来西安交大一附院中医科就诊。

主诉：反复发作偏头痛 3 年。

现病史：患者 3 年前无诱因出现偏头痛，多方求医，迄未控制，每发作多持续 1 周，绵绵不去。疼痛时右侧太阳穴呈搏动性头痛，同时头晕，疲倦，眼前发黑，心悸。曾口服头痛粉、芬必得等暂时缓解。近月因头痛严重口服大剂量芬必得导致恶心，胃痛，作酸，大便检查隐血阴性，又服用奥美拉唑（洛赛克）等药，胃痛减轻。舌质淡，苔薄白，脉沉细无力。

诊断：西医诊断：偏头痛。

中医辨证：气血两虚，风痰阻络证。

治法：益气养血，熄风化痰，通络止痛。

处方：党参10g，黄芪15g，茯苓15g，当归15g，白芍10g，川芎10g，露蜂房15g，防风15g，白芷10g，天麻10g，陈皮10g，半夏10g。水煎服，日1剂，连服5剂。

二诊（2014年6月15日）：服上药后头痛减轻，但仍有时昏蒙，头闷痛，精神仍欠佳，面色仍晦暗。舌淡，苔白，脉沉细。处方调整如下：党参20g，黄芪30g，茯苓15g，当归15g，白芍12g，川芎15g，羌活12g，白芷15g，天麻15g，蔓荆子12g，半夏12g，陈皮12g。水煎服，日1剂，连服7剂。

三诊（2014年6月23日）：该方7剂服完后，精神恢复，头痛基本消失。因药物多为平和之药，为巩固疗效，嘱患者继服2周。后追访半年，患者诉一是发病次数减少，二是发作时头痛程度减轻，一般不需服药就可以缓解。

按语：该方党参、黄芪、茯苓、当归、白芍气血双补；川芎为头痛要药；露蜂房质轻上行，散风通络，止痛见长，与川芎为伍，相得益彰，止头痛加强；天麻能平肝镇静，与白芍、当归等育阴血的药物相伍，可以熄风、平肝镇痛；陈皮、半夏行气去痰浊；白芷祛风止痛，它与川芎、陈皮、半夏为伍，可祛风痰诸邪；防风升散上行。二诊仍以补气血为主，依据气行血行的原则，加重了党参、黄芪的用量。头痛虽有减轻但仍时有昏蒙，头闷痛，风痰阻络病邪未去。因而加羌活、蔓荆子，羌活上升发散力强，能直上颠顶，长于搜风通络，配以川芎活血行气，尤能上升头目，古曰"治风先治血，血行风自灭"，川芎、羌活与参、芪、当归、白芍配伍，使药效直上脑络，而奏祛风活血，通络止痛之效。

第八节　痛经（原发性痛经）

邱老师临证数十年来，接诊了不少妇科疾病患者。其中在年轻的妇女中，最多见的是痛经，尤其是原发性痛经，多发生于青春期。临床表现：多自月经来潮后开始，最早出现在经前12h，以行经第1d疼痛最明显，持续2~3d后疼痛缓解。疼痛常呈痉挛性，通常位于下腹部，也即中医所说之少腹，有的患者还可出现恶心、呕吐、腹泻、头晕、乏力等症状。原发性痛经经西医妇科检查多无异常发现。

一、病因病机

西医认为痛经的发生主要与月经时子宫内膜前列腺素含量增高有关。前列腺素增高可引起子宫平滑肌过强收缩，血管痉挛，造成子宫缺血、乏氧状态而出现痛经。此外，原发性痛经还受精神、神经因素影响，疼痛的主观感受也与个体痛阈有关。自然，西医在这方面的论述有较复杂的过程，这里不再赘述。

中医对该病的病因病机的认识，邱老师通过文献学习，发现远在汉代的医学重要著作《金匮要略》就涉及了，而且有较具体的治疗，汉代以后的历代著作，凡涉及妇科学的无不提及"痛经"，辨证论治较为详尽。

中医强调情志在发病中的主要作用，起居不慎或六淫为害等也为重要病因，并与素体及经期前后特殊的生理环境有关。其发病机制主要是在这个时期受到致病因素的影响，导致冲任郁阻或寒凝经脉，使气血运行不畅，胞宫经血流通受阻，以致"不通则痛"；或冲任、胞宫失于濡养，不荣则痛。其病位在冲任、胞宫，变化在气血，表现在痛症，其所以随月经周期发作，是与经期冲任气血变化有关。非行经期间，冲任气血平和，致病因素尚未能引起冲任、胞宫气血瘀滞，或不足，故不发生疼痛，而在经期或经期前后，因血海由满盈而泻溢，气血变化急骤，致病因素乘时而作，便可发生痛经。

二、辨证论治

对痛经的治疗，邱老师认为应注意标与本的分治和共治。所谓分治，是以痛经之病因病机为本，疼痛的症状为标，经期（经前痛，或经后痛，或整个行经期腹痛）宜调血止痛以治标。平时，即未来月经，尚无痛经出现，此时治疗应辨证求因以治本，结合素体情况或调肝益肾或扶脾，使之气顺血和，冲任流通，经血畅行则行经时痛可减或使疼痛消失而愈。所以邱老师认为仲景所讲的"治未病"也可用在治疗痛经上，即尽量采取经前服药为佳，如一般可于经前 3～5d 或 1 周开始服药，经期继续服药，但组方应有所调整。邱老师一般分以下 5 个证型进行论治，即肝肾亏损型、气血虚弱型、气滞血瘀型、湿热瘀阻型、寒凝血瘀型。现仅以肝肾亏损、气血虚弱、气滞血瘀三证型进行辨证论治讨论。

（一）肝肾亏损证

症见：经后或经期，小腹绵绵作痛，喜按，经血量少，色淡质稀，腰酸腿软，头晕耳鸣，精神不振，面色晦暗，舌淡苔薄，脉沉细。

产生此证型的机理，主要是因为肾气亏虚，精血不足，胞脉失养，故经期或经后小腹绵绵作痛，喜按，经血量少，色淡质稀；肾精不足，外府失荣，髓海空虚，则腰酸腿软，头晕耳鸣，精神不振；面色晦暗，舌淡苔薄，脉沉，也因肾虚之故。

邱老师对该证型的治法是补肾气，益精血。常用自拟的补肾益肝汤：当归15g，白芍10g，熟地10g，仙鹤草15g，山萸肉15g，巴戟天15g，菟丝子15g，女贞子30g，阿胶15g，甘草6g，陈皮10g，枳壳 10g。水煎服，日 1 剂。

该证型有精神不振，头晕耳鸣，面色晦暗等症，皆因肾气亏虚，胞脉失养之故，所以首当补气，充精血之不足。当归、白芍、熟地、阿胶、山萸肉、女贞子均为补阴补血的要药；菟丝子、巴戟天温肾而益精血；仙鹤草止血调经；白芍与甘草合用还可缓急止痛；恐诸药腻滞碍脾胃之运化，故又加陈皮、枳壳。

（二）气血虚弱证

症见：经后或经期，小腹隐痛，喜按，月经量少，色淡质稀，头晕眼花，神疲乏力，面色苍白，舌淡苔薄，脉细弱。

该证产生的机理，邱老师认为主要是与气血虚弱，血运无力，胞脉失养，故经期或经后小腹隐痛，喜按，气虚血少，血失温煦，则经血量少，色淡质稀；气虚阳气不振，则神疲乏力；血虚气弱，则面色失荣，头晕眼花；舌淡苔薄，脉细弱亦为气血两亏之象。

邱老师对该证型的治法是补气养血，和中止痛。常自拟方如下：人参 10g，黄芪 20g，当归 15g，白芍 15g，川芎 10g，熟地 15g，桂枝 10g，干姜 10g，炙甘草 10g。水煎服，日 1 剂。

该证型表现有气血两虚之象，如神疲乏力，头晕眼花，面色苍白，所以首当补气补血。人参及黄芪同为补气要药。人参补气而兼能养阴，黄芪补气而兼能养阳，二药合用增强了补气作用，同时可以阴阳兼顾，对后边用的补血药也有增强作用，所以说该二味药可为该方君药。当归、熟地均为补血正药，当归能生血而补血，熟地滋阴精而养血，二药配对，可生新血，滋阴血，精血同养，补血之力尤佳。白芍补血敛阴。白芍常与当归配合应用，可以加强补血作用。此外，当归能和肝而活血止痛，白芍能柔肝和营止痛，二者合用尤适宜痛经之症。白芍和熟地为伍也可加强补血养血的功效。川芎活血行气，常与当归配伍治疗月经不调、痛经、闭经等妇科病证。桂枝、干姜合用温通经络，通血脉，散寒邪。它们与当归同用，则可达到补血温经作用，又可通阳行血，为血虚寒凝者所宜。

炙甘草补脾，与黄芪同用可补脾胃虚弱，以补中气之不足。总之该方补气补血，又益气健脾，温通经脉，颇适宜于气血虚弱之痛经。该方可在行经前 1 周开始应用，行经前 2d，若小腹已有隐痛感，可在该方中加适量乳香、没药，或川楝子、延胡索，或生蒲黄、五灵脂等药。

（三）气滞血瘀证

症见：经前或经期小腹胀痛，拒按，经色紫暗，夹有血块，块下痛减，或经行不畅，胸胁、乳房胀痛，舌紫暗或有瘀斑，脉弦或沉涩有力。

该证型产生的原因，主要是因为气滞血瘀，冲任气血受阻，不通则痛，故经前或经期小腹胀痛，拒按，经行不畅；瘀血内停，则经色紫暗，夹有血块；血块排出，瘀阻暂通，故块下痛减；气滞肝失条达，则胸胁、乳房胀痛；舌紫暗或有瘀点，脉弦或沉涩有力，均为气血瘀滞之象。

邱老师对该证型的治法是行气活血，祛瘀止痛为主。常在四物汤、膈下逐瘀汤基础上化裁组方：当归 15g，白芍 15g，川芎 10g，泽兰 15g，桃仁 10g，红花 10g，丹皮 15g，五灵脂 10g，蒲黄 10g，延胡索 10g，枳壳 10g，香附 10g，甘草 10g。水煎服，日 1 剂。

当归补血活血，白芍养血敛阴，二药合用养血补血功能得到增强，加之当归能和肝而活血止痛，白芍能柔肝和营止痛，用于血瘀痛经尤佳，所以可以为该方之君药。川芎为活血行气药，常用于血瘀气滞，月经不调之痛经，与当归相伍可增强畅达血脉之力。泽兰活血行瘀，多用于瘀阻经闭或痛经。此二药可作为臣药。桃仁、红花、丹皮均具有活血化瘀作用，桃仁、红花均性温能行血、和血、调血，丹皮性凉可清热凉血，活血散瘀，三药合用既能活血化瘀，又能清除血分之邪气。蒲黄活血消瘀，散血止痛，蒲黄与五灵脂合用即古方中之失笑散，为祛瘀止痛之要方。延胡索、枳壳、香附合用则可起到行气止痛作用。因该证型之病是气滞，肝失条达，导致冲任气血受阻，不通则痛，所以在组方中除应注意补血，活血，止痛外，也不可忽视行气止痛。甘草调和诸药。

该证在组方用药中还需注意证型的偏重灵活化裁，如若气滞较重应加强行气药，可在上方中再加川楝子、郁金等药味；若偏重血瘀且痛经较甚者，可加乳香、没药、苏木，也可将白芍换作赤芍以加强活血化瘀止痛作用；若瘀而兼寒、小腹冷痛，可酌加桂枝、干姜散寒止痛；若偏热，舌红苔黄可加二花、连翘、黄柏等清热降火药。

三、医案

医案 1

何某，女，23 岁。2013 年 3 月 13 日来西安交大一附院中医科就诊。

主诉：经前 2d 即出现少腹痛，伴乳房胀痛 1 年，加重 4 个月。

现病史：1 年前每次经前 2d 即出现心烦，胸胁胀满，乳房胀痛；月经来潮的第 1～2d，经行不畅，少腹绵绵作痛，经血量少，色淡，并伴头晕腰痛，每次均需服用止痛片方能缓解，近三四个月有加重现象。曾服用中药汤剂治疗，效不显。即又请我院妇科作妇科检查，未发现器质性病变。患者舌质淡红，苔薄白，脉沉细。

诊断：西医诊断：痛经。

中医辨证：肝肾亏损证。

治法：补益肝肾，调经止痛。

处方：熟地 15g，炒白芍 15g，当归 15g，制香附 12g，桑寄生 18g，怀牛膝 10g，川断 6g，杜仲 9g，菟丝子 12g，山萸肉 15g，川楝子 9g，延胡索 10g。水煎服，日 1 剂，连服 7 剂。嘱咐月经来前 1 周开始服用，且服药期间忌食生冷、辛辣之品。

患者服药第 6d，月经来潮，经行通畅，未见明显腹痛，电话嘱其原方再进 5 剂，继续服用至经期结束。

二诊（2013 年 4 月 1 日）：患者诉上次就诊后，月经前后共服用 12 剂，症状改善显著，欲本次月经前后再次服用，要求再次开方，观其舌脉象：舌淡红，苔薄白，脉缓而稍弱，在上方加女贞子 20g，服法同前。

后电话询问，患者每月经周期用上方，连用 3 个月经周期后，停用。自此以后，痛经消失。随访半年，未复发。

医案 2

刘某，女，35 岁。2013 年 5 月 6 日初诊。

主诉：月经期少腹疼痛 3d。

现病史：患者 3d 前正值月经来潮，食凉面皮后少腹不适，继而少腹疼痛下坠，月经量减少呈红褐色，腹痛加重波及满腹，以少腹疼痛为重。即诊：痛苦面容，诉腹痛。检查腹软肝脾未触及，下腹部压痛明显而拒按，无明显包块。体温 36.8℃。脉弦数有力，舌质红略暗，苔淡白。腹部 X 片未见液平和游离气体。妇检：阴道有白带，子宫颈肥大，子宫体如受孕 50d 大小，子宫压痛明显，两侧附件增厚无压痛。B 超检查：两侧输卵管增粗，提示附件炎。实验室检查：血常规和尿常规均无异常。

诊断：西医诊断：痛经。

中医辨证：气滞血瘀证。

治则：活血化瘀，行气止痛。

处方：当归 10g，赤芍 10g，桃仁 10g，五灵脂 10g，红花 15g，川楝子 15g，桂枝 10g，枳壳 10g，延胡索 10g，干姜 10g，丹参 10g，黄芪 20g，甘草 6g。水煎服，日 1 剂，连服 7 剂。

二诊（2013 年 5 月 13 日）：自诉上药服 1 剂后，月经量增多且有血块，顿觉腹痛大减。服完 7 剂后，疼痛消失。舌质红暗恢复正常。继续以上方加减以善其后。

医案 3

王某，女，34 岁，小学教师。2013 年 5 月 6 日来西安交大一附院中医科就诊。

主诉：行经前腹痛半年。

现病史：患者半年来，每月经前及行经第 1d 小腹冷痛，喜暖喜按，得温痛减，并伴有腰骶疼痛、酸冷、下坠感，严重时伴有恶心呕吐，平素觉乏力气短，畏寒怕冷。月经量少，色暗，有血块及膜样剥脱。每次行经需服止痛剂如芬必得等，影响正常生活与工作。此次行经症状加剧，至就诊时腰腹仍有轻度冷痛，白带偏多，清稀。患者自述病前饮冷较多，患病后，已节制生冷饮食。平素喜暖，纳可，睡眠欠佳，余无特殊不适。舌淡暗，苔白润，脉细沉。

处方：西医诊断：痛经。

中医辨证：肝肾亏损，寒凝血瘀证。

治法：补益肝肾，温经，活血止痛。

处方：淫羊藿 10g，仙茅 10g，菟丝子 10g，枸杞子 10g，五味子 10g，川芎 10g，川楝子 10g，当归 10g，延胡索 10g，桂枝 10g，干姜 6g，黄芪 20g，白芍 10g，生蒲黄 10g。水煎服，日 1 剂，连服 7 剂。

方中淫羊藿、仙茅、菟丝子、枸杞子、五味子、桂枝、干姜温肾增精血，当归、白芍、川芎养血活血，延胡索、生蒲黄、川楝子行气止痛，黄芪补气。

二诊（2013 年 5 月 13 日）：药后无特殊不适，乏力、微寒、少腹痛消失。二诊时正值经前期，调整处方如下：淫羊藿 10g，菟丝子 15g，女贞子 20g，延胡索 10g，五灵脂 10g，没药 10g，川芎 10g，当归 10g，生蒲黄 10g，桂枝 10g，赤芍 10g，白芍 10g，香附 10g，益母草 30g。水煎服，连服 7 剂。

本方能起到补肝肾，活血行气止痛之功效。

上方服用第 6 剂时行经，腹痛消失，少量血块，未见膜样物排出。嘱咐患者下一月经前 3~4d 仍服用此方，再连用 2 个月经周期，后随访半年，未再出现痛经。

医案 4

周某，女，36 岁，农民。2013 年 6 月 20 日就诊。

主诉：经期少腹疼痛 6 年余。

现病史：患者 6 年前，每次经期小腹疼痛，月经量逐渐减少，经色暗，有血块，块下痛减，经前乳胀烦闷。口干喜冷饮，睡眠不佳，多梦。平素工作压力较大，自觉与同事关系紧张，经常暗自生气，自觉有焦虑情绪，尿黄，大便偏干。曾做妇科检查未发现器质性病变。脉弦细，舌淡暗苔白。

诊断：西医诊断：痛经。

中医辨证：肝气郁结，气滞血瘀证。

治法：疏肝解郁，行气活血。

处方：柴胡 10g，枳壳 10g，当归 12g，白芍 10g，白术 10g，茯苓 15g，香附 10g，丹皮 10g，酸枣仁 20g，合欢皮 10g，菖蒲 10g，女贞子 15g，旱莲草 10g。水煎服，日 1 剂，连服 14 剂。

二诊（2013 年 7 月 4 日）：药后无不适，睡眠有改善，经前腹痛减轻，舌红暗，苔白，脉沉细，调整处方：黄芪 20g，当归 15g，熟地 15g，女贞子 30g，桂枝 6g，桃仁 15g，红花 15g，川芎 10g，赤芍 10g，枳壳 10g，延胡索 12g，柴胡 10g，丹皮 10g，甘草 6g。水煎服，日 1 剂，连服 7 剂。

因脉沉细故重加益气补血药黄芪、当归、熟地、女贞子。舌苔淡白，色暗红，说明有血瘀且偏寒，所以加桂枝、桃仁、红花、赤芍等活血药。

三诊（2013 年 7 月 11 日）：服 7 剂后，症状明显得到改善。此方为主加减服用，半年后痛经消失。

第九节　女性不孕症

正在生育年龄的夫妇同居 2 年，未采取过避孕措施而未曾妊娠者，可诊断为不孕症。不过国内外也有不少学者主张，若婚后一直同居，性生活正常，尤其年龄在 30 岁以下者，1 年未曾妊娠，这样即可诊断为不孕症，以免延误治疗时间。但近年来的婚后调查报道称，新婚夫妇1年内能怀孕者80%以上，故将不孕年限暂定为2年较为合理。

不孕症可分为原发不孕（即婚后从未妊娠过）和继发不孕（即患者曾妊娠过，但近2年未再妊娠）。不孕症又可分为绝对不孕及相对不孕。绝对不孕意味着经过任何治疗方法都不可能怀孕，亦即夫妇一方解剖上或功能上的缺陷，无法矫治而不能受孕者；相对不孕，即夫妇一方或双方有解剖上或功能上的缺陷，经治疗后有可能受孕者。

关于不孕症，祖国医学远在《素问》即有不孕之名。唐《千金要方》在这方面更有较详细阐述，如对"原发性不孕症"称为"全不产"，"继发性不孕症"称为"断绪"。历代妇科医籍均有"求嗣""种子""嗣育"门，加以研究。

不孕症的原因很多，男、女双方中一方在生殖系统解剖或功能上有缺陷，都可引起不孕。因此在诊治不孕症时，男女双方都需进行检查。

受孕是一个复杂的生理过程，必须具备下列条件：卵巢排出正常卵子，精液正常并含有足够数量的正常精子，卵子与精子能够在输卵管内相遇并结合成为受精卵，受精卵顺利地被输送入子宫腔，子宫内膜已充分准备适合于受精卵着床的条件。这些环节中有任何一个不正常，便能阻碍受孕。阻碍受孕的因素可能在女方，也可能属男方或在男女双方。

一、病因病机

（一）西医病因

1. 排卵障碍

各种因素引起卵巢功能紊乱导致无排卵。①中枢性的影响：下丘脑－垂体－卵巢轴功能紊乱，引起月经失调，如无排卵性月经、闭经、垂体肿瘤引起卵巢功能失调而致不孕；精神因素如过度紧张、焦虑对下丘脑-垂体-卵巢轴产生影响，抑制排卵。②全身性疾病：重度营养不良、过度肥胖或饮食中缺乏某些维生素特别是维生素 E、维生素 A 等；内分泌代谢方面的疾病如甲状腺功能亢进或低下、肾上腺皮质功能亢进或低下，以及重症糖尿病等都能影响卵巢功能，导致不孕。③卵巢局部因素：先天性卵巢发育不全，多囊卵巢综合征，卵巢功能早衰，功能性卵巢囊肿如颗粒-卵泡膜细胞瘤、睾丸母细胞瘤等影响卵巢排卵。卵巢子宫内膜异位症不但破坏卵巢组织，并可造成严重粘连而致不孕。

2. 输卵管因素

输卵管炎症引起输卵管阻塞是女性不孕的重要因素，有时输卵管腔虽通畅，但输卵管内膜被炎症破坏，管壁变僵硬，使内膜的纤毛运动及管壁的蠕动功能丧失，影响精子与卵子的相遇及运送而致不孕。子宫内膜异位症引起输卵管粘连扭曲或疤痕挛缩，使其蠕动受到限制，影响伞端捡拾卵子造成不孕。

3. 子宫因素

子宫发育不良，子宫内膜结核、宫腔粘连、子宫内膜息肉、子宫黏膜下肌瘤、子宫内膜炎症等。

4. 宫颈因素

宫颈黏液分泌异常，宫颈炎症及宫颈黏液免疫环境异常，影响精子通过，均可造成不孕。

（二）中医病因

中医认为女性不孕症的发病原因主要是先天肾气不足，冲任气血失调，即难成胎。临床见有肾虚、血虚、肝郁、痰湿、血瘀等类型[10]。

1. 肾虚

多因禀赋素弱，肾气不足。或房事不节，损伤肾气，冲任气衰，胞脉失养，不能摄精成孕；或因肾中真阳不足，命门火衰，不能化气行水，寒湿滞于冲任，湿壅胞脉，不能摄精成孕；或经期摄生不慎，涉水感寒，寒邪伤肾，损及冲任，寒客胞中，不能摄精成孕。

2. 血虚

由于体质较弱，阴血不足；或肾阴素亏，房事不节，耗伤精血；或因失血伤津，以致冲任空虚，血少不能摄精成孕。此外，又有血虚伤阴，阴虚内热，热伏冲任，热扰血海，以致不能凝精成孕。

3. 肝郁

情志不畅，肝气郁结，疏泄失常，血气不和，冲任不能相资，以致不能摄精成孕。

4. 痰湿

素体肥胖，或恣食膏粱厚味，痰湿内盛，阻塞气机，冲任失司，躯脂满溢，闭塞胞宫；或脾失健运，饮食失节，痰湿内生，湿浊流注下焦，滞于冲任，湿壅胞脉，均可导致不能摄精成孕。

5. 血瘀

经期产后，余血未净之际，涉水感寒，或不禁房事，邪与血结，瘀阻胞脉，以致不能摄精成孕。

二、辨证论治

邱老师数十年来治疗的不孕症患者甚多，包括女性和男性双方因素。在治疗过程中，邱老师坚持通过现代医学检查手段，先搞清病情，再谈辨证用药。如女性不孕症因输卵管炎症已引起阻塞或粘连（通过西医妇科检查，如输卵管通液术，或子宫输卵管造影，或妇科内镜输卵管检查以确诊），根据阻塞程度进行中西医结合治疗。其次，如子宫、宫颈等疾患也应通过妇科检查以便明确相关疾病，使中医治疗用药更加明确。

（一）输卵管慢性炎症所致不完全阻塞的辨证治疗

在女性不孕症中有 1/2 是因为输卵管通而不畅（见全国高等院

校教材《妇产科学》第7版），该教材也指出"通而不畅"可以口服"活血化瘀"中药。邱老师将此类型按病人的舌脉象和体征分为以下证型论治。

1. 气滞血瘀证

症见：婚久不孕，经行延期，或量少，色有紫块，少腹疼痛拒按，临经尤甚，舌黑有瘀点，脉弦或涩。

邱老师对该证型的治法是活血化瘀，散结通络。常自拟方如下：三棱15g，莪术15g，赤芍15g，丹参15g，桃仁12g，益母草15g，夏枯草12g，当归15g，川芎12g，乳香9g，没药9g，五灵脂9g，延胡索9g。水煎服，日1剂。

方中当归、赤芍、丹参、川芎养血活血化瘀，乳香、没药、五灵脂、延胡索活血化瘀止痛，益母草、夏枯草清热解毒，同时也有活血化瘀、利尿消肿作用。方中活血化瘀作用更强的是三棱，莪术具有破血祛瘀作用，对于输卵管的通而不畅现象有着较大的作用，其次桃仁也有加强化瘀作用。总之，该方主要针对输卵管发炎或炎后引起局部瘀血水肿、增生，使输卵管蠕动功能减退，卵子不易通过的情况下而用药的，通过活血化瘀、消肿，使输卵管通畅，而有利于卵子的顺利通行。

2. 寒湿瘀滞证

症见：婚后不孕，经行延后，甚或闭经，带下量多，色白质黏，面色㿠白，舌淡苔白腻，脉沉滑。

邱老师对该证型的治法是活血化瘀，温通经络。常拟方如下：当归15g，川芎15g，赤芍15g，丹参15g，三棱12g，莪术12g，干姜12g，小茴香9g，肉桂9g，淫羊藿15g，蜈蚣3g。水煎服，日1剂。

该方是在活血、化瘀、消肿通络基础上，加入了温肾阳、散寒止痛的药物，同时也注意加入了养血补血和调经的药物。

（二）内分泌失调等因素所致无排卵症的辨证治疗

内分泌失调所致的无排卵性月经病主要表现有月经不调，宫血症，痛经，闭经。

无排卵性属肾阳虚或肾阴虚，或阴阳两虚。月经期后卵泡发育至卵泡成熟为卵泡期，排卵日至月经来潮为黄体期。肾阴逐渐滋长是排卵的基础，冲任气血活动不良是排卵功能失调的内在根据，因而补肾阴、肾阳是恢复排卵功能的根本治法。对无排卵症，邱老师将它分为 3 个证型进行论治，即血虚证（或肾阴虚型）、肾阳虚、肝郁型。

1. 肾阴亏虚证

症见：婚久不孕，月经不调，手足发热，头晕耳鸣，舌红而干，脉沉细。

邱老师对该证型的治法是滋肾养肝，调经助孕。常在六味地黄汤基础上加减：熟地 20g，山萸肉 15g，山药 15g，当归 15g，丹皮 15g，茯苓 15g，枸杞子 10g，菟丝子 15g，女贞子 12g，杜仲 12g，麦冬 12g，枳壳 9g。水煎服，日 1 剂。

六味地黄汤以滋阴补肾为主，加枸杞子、菟丝子、女贞子、杜仲、麦冬可进一步补肾助孕，加枳壳行气健脾，以防熟地、山药等药品之过腻。

2. 肾阳虚衰证

症见：婚久不孕，腰膝酸软，腹冷肢冷，性欲淡漠；月经后期，量少色淡，甚或闭经；平时白带量多，小便量多，面色晦暗，舌质淡，苔白滑，脉沉细而迟，或沉迟无力。

邱老师对该证型的治法是补阳助孕。常拟方如下：当归 15g，白芍 15g，熟地 15g，川芎 12g，鹿角胶 12g，山萸肉 15g，肉苁蓉 12g，巴戟天 12g，枸杞子 15g，淫羊藿 15g，覆盆子 15g，黄芪 20g，甘草 6g。水煎服，日 1 剂。

方中的当归、白芍、熟地、山萸肉为《傅青主女科》中的养精种玉汤，当归、赤芍养血调经；熟地、山萸肉滋肾而益精血，共奏养血调经之效；在此养阴血基础上加温补肾阳药鹿角胶、巴戟天、枸杞子、肉苁蓉、淫羊藿、覆盆子和补气健脾药黄芪、甘草，填补冲任和奇经，冲任得滋，以促受孕。

3. 肝郁肾虚证

症见：婚久不孕，抑郁烦闷，月经先后无定期，经前乳胀，或有结块，少腹胀痛，舌淡苔薄，脉弦细沉。

邱老师对该证型的治法是疏肝益肾，调经助孕。常拟方如下：柴胡 15g，枳壳 16g，郁金 15g，佛手片 9g，当归 15g，白芍 15g，制首乌 15g，菟丝子 15g，淫羊藿 12g，巴戟天 12g，女贞子 15g，甘草 6g。水煎服，日 1 剂。

柴胡疏肝解郁，透邪升阳，使肝气条达；芍药敛阴泄热，补血养血；枳实行气散结，合柴胡升降互用，疏畅气机；甘草健脾和中。此四味药为四逆散（《伤寒论》方），主要作用是解郁、疏肝、理脾。在此方基础上加郁金、佛手片，加强了柴胡的疏畅气机、解郁作用；加当归、制首乌，加强了白芍的补血养血、调经作用；加淫羊藿、巴戟天、女贞子、菟丝子，益肾阳，补精血以助孕。

（三）其他原因所致女性不孕的辨证治疗

现代医学研究认为，女性不孕症的原因复杂，与多种疾病综合原因有关。下边是邱老师对精子免疫性不孕症的辨证论治经验。

免疫性不孕症是妇产科的疑难病证，因免疫异常而导致不孕。许多学者认为，抗精子抗体阳性的患者，多同时伴有子宫内膜炎、输卵管炎、附件炎等生殖系统炎症，这些炎症常成为邪毒，正是这些邪毒导致免疫系统异常而致不孕。邱老师认为这只可能是一个方面，中医的免疫系统主要在肾，肾不仅主生殖，还可能主免疫，免疫性不孕可能同时与肾虚有关，这就是说治疗免疫性不孕症应一方面活血化瘀、清热解毒祛邪，另一方面应补肾阴或补肾阳，始能收效。

邱老师认为本病以肾阴虚者居多，故多以六味地黄丸方为基础，酌情加入清热解毒和活血化瘀药。自拟方：生地 15g，熟地 15g，山萸肉 15g，山药 15g，牡丹皮 15g，泽泻 15g，茯苓 15g，川芎 12g，丹参 12g，当归 12g，红花 12g，红藤 15g，赤芍 15g，败酱草 12g，黄芩 12g，黄柏 12g，香附 15g。水煎服，日 1 剂。

生地黄、熟地黄同用可补血而凉血，滋阴而生津，对于血虚而兼血热者用之颇宜，与山萸肉、山药、牡丹皮、泽泻、茯苓合用共奏滋补肾阴的作用。红藤、败酱草、黄芩、黄柏清热解毒。肾虚与热毒并存，必致血瘀，瘀血不去，新血不生就难以受孕，因而加活血化瘀药川芎、丹参、当归、红花，又加具有疏肝理气、调经止痛的香附。该方较全面地起到了清热解毒、活血化瘀、滋补肾阴、调经止痛的作用，总之具有调理冲任，以助成孕的功能。

对内分泌失调，如卵巢功能低下所导致的排卵障碍、月经不调而引起的女性不孕症，邱老师在具体实践中，根据月经周期、子宫内膜、卵巢的不同变化按卵泡期、排卵期、黄体期、月经期等分段用药，即将中医的辨证和西医的辨病结合，以中药治疗为主。

卵泡期（月经第 1~14d），以补血养阴为主，同时在补肾阴的药物中加入补肾阳的药物，促使卵泡发育成熟。自拟方：生地 15g，熟地 15g，山萸肉 15g，牡丹皮 15g，山药 15g，泽泻 15g，茯苓 15g，女贞子 10g，菟丝子 10g，肉苁蓉 10g，巴戟天 10g，枸杞子 12g，香附 12g。水煎服，日 1 剂。

排卵期（下次月经来潮前 14d 左右），在养血的基础上加入通络、行气、活血的药物，以促排卵。自拟方：阿胶 15g，当归 15g，白芍 15g，川芎 12g，熟地 15g，鸡血藤 15g，香附 12g，丹参 12g，川芎 12g，红花 12g，黄芪 20g，党参 20g，甘草 6g。水煎服，日 1 剂。

黄体期（排卵日至月经来潮 14d 左右），以补肾阳为主。自拟方：当归 15g，阿胶 15g，白芍 15g，鹿角胶 12g，肉苁蓉 15g，淫羊藿 12g，女贞子 12g，菟丝子 12g，续断 15g，杜仲 15g，巴戟天

12g，枳壳 9g，甘草 6g。水煎服，日 1 剂。

月经期（2～7d），活血调经，以求行经通畅。自拟方：当归 15g，川芎 15g，芍药 15g，牡丹皮 15g，丹参 12g，泽兰 12g，旱莲草 15g，鸡血藤 12g，红藤 12g，党参 20g，甘草 6g。水煎服，日 1 剂。

内分泌方面引起不孕症的还有一个脑垂体前叶功能减退后遗症，多因女性产后大出血、休克所致，可引起继发性不孕症。根据垂体前叶破坏的程度，发病的缓急，临床表现不同，其表现可有产后乳汁减少、月经减少、闭经、性欲减退、阴毛脱落、怕冷、表情淡漠、智力减退、行动缓慢、肤色变浅淡，这些都是由于垂体机能减退并且引起性腺、甲状腺、肾上腺皮质机能减退造成的。

邱老师认为本病进行中医辨证，虽可分虚实，但以虚为主，精血耗失，脏腑虚弱。但也可能虚中有实，血虚中有气虚，阴虚中有阳虚，阳虚中有阴虚，互相掺杂，同时兼并。血虚与肾阴不足，肝血失养，或脾肾阳虚，寒凝经脉，冲任损伤，胞脉失养，阴精衰弱，故很难受孕。对其治疗也当根据证型而论治。

1. 气血两虚证

症见：头晕目眩，面色㿠白，食纳差，经闭不行，久不再孕，舌质淡红，苔薄白，脉细缓。

邱老师对该证型的治法是调养气血，但也应加补肾阳的药物以促使排卵。如下方：西洋参 9g，黄芪 30g，山药 15g，茯苓 15g，当归 15g，熟地 15g，白芍 15g，阿胶 10g，川芎 12g，枸杞子 15g，麦门冬 15g，山萸肉 15g，菟丝子 15g，肉苁蓉 12g，女贞子 12g，甘草 12g。水煎服，日 1 剂。

2. 肾阳虚损证

症见：毛发脱落，形寒肢冷，性欲减退，表情淡漠，神疲乏力，腰膝酸软，两肢虚浮，久不受孕，舌淡苔白，脉沉细。

邱老师对该证型的治法是温补肾阳，益气养血。可用下方：鹿茸片 6g，仙茅 15g，附子 15g，肉桂 10g，巴戟天 20g，枸杞子 15g，党参 20g，黄芪 30g，当归 15g，阿胶 10g，熟地 20g，山药 15g，吴茱萸 10g，茯苓 15g，陈皮 12g，甘草 10g。水煎服，日 1 剂。

席汉氏综合征属肾阳虚者，症状都较重，因而温补肾阳之药，比当有附、桂、鹿茸之品，且当用益气、补阴血之药，只补肾阳也难收效，又因本方滞腻之品较多，所以加用陈皮以行气滞，反佐之药也，必要时也可用枳壳或枳实。

3. 肝肾阴虚证

症见：头晕耳鸣，毛发枯脱，纳差，经闭不行，形体干瘦，烦躁少寐，盗汗，口苦咽干，久不受孕，舌淡苔薄，脉弦细。

邱老师对该证型的治法是滋养肝肾，养血调经，使月经正常，始论孕育之事。方用：枸杞子 15g，女贞子 15g，生地 15g，熟地 15g，山药 15g，山萸肉 15g，麦冬 15g，阿胶 10g，丹皮 12g，泽泻 12g，五味子 12g，巴戟天 15g，肉苁蓉 12g。水煎服，日 1 剂。

三、医案

医案 1

谢某，女，25 岁，工人。2012 年 3 月 18 日来交大一附院中医科就诊。

主诉：婚后 3 年不孕。

现病史：患者婚后 3 年不孕。19 岁月经始行，量少且经期不规律，经至腹痛，腰酸乏力，性欲淡漠，面黄少华，形体羸瘦，脉细，请西医妇科检查，诊断为卵巢功能低下，建议服用中药，其间配合周期性雌激素疗法。患者现症除月经不正常外，同时有颜面烘热，心烦失眠，盗汗，耳鸣，乏力，腰膝酸软。舌淡，脉细。

诊断：西医诊断：卵巢功能低下。

中医辨证：阴阳两虚。

治法：滋阴补阳。

处方：自拟方一：熟地 15g，生地 15g，山萸肉 15g，山药 15g，茯苓 15g，泽泻 12g，牡丹皮 15g，女贞子 12g，枸杞子 15g，五味子

12g，西洋参9g，黄芪25g，巴戟天15g，淫羊藿15g，川芎15g，红花12g，香附12g，甘草12g。水煎服，日1剂。

自拟方二：当归15g，川芎12g，赤芍15g，熟地15g，桃仁15g，红花12g，丹参15g，人参9g，黄芪25g，吴茱萸6g，炮姜12g。水煎服，日1剂。

按语： 肾水不足，阴精亏乏，精血衰少，冲任失养，无以充任胞宫，不能受孕。患者出现一系列的阴虚症状，同时也有肾阳虚的体征，治宜以补肾阴为主，同时加入补肾阳药物和活血化瘀药物，先给予两方，一方平时用，二方月经期用。方一在滋补肾阴基础上加补气、补肾阳和活血药物，使动中有补，补中有动，冲任得养，促使卵泡的发育、成熟和排卵。方二补血活血调经，使行经通畅，促使新的卵泡的发育和新的周期的开始，使月经周期逐渐规律起来。同时接受西医妇科的建议，配合周期性雌激素疗法。以上方治疗半年，中间也根据证候变化适当作过药物调整，患者月经渐趋正常，经量亦增多，不久受孕，于2013年3月怀孕，次年1月生一女孩，母女健康。

医案 2

李某，女，28岁。2012年1月20日来西安交大一附院中医科就诊。

主诉：婚后3年未孕。

现病史：几年来患者胸闷，急躁，口苦咽干，盗汗烦热，经行先期，色暗，有血块，腹痛，块下痛减。平时白带较多，色黄，常有腹痛，腰酸。末次月经3月15日来潮，5d净。经西医检查，诊断为子宫内膜炎，输卵管炎，抗精子抗体（＋）。

诊断：西医诊断：子宫内膜炎，输卵管炎，抗精子抗体（＋）。

中医辨证：肾阴虚挟瘀血热毒。

治法：滋补肾阴，活血，清热解毒。

处方：生地黄15g，熟地黄15g，山萸肉15g，山药15g，牡丹皮、茯苓各15g，泽泻10g，败酱草15g，蒲公英15g，金银花15g，红藤 15g，川芎 10g，丹参 10g，当归 10g，赤芍 15g，制香附 15g。水煎服，日 1 剂。

以本方为基础，随证变化加减调治 3 个月，月经正常，白带少，抗精子抗体转阴。

2012 年 9 月 1 日就诊：已怀孕 2 个月，当地医院建议使用甲羟孕酮（安宫黄体酮片），已服用 1 个月。为防止流产和死胎发生，在患者家属要求下，加服中药，现症：仍有轻度手足烦热，口苦干，食纳稍差，睡眠不稳，舌淡苔薄白，脉沉滑。当益气健脾，滋阴补肾，养血保胎。拟方：茯苓 15g，生熟地各 12g，炒白术 12g，砂仁 6g，薏苡仁 20g，黄芩 12g，菟丝子 9g，女贞子 9g，山药 12g，杜仲 12g，续断 12g，甘草 6g，谷芽 9g。水煎服，日 1 剂，连服 1 月后停药。后家属电话告知服药平稳，建议怀孕中期再服 1 个月。次年夏，顺利产下一男婴。

第十节　男性不育症

一、病因病机

（一）西医病因

据相关资料报道由男方因素引起的不孕症占 35% ~ 50%，主要原因有以下方面：

1. 精液异常

包括无精子，精子数目减少，活动力减弱，形态异常。

精液由精子和精浆组成。精子由睾丸产生，精浆为生殖管道及附属腺的分泌物组成。精液中精子的数量、活力、畸形率、死精子比例及精浆浓度、化学成分和 pH 等，为检测生育力的指标。精液呈乳白色，弱碱性（pH7.2 ~ 7.8），正常成年男性每次射精量 3 ~

5ml，每毫升含精子 1 亿 ~ 2 亿。若每毫升精液精子量低于 2000 万，畸形精子高于 40%，则不易受精。新排出的精液与空气接触即为凝胶状，于 10 ~ 20min 后又自动液化。精子在凝胶块中不能活动。当精液液化时精子具有充分活动力，可由阴道进入宫颈。若液化时间过长，达 1h，为病理状态，可影响生育力。精液中有多种酶参与液化过程，精液中果糖的正常含量为 6.7 ~ 25mmol/L（120 ~ 450mg/100ml）。精囊炎及雄激素水平低，是果糖含量低的常见原因。果糖为精子提供能量来源，其含量低，可使精子活力下降，故测定果糖含量及其分解率可作为衡量受精能力指标之一。精液中锌的浓度比血清中含量高 100 倍，它能影响精子的代谢，锌的含量与精子活动力和密度成正相关。用锌治疗某些男性不育症可使精子数目增多，精子活力提高。精浆中柠檬酸、碱性磷酸酶及水解酶等与精子活力、营养代谢有关。此外精液含有的前列腺素，可引起女性生殖道平滑肌的收缩，以利于精子运行。

造成精液异常的因素有：①先天发育异常：如双侧隐睾在青春期后发育受到影响，曲细精管萎缩，妨碍精子产生；先天性睾丸发育不全症，不能产生精子。②全身因素：慢性消耗性疾病如长期营养不良，慢性中毒（过度吸烟、酗酒），精神过度紧张等也可能抑制精子的产生。③局部因素：腮腺炎并发的睾丸炎可导致睾丸萎缩，不能产生精子；睾丸结核使睾丸组织破坏；睾丸损伤，放射性照射以及铅、砷、苯胺等药物影响均可妨碍精子的产生；精索静脉曲张可使精子数目减少或精子活动力减低。

2. 输精障碍

附睾及输精管细菌性感染，如淋菌、结核或非特异性感染引起双侧输精管完全性梗阻，影响精子的输出；功能性不射精；阳痿、早泄往往不能使精子进入阴道引起不孕。

3. 男性自身免疫反应

男性如有自身免疫抗体，则可使精子凝集，而致精子不活动，约有 15% 的不孕夫妇能找到这种抗体。

（二）中医的病因病机

清代陈士铎在《石室秘录》中说："男子不生子，有六病……一精冷也，一气衰也，一痰多也，一相火盛也，一精少也，一气郁也。"其中"精冷""精少"涉及精液的质量问题，其他几条涉及了引起精液本身异常的全身因素。现分析于下：

（1）精冷：又称精寒，指下焦虚寒，命门火衰，排出精液温度低，有的形容"冷如冰铁"，难于使女方受孕。

（2）气衰：泛指脏腑机能不强，或指体内富有营养的精微物质不足，此外尤其是指肾气不足，肾气衰则肾精产生的内在动力不足，影响生育。

（3）痰多：因痰多与脾、肺脏有关。中医认为"脾为生痰之源，肺为贮痰之器""脾为气血生化之源"，若痰湿蕴郁脾胃，必定导致真气不足，精气亏耗，同样影响生育。

（4）相火盛：乃指肾阴亏损，虚火亢盛，又称命门火旺。由于阴虚火旺，出现火迫精泄的病变。肾为阴脏，内藏水火（如肾阴、肾阳），生理上水火必须保持相对平衡，若肾水亏损，则肾火偏亢出现性欲太过、遗精、早泄等影响男性生育。

（5）精稀少：在中国古代医籍中称为虚劳精少，指性交时，射精少，影响生育，由于先天不足，或房事不节，劳心过度，以致耗损精气。

（6）气郁：郁证之一，由于情志郁结，肝气不舒所致，气郁可导致血瘀，造成阳痿、不射精等症而致不育。

二、辨证论治

目前对男性不育症的分型也很多，医生各自根据自己的临证经验提出不同分型。邱老师几十年来将男性不育症主要分以下四型。

（一）肾阳虚证

症见：精液过冷，婚后不育，性欲淡漠，或阳痿早泄，精子稀少，或死精过多，射精无力。同时还表现有腰膝酸软，精神萎靡，面色㿠白，小便清长，夜尿量多，畏寒喜温，舌淡体胖，苔白，脉沉细弱等症状。

肾为全身阴阳之根本，肾的阴阳偏盛偏衰关乎全身阴阳的盛衰。邱老师认为补益肾阳，应在补肾阴的基础上，辅以补阳以达到补肾阳的目的。故古人说："善补阳者，必阴中求阳，则阴得阳助而生化无穷。"明代医家张景岳遇肾虚之证，重补阴是其特点，他说："夫病变非一，何独重阴……故治水治火，皆从肾气，此重在命门而阳以阴为基。"邱老师补肾阳喜用枸杞子与淫羊藿，枸杞子阴阳兼补，但以补肾阴为主，淫羊藿以补阳为主。近年研究淫羊藿可促进精液的分泌，以叶及根部的作用最强。同时邱老师也喜配用人参。人参具有气阴两补和加强补肾阳的作用。近年研究表明人参对大动物的睾丸中精子数增加，且活力增强有效。同时也喜加菟丝子。

邱老师对该证型的治法是补益肾阳。常用的基础方如下：熟地15g，山药15g，山茱萸15g，泽泻9g，牡丹皮15g，茯苓15g，淫羊藿20g，菟丝子15g，枸杞子15g，人参9g，黄芪20g。水煎服，日1剂。

该方是在六味地黄丸滋补肾阴的基础上加上益气补阳的药物淫羊藿、菟丝子、枸杞子、人参、黄芪，体现了补阳是要建立在补阴的基础上才能真正达到补阳的目的。淫羊藿传统本草均记载该品补肾阳，强筋骨，现代研究也证明该品可促进精液的分泌。它富含锰，可以防止男性睾丸的退化，壮阳补肾，提升性功能。菟丝子平补肾阳，两味药放在一起，可起到互相加强的作用。枸杞子阴阳兼补，起到平衡阴阳，互相加强的作用。人参补气而兼能养阴，黄芪补气而兼能扶阳，两药同用使全方具有较强的补气助阳作用。

肾阳虚所引起的男性不育症，有些传统方，邱老师也常进行加减化裁选用。如宋代《和剂局方》的菟丝子丸（该方由菟丝子、鹿茸、肉桂、附子、泽泻、石龙齿、熟地、苁蓉、巴戟天、山茱萸、杜仲、续断、补骨脂、怀牛膝、荜澄茄、茯苓、防风、小茴香、川芎、五味子、石斛、沉香、桑螵蛸、覆盆子组成），主要用于肾阳虚较甚，腰膝酸软，阳痿，婚后久不育者。邱老师用时往往去掉附子、肉桂，此二药虽然有补肾阳的作用，但有助相火的副作用，导致相火，易劫真阴。其次，《景岳全书》的全鹿丸、斑龙丸，《医方考》的龟鹿二仙胶方也都可加减应用。

（二）肾阴虚证

症见：五心烦热，盗汗，口干，腰膝酸软，头晕耳鸣，或足跟疼痛，舌红、少苔或无苔，脉数。阴虚阳亢，性欲强烈，但却婚后久不育。检查精液不液化或死精过多，或精子过少，畸形精子过多。

邱老师对该证型的治法是滋补肾阴，常以六味地黄丸为基础方。六味地黄丸是宋代儿科名医钱乙从金匮肾气丸减去桂枝、附子，将干地黄改为熟地黄变化而来，用以治疗肾虚诸症，今人用六味地黄丸为滋补肾阴的常用方剂。方由熟地黄、山药、山茱萸、泽泻、牡丹皮、茯苓组成。方中重用熟地黄滋补肾阴、填精益髓、壮水之主，山茱萸补养肝肾，山药补益脾阴，三药世人称之为"三补"。泽泻利湿泻浊，并防熟地黄之滋腻恋邪，牡丹皮清泻相火，并制山茱萸之温，茯苓淡渗脾湿，并助山药健运，三药世人称之为"三泻"。该方平调阴阳，补中有泻，补而不碍邪，补而不过。

常用自拟方：熟地 15g，山药 15g，山茱萸 15g，泽泻 12g，牡丹皮 15g，茯苓 15g，制何首乌 15g，虫草 6g，鹿衔草 20g，菟丝子 15g，枸杞子 20g。水煎服，日 1 剂。

此方前六味药即六味地黄丸成分，作为滋阴补肾基础方，加制何首乌补肝肾、益精血；虫草《药性考》有云："该品秘精益气，专补命门"；鹿衔草强壮筋骨，补虚益肾；菟丝子补肾益精；枸杞子气阴两补但以补阴为主，为壮精益肾要药。

肾阴虚出现"精浊""精热"，应在六味地黄丸基础上加适当清热药和活血化瘀药，方如下：生地黄（将原方熟地改生地）15g，山药 15g，山茱萸 15g，泽泻 12g，牡丹皮 15g，茯苓 15g，丹参 15g，川芎 15g，虎杖 12g，盐黄柏 12g。水煎服，日 1 剂。

此方前六味（六味地黄丸）补益肾阴，加丹参祛瘀止痛，活血通经；川芎活血行气，止痛；虎杖清热利湿，散瘀定痛；盐黄柏清热燥湿，滋阴降火。该方通过滋补肾阴，同时滋阴降火，祛瘀通络，促进血液循环，使液化时间缩短，精液质量好转。

（三）痰湿内蕴证

症见：形体肥胖，肢体困倦，精液稀薄，精子量少，性欲淡漠或不射精。其次表现面色㿠白，神疲气短，头晕心悸，舌淡，苔白腻，脉沉细。

邱老师对该证型的治法是清化湿浊。常用方如下：知母 15g，黄柏 15g，熟地 15g，山药 15g，山茱萸 15g，泽泻 12g，牡丹皮 15g，茯苓 15g，旱莲草 20g，女贞子 15g，枸杞子 15g，巴戟天 15g。水煎服，日 1 剂。

黄柏与知母相配，是临床极常用的清热药对之一。《本草纲目》云："肾苦燥，宜食辛以润之，肺苦逆，宜食苦以泻之。知母之辛苦寒凉，下则滋肾燥而滋阴，上则清肺金而泻火，乃二经气分药也；黄柏则肾经血分药，故二药必相须而行。"此两药乃苦寒之味，均具清降之力，黄柏泻降肾中相火，知母清降肺金之热，二者合用，清火之力大增，去火以保阴，乃清本正源之法。临床每用此药对治阴虚火旺、骨蒸盗汗，或相火妄动、梦遗精滑等证，但宜配入养阴药中应用方能奏功。如知柏地黄丸中与熟地、山萸肉及山药等合用，本方即为知柏加六味地黄丸而成。该方的基础方中加旱莲草、女贞子，因其能补肾强精，而又性平和不腻不燥，和知柏地黄丸可以协调同用。枸杞子性平和，滋养肝肾；巴戟天性微温，补肾阳壮筋骨。总之，本方是在六味丸补肾阴的基础上加知母、黄柏以清湿浊；加旱莲草、女贞子、枸杞子、巴戟天等促进补肾添精，改善性欲，提高精子质量，促进男性不育症的恢复。

（四）肝郁血瘀证

症见：婚后不能生育，情绪抑郁，性格沉闷，寡言少欢，胸胁胀满，时时叹息，口苦目眩，心烦失眠，或有射精不能之症，或有阳痿不举之象，终难交合，舌质暗红，或有瘀点，舌苔薄，脉弦或涩。该证多由内伤七情而起，郁怒伤肝，肝失条达，气郁不畅，气滞血瘀，脉络阻滞，精窍不利，宗筋纵缓，阳痿不举，射精不能而不能孕育。

邱老师对该证型的治法是疏肝理气，化瘀通络。常以柴胡疏肝散为基本方，然后根据脉象舌象适当加滋阴补肾药或加补肾壮阳药。如下方：柴胡 15g，枳壳 12g，赤芍 15g，甘草 6g，香附 15g，川芎 15g，丹参 15g，淫羊藿 15g，紫河车 10g，蛇床子 15g，黄精 20g。水煎服，日 1 剂。

此方中前六味药疏解肝郁为主。柴胡功擅条达肝气而舒郁解结，香附长于疏肝理气，川芎疏肝开郁，且行气活血，陈皮理气行滞和胃，白芍、甘草养血柔肝。在情志调节基础上加丹参，加强活血解郁作用，淫羊藿补肾壮阳，紫河车养阴益精，蛇床子温肾助阳，黄精壮筋骨，益精髓。其次，也可加枸杞子、菟丝子、女贞子、巴戟天等药，但补肾阳之药不宜过多，若病人肝气郁结得解，稍加壮阳补肾之品即可收效。

（五）结合现代医学对该病的论治

1. 微量元素与男性不育的关系和用药

男性不育大部分是由于身体缺锌、硒导致的，经食物和补锌硒药物会得到较好疗效。现代研究发现，微量元素特别是锌、硒 2 种元素对男性的生殖健康有着重要的作用。男性不育（少精、弱精、精液不液化）可能与缺锌、硒有一定关系。锌元素可以维持助长男性性机能，提高精子数量，缺锌会使男性性激素分泌减少，从而使性功能减退、睾丸缩小，影响精子的生成、成熟，最终使得精子数目减少、活力下降、精液液化延迟。硒元素是精浆中过氧化物酶的必须组成成分，当精液中硒含量降低时，会引起精液质量下降。何首乌、巴戟天含锌元素较高，何首乌为 $421\mu g/g$，巴戟天为 $385\mu g/g$，其次枸杞子含锌量也很高。黄芪不仅含锌、硒，而且还含锰，锰元素对生殖系统也有着重要影响。锌能升高精子的乳酸脱氢酶。若该酶的活性降低，就会造成精子损伤，死精增多，活力下降。缺锌就要及时补充。单一靠食物补充很难达到需求量，在中药方面，对增加精液最有功效的是枸杞子和巴戟天，在古人著作中多有提及，如《药鉴》一书载："枸杞子滋阴，不致阴衰；兴阳，常使阳举，亦为育精之物。"所以，古人常说："离家千里，勿食枸杞。"《医通》记载"巴戟天补肾育精、壮阳"，说明巴戟天能生精，是治阳痿之要药。所以邱老师在治疗男性不育症时，在辨证用药时尽量选含有微量元素锌或硒或锰的中药，因为它们都可提高精液的质量，自然这只是组方的一个方面，还要注意该品的其他方面的功能和寒热性能与证的关系。

2. 病与证的结合

男性不育症的诊治相对还是复杂的，单靠中医的辨证很难收效，所以还应通过西医的手段进行实验室检查，确诊西医的病因，如精液不液化症、免疫性不育症等，然后再进行中医的辨证，针对性强疗效就比较好。邱老师在治疗男性不育症时注意了以下几个西医病证。

（1）精液不液化症。

此症较常见，影响男性不育。一般的情况下，在精液的形成当中，精子和附睾的液体占 10% 左右，在精囊腺所产生的精囊液占 60% 左右，而前列腺所产生的前列腺液占了 30% 左右。在精液当中，精囊腺所产生的精囊液会产生一种物质，这些物质可以促进精液的凝固，这个作用就是防止其他的有害的物质在对精液中的精子形成一种损伤和破坏，保护精子的作用。但是这种精囊腺所产生的精囊液在精液中保护精子不让其他的物质进入精液当中，如果精液射出以后，这个精液还必须液化，精子才能离开精液，进入女性的生殖道，那么在前列腺当中，产生的前列腺液，就有一种促进精液液化的这种物质，这种物质需要在精液射出后，对阴道壁接触以后，这种物质主要是一些水解蛋白酶，然后促进精液的液化，精液液化以后，精子就能从精液当中释放出来，通过宫颈到了子宫、输卵管与卵子会合，发挥受精的作用，这就是正常的情况。从正常的情况，我们可以知道，如果前列腺出现了一些病变，影响了精液当中的蛋白水解酶的分泌和产生，就会使精液的液化出现问题，出现液化的时间延迟，液化黏度增加，这样精子就不能正常地从精液中释放出来，就会影响受精，导致男性的不育症，这个就是精液不液化的原因以及他的情况。

在正常情况下，精液射出体外后因受精囊分泌的凝固酶作用，很快凝成胶冻状，具有一定的凝聚性，这对防止精液流出阴道具有一定的积极作用。当精液射出之后，大约需要经过 10~30min 的时间，在前列腺分泌的纤溶酶的作用下液化，以便精子摆脱胶冻状的"束缚"，为进入宫颈、阴道、输卵管做好准备。

正常精液呈黏性，乳白色，含有灰白色凝块，10~20min 后凝块自行液化，变成半透明、混浊的稀薄黏液，如果精液在射出之后30min 仍然不能液化，或者仅仅部分液化，这叫作精液液化不良。

精液液化不良是比较常见的现象，将有碍于精子的正常活动，使精子受到严重的"束缚"，难以到达卵子排出的地方，因此不能正常受精，也就无法使女方怀孕。这种情况，患者没有异常的感觉，男性的性快感、射精过程也没有异常表现。

精液不液化是导致男性不育的常见原因，就其表现，大致与中医精浊、精热、精寒、淋浊等有关。其病因病机主要有湿热下注，肾阴亏虚，肾阳不足，痰浊内蕴，痰瘀互结等。现代医学认为，精液不液化主要是由于前列腺尿道球腺、精囊腺等功能失调而导致液化因子分泌减少所造成。

中医认为，精液不液化主要是由于各种原因湿热凝聚，下注于下焦，阻滞阳道，而致精浊混淆，精室受蒸而精液难化。湿热阻滞日久，气机不利，而致气血瘀阻，加重了精液不液化。因此，湿热下注兼有气滞血瘀是本症最常见的病机。故其治疗应以清热利湿为主，佐以行气化瘀。根据前边所谈的一些方剂，结合证型加减组方。

（2）男性免疫性不育症。

免疫性不育症是指由于血液或精液中存在抗精子抗体而产生自身免疫反应导致的男子不育症。男性抗精子抗体的产生，虽为自身抗原，但它于青春期才出现，被自身免疫系统视为"异己"。然而血生精小管屏障阻碍了精子抗原与机体免疫系统的接触，不会产生抗精子的免疫反应。若血生精小管屏障发育不完善或遭到破坏，如手术、外伤、炎症等，导致精子外溢或巨噬细胞进入生殖道吞噬消化精子细胞，其精子抗原激活免疫系统，则会产生抗精子抗体。抗精子抗体产生的另一个可能原因是抑制性 T 淋巴细胞数量减少或活性下降。此细胞存在于附睾和输精管的皮下组织中。正常情况下，由睾丸网及其输出管漏出的少量精子抗原可激活抑制性 T 细胞，使成熟 B 细胞识别抗原的过程变得迟钝，降低了机体对精子抗原的体液免疫反应，形成免疫耐受。当抑制性 T 细胞数量或活性下降以及精液内补充抑制性 T 细胞的因子缺乏时，可产生抗精子抗体。

中医对男性免疫性不育症的产生，认为主要是肾精亏虚，肺脾气虚，湿热瘀阻，气滞血瘀而引起。其治法以扶正祛邪，益肾填精为原则。

邱老师通过多年来对该病的论治，认为本病证型以阴虚湿热为主，治宜滋阴清热解毒，化瘀通络。常用自拟方如下：熟地 15g，生地 20g，玄参 15g，蒲公英 15g，败酱草 15g，丹参 15g，赤芍

15g，枸杞子 15g，党参 20g，黄芪 20g，制何首乌 15g，枳壳 15g。水煎服，日 1 剂。

熟地及生地本为一物，因加工炮制不同，其性有寒热之别，其功也各有所偏。熟地甘而微温，气味俱厚，补血填精必不可少。生地甘而寒凉，性润多汁，凉血生津恒以为用。二药配对，补血而凉血，滋阴而生津，从而扩大了治疗范围。本病证阴虚而兼有热，所以同用二药。蒲公英、败酱草清热解毒，可去湿热；丹参与赤芍同用凉血、活血化瘀以通精道；枸杞子补阴而兼助阳，且有填补骨髓之作用；党参、黄芪益气健脾而扶正，且黄芪根据现代研究含锌、硒、锰量均高；何首乌的锌含量在中药中更是居首，所以它们联用可以提高精子质量；枳壳行气，可以预防生、熟地过腻之弊端。有报道称赤芍、生地、熟地、丹参等合用可以对抗精子抗体的抑制作用。

三、医案

医案 1

尹某，男，31 岁。2010 年 4 月 18 日来西安交大一附院中医科就诊。

主诉：不育 5 年。

现病史：患者结婚已 5 年，妻子一直未怀孕，原以为妻子有病，多次检查正常，始对自己检查。在地市医院检查发现精子浓度 $\geq 20 \times 10^6/ml$，且畸形率高于 45%，活动 Ⅱ 度（活动一般，有中等地向前运动），诊断为不育症，故来我院求治。患者平素性功能尚可，但睡眠差，盗汗，烦热，口干舌红，苔薄，脉细数，做 X 线胸透正常。体检睾丸无异常，第二性征发育正常，FSH 上升，T 下降，LH 和 E2 正常。

诊断：西医诊断：不育症。

中医辨证：肾阴亏损。

治法：益肾生精。

处方：熟地 20g，山药 10g，山茱萸 10g，泽泻 10g，牡丹皮 10g，枸杞子 10g，杜仲 10g，黄芪 20g，女贞子 15g，五味子 10g，茯苓 15g，制何首乌 15g。水煎服，日 1 剂，连用 1 个月。后改用六味地黄丸，同时服用汤药：西洋参 15g，黄芪 30g，枸杞子 15g，菟丝子 15g，大枣 3 枚。水煎服，日 1 剂。以六味地黄丸补肾阴，以汤药促使生精和提高精浆质量，半年后妻即怀孕。追踪了解，2012 年春，妻生一女婴。

医案 2

王某，男，30 岁。2012 年元月 11 日来西安交大一附院中医科就诊。

主诉：结婚 3 年，妻子未孕。

现病史：结婚 3 年，妻子未孕，经外地医院检查属男性不育症。现症：经常头晕，腰酸，乏力，早泄，胸胁常觉胀闷，情绪多抑郁，睡眠差，饮食尚可。舌质暗红，苔白，脉弦细。NPT（阴茎夜间勃起实验）正常，卵泡刺激素（FSH）、黄体生成素（LH）、睾酮（T）、雌二醇（E2）正常。

诊断：西医诊断：男性不育症（精神性早泄）。

中医辨证：肝郁血瘀证。

治法：疏肝理气，化瘀通络。

处方：柴胡 15g，枳壳 15g，丹参 15g，赤芍 15g，香附 15g，甘草 6g，陈皮 12g，淫羊藿 15g，巴戟天 15g，枸杞子 15g。水煎服，日 1 剂。守方加减月余，症状基本消失，行房质量提高。后改用归脾丸，同时服用汤剂：西洋参 6g，黄芪 30g，枸杞子 15g，大枣 6 枚，水煎服，每日似茶频服。8 个月后其妻经医院检查已受孕。

医案 3

赵某，男，35 岁。2011 年 5 月 12 日来西安交大一附院中医科就诊。

主诉：婚后不育 7 年。

现病史：患者婚后 7 年未育，偶有腰酸软，性功能欠佳，其他均可，舌暗苔白，脉细。经查精子量5000万/ml，活动力Ⅱ度，畸形率46%，FSH（卵泡刺激素）上升、LH（黄体生成素）、T（睾酮）、E2（雌二醇）均下降。

诊断：西医诊断：男性不育症。

中医辨证：肾阳虚证。

治法：补肾阳，促生精。

处方：熟地20g，山药20g，山茱萸15g，泽泻15g，牡丹皮10g，女贞子10g，巴戟天15g，鹿角胶15g，茯苓15g，枳壳12g。水煎服，日1剂，连服15剂。

二诊（2011年5月28日）：患者服上药15剂后，觉平和，没有不良反应，腰酸软有减轻，性功能仍弱。考虑上次实验室检查精子量少，精子畸形率高于40%，活动力Ⅱ度，加之睾酮低，故性功能差，精子质量相对也低，因而调整方药如下：黄芪20g，淫羊藿15g，菟丝子15g，紫河车15g，巴戟天15g，何首乌15g，枸杞子15g。水煎服，日1剂。同时交替配合应用六味地黄丸和补中益气丸。用药后疗效较佳，当年10月，其妻即怀孕。随后电话追访，2013年秋其妻生一子。

按语：一诊方是在六味地黄丸基础上加补肾阳，益气生精的药物而成，仍遵惯例补阳先补阴，所以六味地黄丸垫底，补肾阳助生津的药物主要为鹿角胶、巴戟天、女贞子，温肾壮阳，益精补血，避免腻滞，加入枳壳。二诊方所用之药味根据邱老师临证经验有促进精子质量和精浆质量明显改善与提高作用。同时交替配合应用六味地黄丸和补中益气丸。补中益气丸20世纪初日本研究证明该品能直接作用于睾丸，促进生精而继发出现，而且报告示可使T（睾酮）含量增加，故邱老师十余年来治疗男性不育症对"精弱""精少"之症常让患者长期应用该制剂，也多有收效。

医案4

李某，男，30岁。2011年10月21日来西安交大一附院中医科就诊。

主诉：婚后 3 年不育。

现病史：结婚 3 年，有正常性生活，未避孕而未能生育。在许多医院检查，妻子生殖功能正常。患者常感少腹胀闷，腰骶酸痛，早泄，时有尿频。在西安某男科医院检查，发现精液液化时间超过 4h。在我们医院门诊化验室做精液检查：精子浓度 $\geq 40 \times 10^6/ml$，精子活动力不良，精液液化差，舌质红，苔黄厚，脉弦数。

诊断：西医诊断：原发性男性不育，精液不化症。

中医辨证：热下注兼有气滞血瘀证。

治法：清热利湿，活血化瘀。

处方：知母 15g，黄柏 15g，蒲公英 10g，败酱草 15g，茯苓 20g，白茅根 10g，益母草 15g，川牛膝 10g，生黄芪 20g，丹皮 10g，赤芍 15g，女贞子 15g，枸杞子 15g。水煎服，日 1 剂，水煎后冲服水蛭粉 2g，1d 2 次。30 剂为 1 个疗程。

二诊（2011 年 11 月 22 日）：治疗 1 个疗程后，患者少腹胀闷，腰骶酸痛等症状明显减轻，查精液常规：30min 精液已完全液化，精子密度 7000/ml，精子成活率 70%，精子运动正常。继续服 1 个疗程巩固疗效，数月后随访，其配偶已怀孕。

按语：本案在辨证论治的同时，选用虫类药水蛭，常收事半功倍之效。水蛭味咸，善入血分，本为化瘀消癥之品，《医学衷中参西录》谓其"善破冲任之瘀"。现代药理研究发现，水蛭含有水蛭素、肝素、抗血栓素等成分，均有抗血凝的作用。精液与血液同属人体之阴液，血瘀与精凝，其物虽异，其理则同，故以抗血凝之水蛭同治精液不化症有效。虫类药秉天然之灵气，入经达络，善入阴分，药专力宏，作用迅速，酌情选配应用可明显提高疗效。由于虫类药是以干燥虫体供药用，其所含的动物蛋白等有效成分遇热易被破坏，使药效降低或失去作用，故临床应用以研末冲服为佳。

该患者有典型的慢性前列腺炎临床症状，辨证属湿热下注兼有气滞血瘀。故治疗应清热利湿，活血化瘀。自拟促液化汤是在《医学心悟》程氏草薢分清饮的基础上加减而成。本方除用于治疗湿热下注之精液不液化症外，用于治疗湿热下注兼气滞血瘀之慢性前列腺炎和死精症，也有满意的疗效。

医案 5

张某，男，31 岁。2012 年 3 月 5 日来西安交大一附院中医科初诊。

主诉：婚后 3 年不育。

现病史：结婚 3 年，有性生活，未能生育。妻子检查生殖功能正常。曾在某地男科医院检查外生殖器发育正常，睾丸及附睾无异常。患者小便灼热不适，时有尿频，无尿痛；小腹拘急，腰骶酸痛。但多次精液常规检查，精液量，液化时间正常，精子密度在 4000 万～7000 万/ml 之间，精子成活率 20%～40%，活动力 I 度。舌质暗红，苔少，脉濡数。

诊断：西医诊断：原发性男性不育。

中医辨证：阴虚湿热兼血瘀证。

治法：滋阴清热利湿，活血化瘀。

处方：柴胡 15g，黄芩 10g，女贞子 15g，墨旱莲 15g，生地黄 10g，玄参 15g，蒲公英 10g，二花 10g，丹参 10g，赤芍 10g，巴戟天 15g，西洋参 10g，枸杞 15g，生黄芪 20g。水煎服，日 1 剂，连服 60 剂。

二诊（2012 年 5 月 8 日）：连服 60 剂后，患者排尿灼热、腰骶酸痛等症状减轻，查精液常规：精子密度为 7000 万/ml，精子成活率 60%，精子活动力 Ⅲ 度。去掉蒲公英、二花，加肉苁蓉 10g。继续服用 30 剂。

三诊（2012 年 6 月 10 日）：服用 30 剂后临床症状基本消失，精液常规恢复正常。3 个月后随访，其配偶已怀孕。

医案 6

王某，男，34 岁。2012 年 5 月 11 日来西安交大一附院中医科初诊。

主诉：婚后 4 年不育。

现病史：结婚 4 余年，有正常性生活，而未能生育。妻子在某地市医院检查，生殖系统功能正常。患者常感疲乏无力、头昏、腰部酸痛，性欲正常，房事时偶有勃起不坚，射精无快感。在某男科医院多次查精液常规，精液量少于 2ml，液化时间正常，精子密度在 2000 万/ml 左右，精子成活率 50%，活动力一般。舌淡，苔薄白，脉缓。

诊断：西医诊断：少精症。

中医辨证：肾精亏虚，气血不足证。

治法：益肾填精，气血双补。

处方：女贞子 15g，菟丝子 15g，枸杞子 15g，五味子 10g，车前子 10g，生黄芪 20g，当归 15g，熟地黄 20g，白术 10g，淫羊藿 15g，牛膝 15g，巴戟天 15g，川续断 10g。水煎服，日 1 剂，连服 15 剂。

二诊（2012 年 5 月 27 日）：服 15 剂后自觉症状减轻，性功能增强，精液量增至 3~4ml，精子密度 3000 万/ml，依原方加肉苁蓉 15g，覆盆子 15g。再服 40 剂。

三诊（2012 年 7 月 10 日）：服用 40 剂后，诸症渐除。4 个月后其妻已有身孕。

医案 7

黎某，男，31 岁。2012 年 7 月 25 日来西安交大一附院中医科初诊。

主诉：婚后 3 年未能生育。

现病史：结婚 3 年，未能生育，其妻曾在我院妇科检查生殖机能正常。患者性欲稍感下降，房事时偶有勃起不坚，房事后腰酸，常感乏力。曾在外地医院多次检查精液常规，精液量、液化时间正常，精子密度在 4000 万~10000 万/ml 之间，精子成活率 60% 左右，活动力Ⅰ度（活动不良，运动微弱）。前列腺常规镜检正常。舌质淡红，苔薄白，脉缓。

诊断：西医诊断：原发性男性不育（弱精子症）。

中医辨证：肾阳亏虚，精血不足证。

治法：温肾填精。

处方：女贞子15g，菟丝子10g，覆盆子10g，五味子10g，沙苑子10g，川牛膝15g，肉苁蓉10g，川芎12g，丹参15g，巴戟天15g，淫羊藿15g。水煎服，日1剂，同时配合应用六味地黄丸。

二诊（2012年9月28日）：服用60剂后，查精子活动力Ⅱ度（活动一般，有中等地向前运动），嘱继续用前方治疗。

三诊（2012年11月10日）：继续服用40剂后，诸症消失，精液常规检查已正常，1个月后其配偶已受孕。

第五章　师徒对话

（方昊记录整理）

平素学生在跟随邱老师学习时，对中医基础理论或临证医学等方面会提出许多问题，他都会认真回答，若大家觉得回答不够具体，他还会择日再做补充回答。现就有些问答整理如下：

一问：如何理解"正气存内，邪不可干，邪之所凑，其气必虚"的"虚"字？

答："正气存内，邪不可干"，"邪之所凑，其气必虚"，分别出自《素问·刺法论》和《素问·评热病论》两篇经文中，对这段经文的解释，一般认为正气与邪气是疾病发生过程中的一对基本矛盾。在多数情况下，邪气之所以侵袭人体而发病，是因为正气虚弱，抗邪无力，因而，正气不足是发病的前提和根据，居于主导地位。人体脏腑功能正常，正气旺盛，气血充盈流畅，卫外固密，外邪难以入侵，内邪难于产生，就不会发生疾病。

在人体脏腑功能失调，正气相对虚弱，卫外不固的情况下，或人体阴阳失衡，病邪内生，或外邪乘虚而入，均可使人体脏腑组织、经络、官、窍功能紊乱，从而发生疾病。

正气不足是疾病发生的内在根据，正气在发病中的主导作用主要体现在以下几方面。

正虚感邪而发病：正气不足，抗邪无力，特别是肺与皮毛功能低下，卫气虚弱，外邪得以乘虚侵袭人体。

正虚生邪而发病：正气不足，脏腑功能失调，气血津液的生成、运行、输布障碍，不仅可产生痰饮、水湿、瘀血、结石等病理产物性病邪，还可导致内火、内寒、内湿、内燥、内风等内生五邪的发生。

正气的盛衰决定疾病的发展与预后：正邪交争后，虽正不胜邪而发病，但相对来说，正气充盛的患者发病轻，病位浅，病程短，预后良好；而正气虚弱者，发病重，病位深，病程长，预后差。如正气虚甚，则不能削弱、中止邪气侵害，造成慢性病证迁延不愈，或遗留不同程度的后遗症，甚至病情恶化而死亡。

正气在发病中的主导地位还表现在单纯虚损性病证的形成上。由于先天禀赋不足，后天营养不良，劳体耗神，年老体衰等因素，导致脏腑组织器官等的形态结构缺损、功能低下、气血津液不足，就会形成以正气不足为主要或完全表现的疾病，如某些小儿发育迟缓、男女不育不孕、产妇缺乳、脏器脱垂、老年皮肤干燥等。

"正气存内，邪不可干，邪之所凑，其气必虚"，是我国预防医学的最早表述，也是我国预防医学的总则。这个总则，对于现代社会的养生保健来说，依然具有借鉴意义。

同学们提出的问题，即冬春季感冒或流感发生，发病者并不一定都是老弱者，而多是素体强壮者，用这一现象如何去理解"正气存内，邪不可干，邪之所凑，其气必虚"的理论，对这一问题，就不能用一般规律去理解。

普通感冒或流感，尤其后者在古代多属于疫病。《黄帝内经》对疫病的发生提出的是"天""人""邪"三虚致疫的病因病机学说，这里的"邪之所凑，其气必虚"的"虚"不同于弱，"虚"是空隙、乖戾，天虚是天气乖戾而有隙，人虚是有隙可乘之人。其次，青壮年户外活动多，有些人不注意风寒气候之变化，裸体而行或醉卧纳凉于户外，或以其体健，乱食生冷不洁之食品，有违时令和不注意气候反常变化的行为，结果为邪气入侵有了可乘之"隙"。故在这里对"邪之所凑，其气必虚"的理解应为：虚邪是因"隙"产生，和乘隙袭人之邪，故称"虚邪"。了解了"三虚致疫"才能明白防"虚"不等于防"弱",被邪乘虚而袭的人未必"虚弱",这也就是世界卫生组织曾提出的"甲流"发病对象不一定是老、弱、孕、幼,而是身体相对强壮的青少年人群。因而对"邪之所凑,其气必虚"要全面理解,不要在一个"弱"字上死抠。尤其"三虚致疫"的观点常常被人忽视,只有结合《黄帝内经》"三虚致疫"的理论,才能对"邪之所凑,其气必虚"的理论产生较为深刻的理解。

二问:患者没有症状时应如何辨证论治?

答:这个问题提得很好,很值得我们讨论研究。有些疾病如高血压、脂肪肝、高血脂、乙肝等病在某些阶段没有任何症状,但潜藏的问题却很严重,如脂肪肝、乙肝以无症状表现(或只有实验室数据改变)而向纤维化进展,有些人血压已较高,尤其单项增高(收缩压或舒张压),但无任何症状。怎样辨证用药,其实《黄帝内经》不强调辨证论治,而是把它放在一个低层面的,强调的是"谨守病机""无失病机"。近年有些学者也认为辨证时把某一时间点上采集到的症状集合在一起,分析它们的寒热虚实等属性,是空间的、静态的思维方式;抓病机则要求从动态的、时间的、相互联系的综合角度看问题。"证"是象,证象不明显时会"无证可辨";而抓病机每能"握机于病象之先",抓的是先机。辨证论治引导学生"有是证用是方",容易被理解为对症疗法;抓病机则要抓产生证的关键因素,深层次的因素往往是不显于表的"隐机""玄机"。分析病机时还要把握"时机","七损八益"是从动态的角度教人抓时机的重要原则。

由于传统中医看病时并不局限在辨证候,于是也有些教材在讲辨证论治时说辨证的"证"包括了病因、病机。但在文字学上,"证"和"症"是古今字的关系,古人讲的证就是症状,《伤寒论》"辨病脉证并治"将病、脉、证并列;"审证求因"的提法说明"辨证"和"求因"是不同层面的两个步骤,朱丹溪的《脉因证治》将"因"和"证"并列,也说明辨证和辨因不是一回事。"名以定事，事以检名。"古代的"辨证"概念很简单，也很清楚，现代的"辨证论治"把内涵无穷扩大了，证的概念至今没有一个公认的说法，如何去循名责实？《黄帝内经》突出"病机"，"伏其所主，先其所因"，概念、目标都很明确。现在把求病因和审病机都囊括到辨证论治中，以"辨证"为标识，这样治疗疾病很难谈到全面，也已出现问题。自然，若重视中西医的结合，重视西医的辨病诊断，对组方用药帮助就很大了。高血脂、高血糖、早期肝纤维化症状还没有出现，但通过实验室、影像学等检查，得到了确诊，这样无论有证、无证，对组方用药都会得到很大启示。如脂肪肝、乙肝在肝纤维化的早期，由于它的代偿作用很强，可以带病"工作"，不显示任何"证""症"，而实验室、影像学等检查，发现了它潜在的问题就可提前应用调整药物，阻止纤维化的进展，大大提高了治疗的作用。

三问：现代一些中医著作强调论治时注意"时间"的概念，如何理解？

答：中医诊断、治疗与时间关系密切，所以近年有学者专门进行中医时间医学的研究，可以说《黄帝内经》最早涉及时间与医学的关系。如指出："天有四时五行，以生、长、收藏，以生寒、暑、燥、风，人有五脏化五气，以生喜、怒、悲、忧、恐。""所谓得五行之胜，各以气命其脏。"从而说明自然大环境与人体小环境是密切相关的。尽管人类对自然界的适应能力很强，但仍然不能摆脱自然界的羁绊，因而要被自然界变化的时间节律所支配，由此古人创立和发展了五运六气及子午流注等重要的时间治疗学说，这些学说为现代的中医时间医学发展奠定了核心。

中医时间医学基本包括因时制宜、按时养生、择时施治3个方面。其中"因时制宜"来自《黄帝内经》"因天时而调血气""先知日之寒温，月之盛衰，以候气之浮沉而调于身"的思想，把时间因素与人体气血阴阳的变化紧密地结合起来，从而初步确立了中医时间疗法的理论基础。"按时养生"来自《黄帝内经》"春生夏长秋收冬藏，是气之常也，人亦应之，以一日分为四时，朝则为春，日中为夏，日入为秋，夜半为冬，朝则人气始生，病气衰，故旦慧；日中人气长，长则胜邪，故安；夕则人气始衰，邪气始生，故加；夜半人气入脏，邪气独居于身，故甚也"的论述，中医学以四时阴阳五行为依据主动养生的理论基础由此确立。"择时施治"来自《黄帝内经》"春取络脉诸荥、大经分肉之间，甚者深取之，间者浅取之。夏取诸输孙络，肌肉皮肤之上。秋取诸合，余如春法。冬取诸井诸输之分，必欲深而留之。此四时之序，气之所处，病之所舍，脏之所宜"的论述，可以看作是中医时间医学择时治疗的最早范例。

中医时间医学虽然发端于《黄帝内经》，但其主要思想经过从秦汉以前至今两千多年的发展历史，其古典学说的核心内容成形于宋金元时期，广泛运用于明清时期，而上升到较为完整的学科体系则主要在20世纪八九十年代，尤其是1980年广泛兴起的中医多学科研究，将散见于中医古典医学各部分的有关时间医学的内容进行了系统深入的研究及发掘整理，无论是在理论上、实践上，还是实验室研究方面，都取得了重大的进展，因而逐渐上升为较完整的学科体系。

应该看到，中医时间医学的核心问题就是宜与忌，即正反两方面：一是通过按时养生及按时治疗提高疗效；二是通过避开最不适宜的时间，以免病情加重或影响治疗，这样一种具有双效应的中医时间医学学科体系对于完善中医学理论和实践是具有十分重大的意义的。

从中医理论方面来讲，《黄帝内经》在时间医学方面已阐述的很多。临证医学最早则见于《伤寒杂病论》。张仲景通过长期的观察和验证，在临床上总结了很多疾病发展变化的时间节律，首先是将之用于疾病的诊断。如对于虚劳病的年变动节律，张仲景在《金匮要略》中说："劳之为病，其脉浮大，手足烦。春夏剧，秋冬瘥。"同时也观察到带下崩漏病证变化的昼夜节律性，如《金匮要略》记载："暮即发热，少腹里急，腹满，手掌烦热，唇口干燥。"此外，如风湿病患者"一身尽痛，发热，日晡所剧"，女劳疸患者的"日晡所发热，而反恶寒"；妇女"热入血室"时，表现为"伤寒发热，经水适来，昼日明了，暮则谵语，如见鬼状"；干姜附子汤证的"下之后，复发汗，昼日烦躁不得眠，夜而安静，不呕、不渴、无表证，脉沉微，身无大热"；小承气汤证的"阳明病，谵语、发潮热、脉滑而疾"等，都一一指出了疾病变化的昼夜节律性。掌握这些节律性对疾病的诊断有很大帮助。

对疾病治疗，张仲景也总结出了许多经验，如首次提出了运用汗吐下法的适宜时间，即"春夏宜发汗""春宜吐""秋宜下"等，受到后人推崇。在择时服药方面，张仲景提出十枣汤宜"平旦温服之"，泽漆汤宜"温服五合，至夜尽"，皂荚丸宜"日三夜一服"，麦门冬汤宜"日三夜一服"，小青龙加石膏汤宜"日三服"等。

张仲景在临证时还指出六经疾病各有欲解之时。如"太阳病，欲解时，从巳至未上"：巳午未之时，在天则属阳中之阳。太阳于人亦属于阳中之阳，故太阳应主其时。而病到此时，不论自解或服药而解，都有可能借助于天之阳气旺盛之时而病解。又如"阳明病，欲解时，从申至戌上"：阳明之气，旺于申酉戌，此时正能胜邪，舒驰远说："申酉戌时，阳明之旺时也。凡病解之时，必从其经气之旺，以正气得所旺之时则能胜邪，故病解。乃阳明之潮热，独发于申酉戌者，又以腑热实盛，正不能胜，唯乘旺时，而仅与一争耳！是以一从旺时而病解，一从旺时而潮热，各有自然之理。""少阳病，欲解时，从寅至辰上"：少阳为阴中之少阳，通于春气。春气属木，寅卯辰为少阳木气旺盛时际，少阳病得肝木旺气相助，即《黄帝内经》所说之"阴生阳长"之意，故病至此时，有欲解之机。清代张隐庵说："日出而阳气微，少阳之所主也。少阳乃阴中之初阳，乘阳春之木气，从寅至辰上，乃寅卯属木，而又得少阳气旺之时而病解也。""太阴病，欲解时，从亥至丑上"：《黄帝内经》说"脾为阴中之至阴，亥子丑为阴消阳长之时"，所以太阴得愈也在此时。

清代陈修园说："太阴为阴中之至阴，阴极于亥，阳生于子，至丑而阳气已增，阴得生阳之气而解也。"清代柯韵伯说："夜半而阴隆为阴，又经云'合夜至鸡鸣，天之阴，阴中之阴也'，脾为阴中之至阴，故主亥子丑时。"；"少阴病，欲解时，从子至寅上"：阳生于子，阳进则阴退，阳长则阴消，少阴解于子至寅，此所谓阴得阳则病解。因为少阴秉先天之水火，阴中有阳（坎，水中潜龙在天），天气至亥时为阴极，阴极则阳生。故天元阳生于子时，而人之少阴应之。所以清代程郊倩说："肾之生阳在子。"清代方中行说："子者，少阴生旺之地也。"从子至寅，一阳渐生，少阴病到此时，可因其经气之旺盛而病解；"厥阴病，欲解时，从丑至卯上"：厥阴为人身阴尽阳生之处，丑寅卯时为天之阴尽阳生之时，故厥阴主丑寅卯时。少阳旺于寅至辰，厥阴病解于丑至卯，因厥阴中见少阳之化，故病可愈。

综上所述，可见张仲景认为各病都有一个缓解的时间。受《黄帝内经》《伤寒杂病论》时间医学的影响，汉代以后各医家著作都体现有时间医学的内容。这方面内容在明清著作中尤为显著。如《本草纲目》就有记载，明代药学家李时珍也继承和发展了《黄帝内经》中的时间医学理论，在他的代表作《本草纲目》中，遵《黄帝内经》"必先岁气，毋伐天河"之说，在论用药规律时指出，用药应"顺时气而养天和"，创制了《四时用药例》。李氏认为"岁有四时，病有四时"，"春月宜加辛温之药，薄荷、荆芥之类，以顺春升之气；夏月宜加辛热之药，香薷、生姜之类，以顺夏浮之气；秋月宜加酸温之药，芍药、乌梅之类，以顺秋降之气；冬月宜加苦寒之药，茯苓、知母之类，以顺冬沉之气"。这是李氏依时令特点用药之范例，可资借鉴。

《本草纲目》基本上对每种药物都谈到了采集时间。如在"曼陀罗花"条下说"八月采花，九月采石"。

叶天士也根据《黄帝内经》"天人相应"理论，提出许多适宜的服药时间方案。如，阳虚者于冬至一阳初生之时，乘势予以养阳；阴虚者于夏至一阴来复之际，又用养阴之方。这里是依据节气变化来分别养阴养阳的。又如，《虚劳门·时案》中，"畏寒怯冷，谷减形瘦，步履顿加喘息，脉细者"，此属脾肾阳虚之证，宜早服加减八味以温养肾阳，晚服异功散，以培补脾气。还如，《中风》中说："……右药照方制末，另用小黑橹豆皮八两煎浓汁法丸，每早百滚水服三钱。议晚上用健中运痰，兼制亢阳。"再如，治通痹一症，趁夏令阳旺，气血趋衰，"当此天暖，间用针刺，以宣脉络"，顺时用针，导邪外出，事半功倍。可见叶天士能根据昼夜阴阳、四时节气的变化，来选方用药或指导针刺。叶天士因时论病，因时论治，在临证中灵活变通，用时间节律来确定治疗法则和用药。

吴鞠通在《温病条辨》中对许多方的煎服法也体现了这一思想。如，银翘散"病重者约二时一服，日三服，夜一服；轻者三时一服，日二服，夜一服；病不解者，作再服"，桑菊饮"水二杯，煮取一杯，日二服"，化斑汤"水八杯，煮取三杯，日三服，渣再煮一钟，夜一服"等，都体现了煎药与服药的时间性。众所周知，中药在水中溶解出有效成分所需的时间各不相同，人体对药物敏感性的昼夜节律也不相同，所以治疗用药除考虑病情、药量外，还必须十分注意煎药与服药时间。

总之，中医从诊断到治疗，以及疾病预防还有针灸治疗、养生等，都涉及与时间的关系，内容是极其丰富的，今后学习中医应注意这方面的内容。

四问：何谓经方？怎样灵活应用经方？

答：对于什么是经方这个问题，还不容易一下说清，因为至今人们对它的定义都不是十分清晰。古有医家指出："夫经方之难精，由来尚矣。"人们自古崇尚经方，但真正认识经方是非常不容易的。常可听到人们议论"经方派""时方派"等，但何谓为经方？一般人又是很难说得清楚，即便是业内人士及古今文献也莫衷一是。如有的认为："经方者，乃经典著作中之药方也，或曰：经，常也。经方者，谓其乃医家所谓常用之药方也。"这也可以说是对"经方"的一个广义的认识概念。《中医词释》谓指汉代以前的方剂："①《汉书·艺文志》记载经方十一家，实际上是指汉以前的临床著作；②指《黄帝内经》《伤寒论》《金匮要略》所载之方剂；③指《伤寒论》《金匮要略》所载之方剂。这可以说是对经方狭义的概念和定义，目前持此说的人占多数。"《辞海》谓："经方，中医学名词，古代方书的统称，后世称汉张仲景的《伤寒论》《金匮要略》等书中的方剂为经方，与宋元以后的时方相对而言。"还有的认为："所谓经方，顾名思义，亦即经验之方。它是前人在医疗过程中久经实践反复验证的有效方剂。"总之，经方的含义，在中医界有2种看法，一是指宋代以前各个医家所收集和积累起来的有效方剂；二是指汉代张仲景所著《伤寒杂病论》中之方剂。而一般多指后者。造成说法不一的原因很多，值得探讨。

严格地说，经方是指一个医学体系，以阴、阳、寒、热、虚、实、表、里为基础的医学体系。《汉书·艺文志》（公元前24年～公元206年）的记载，实际标明了经方的起源和经方医学的特点，即经方起源于神农时代，起始即用八纲认识疾病和药物，即有什么样的证，用什么药治疗有效，药证对应而治愈疾病，即积累了单方方证经验，其代表著作为《神农本草经》《汤液经》等。

方证经验的积累发展为六经。经方发展至汉代主要理论是用八纲，病位只有表和里，但张仲景增加了半表半里，因而使八纲辨证发展为六经辨证，产生了《伤寒论》又称《伤寒杂病论》。

经方在汉代已较成熟地形成了医学体系，梳理一下它的形成历史也就是：这个医学体系起源于神农时代，起初用单味药治病，理论用八纲，即"寒者，热之，热者，寒之"，药证相对，亦即单方方证对应治愈疾病，其代表著作即《神农本草经》。后来历经秦汉渐渐积累了复方方证经验，又历经汉晋集成《伤寒杂病论》。经方的发展史说明，经方不仅指《伤寒杂病论》所载的方药，更重要的是指其医学理论体系。

明晰了经方的起源和发展形成史，这样就能确切地把握经方的概念和定义，用简单一句话可概括为：经方，是以方证理论治病的医药学体系。

所谓方证理论，是指六经辨证论治体系，《伤寒论》的主要组成是诸多方证，其理论是八纲、六经。理论特点是：先辨六经，继辨方证，求得方证对应治愈疾病。

这样，我觉得经方的概念较完整地来说应是，凡提经方，不仅只指《伤寒论》等书中的方剂，而且包涵方证的理论体系，即六经辨证理论体系。所谓经方者、经方家，不只是治病用《伤寒论》《金匮要略》中的方药、方剂，更重要的是用其方证理论。严格来说，只用其方剂，不用其理论称谓经方者，则欠妥；因而凡提经方，不只指处方用药，而是指医学体系。但现在医者普遍还是认为经方是宋代以前各个医家所收集起来的有效方剂，另一观点是张仲景所著《伤寒论》中之方剂。各有各的认识，也无必要过分争论。我们这里也权宜以后者观点为主吧。

对经方的应用要灵活，可以根据证的变化而加减。如《伤寒论》中有名的小柴胡汤（柴胡、黄芩、人参、半夏、甘草、生姜），本方主治少阳病，临床以往来寒热，胸胁胀满，呕恶，脉弦为依据。这个处方几千年来一直受医家重视，尤其日本，对它的研究很多，认为它能治肝炎，抗肿瘤，还可调节免疫系统等。古人用它也是在《伤寒论》和解少阳基础上，根据症的变化而加减化裁。如表邪未尽，恶寒并微热，去人参，加桂枝以兼解表邪；胃气和而较盛，胸中烦热而不呕，去半夏、党参，加栝楼以除烦热；热盛津伤见口渴，可去半夏，加花粉以生津止渴……总之根据症状特点，可以变化多端。

又如四逆散（《伤寒论》方），由甘草、枳实、柴胡、芍药组成。本方原为伤寒"阳郁四逆"证而设。外邪入里，郁遏气机，肝失疏泄，脾气被困，清阳不达四末，而见手足不温。对本方后世多有发挥，从原来的治疗阳郁厥逆证，而衍变为疏肝理脾之通剂，常用于肝胆气郁，或肝脾不和所致的胁脘疼痛等证。临床使用常以胸胁疼痛，脘腹胀痛，脉弦为依据。具体应用时又当以症状变化进行加减，如阳郁重见发热四逆者，增柴胡用量，以加强舒郁透热之力；气郁甚见胸胁胀痛加香附、郁金、延胡索，以增强解郁止痛；气郁蕴热见心胸烦闷，可加山栀、豆豉以宣泄余热……有时也可合并他方应用，治疗功能性消化不良，证属肝郁脾虚证（症见腹痛即泻，泻后痛减，胸闷胁胀，舌淡苔薄白或腻，脉虚弦），治法是疏肝解郁，健脾止泻。用方可以选四逆散（《伤寒论》）加痛泻要方（《丹溪心法》）再加四君子汤（《圣济总录》）合用，往往收到较好疗效，这可以说是经方与时方的合并应用。又如治疗胃肠病中的慢性溃疡性结肠炎，证属寒凝夹热证者，可用《伤寒论》的桂枝汤、黄连汤加芍药汤，也常收到较好疗效。

总之对经方的应用，不要过于拘泥，应根据证型和症状变化灵活应用，既可以经方合用，也可经方与时方相加合用。过去"经方派"和"时方派"多有门户之见，用方常互相排斥，这都是不必要的，应互相取长补短，以有利于治疗组方为原则。

五问：天然药物与中药的区别在哪里？

答：这个问题主要是药学方面的问题了，但与我们的临床也有很大关系，因为我们整天都在用药和疾病作斗争，对这些常识不能不知道。国家食品药品监督管理总局在颁布法规以及相关文件中常常强调"中药、天然药物"研究的相关技术。有人说，人参、党参、黄芪、青蒿都是天然药材，应归于中药还是天然药物呢？这就涉及天然药物和中药的概念问题。

首先谈天然药物的概念。天然药物是指自然界中存在的有药理活性的动物、植物天然药物及自然界所固有物质如矿物质等，或由物质组成的基本单位——化合物分子乃由动物、植物、微生物合成的，若此类化合物在以后能经人工合成，仍应视作天然药物。利血平是从萝芙木中提取的，吗啡是从鸦片中提取的，虽然现在已可以人工合成，但仍可视为天然药物。

中药的定义是"以中医学理论为基础的，有着独特的理论体系和应用形式，充分反映了我国自然资源及历史，文化方面的若干特点，所以人们把它称为'中药'"。

中药和天然药物在许多方面是重叠的，很难有严格的界限，所以人们把它混称为"中草药"。中药从东汉末期成书的《神农本草经》所记载的 365 种开始，直到明代医家李时珍所辑的《本草纲目》已增至 1892 种。而清乾隆三十年，浙江医学家赵学敏所著的《本草纲目拾遗》则扩增至 2608 种。现今载药最多的是中国大陆于 1978 年出版的《中药大辞典》，总计收录 5767 味中药（2006 年的第二版增至 6008 味），其中包括植物药 4773 味，动物药 740 味，矿物药 82 味，以及传统作为单味药使用的加工制成品（如升药、神曲）等 172 味。很明显，在这里的中药是从广义而言的。从狭义来看，中药通常是指中药店（房）里卖的动植矿药物，或是《中药学》教材里的近 400 种药物。

按照中国的中药新药研究，凡是已进入《中国药典》或有省级地方标准者都可按中药研究法规进行研究，否则（既未进入《药典》又无地方标准）就得按天然药物研究要求的法规进行。天然药物研究比中药研究的程序和内容就要复杂得多了。

六问：舌、脉象在中医辨证论治中的地位？

答：舌、脉象在中医的辨证论治中确实有着重要的意义，尤其中医舌象诊断，目前一般影像学检查确实还没有能代替的，它有着独特的判断价值。

舌体的血液供应非常丰富，其黏膜下层和肌层中有密集的动静脉血管，当人体患病时，血管的舒缩，血液成分或浓度的改变，舌黏膜上皮细胞增厚或萎缩变薄，都可引体舌色的变化，通过观察舌色，可间接了解体内的各种病理变化。因而，舌被认为是机体系统中整个信息储存库的一个全息元，故在辨证论治时一定要重视这个全息元。

舌黏膜上皮的代谢十分迅速，体内的各种变化，包括体温、血容量，血液中的电解质、蛋白质、维生素及各种代谢产物等含量的变化都可影响舌黏膜上皮的生长代谢，从而在舌苔变化上得到反映，因而舌苔在中医辨证时也是相当重要的。

中医的舌诊主要观察舌质（体）和舌苔的变化，舌质主要反映人体脏腑虚实，气血的盛衰，因而有"部位辨脏腑，颜色辨寒热，薄厚辨虚实，纹理辨老嫩，润燥辨津液"之说。

舌的部位对应的病变部位是一一对应的，如舌尖反映心、肺病变，舌中反映脾胃病变，舌根反映肾、膀胱病变，舌边反映肝、胆病变。但这种划分，不能孤立看待，辨证时还必须与其他症状和体征结合起来。

舌的颜色反映的病变也各不相同，如淡白舌主寒证、虚证，舌红主热证，绛舌主邪热入营，伤阴耗津，青紫舌主瘀证、寒证、热证，紫暗见瘀斑者为气滞血瘀，青紫而滑润者为寒证，舌色绛紫而干者为热证。

正常的情况下，包括咀嚼、吞咽、谈话和唾液的冲洗，均能促使舌苔脱落和清除，其中咀嚼对舌的机械摩擦作用尤为突出，共同构成了正常的薄润白苔。

观察舌苔的厚薄，可知病邪的深浅，舌苔的润燥可知津液的盛衰，舌苔的腐腻，可知湿浊的情况，舌苔的有无及进退，可知病情的发展趋势，如舌苔由薄变厚，由疏松变紧密，表示病邪逐渐加重，舌苔由厚变薄，由紧密变疏松，表示病邪逐渐减轻。有苔，表示胃气存在，有抗御病邪的能力。少苔、剥苔或无苔，表示胃气受损，或胃阴受耗。其损耗程度，少苔较轻，剥苔较重，无苔更重。

舌苔的颜色也可体现病变寒热，如白苔主表征、寒证。如外感病见白苔，多表示病邪在表，尚未入里。风寒表证，舌苔薄白而舌质多正常；风热表证，舌苔薄白而舌质多偏红。外感燥邪，多见舌苔薄白而干；外感湿邪，多见舌苔薄白而滑；寒湿重者，则舌苔白滑厚腻。若舌苔白厚干燥如积粉者，为邪热内蕴，或暑湿秽浊内盛，可见于瘟疫初起，或内痛之证。黄苔主里证、热证。一般来说，外感病见黄苔，表示邪热入里。黄苔的颜色愈深，反映的热邪愈重。淡黄为微热，深黄为热重，焦黄为热极。苔黄而腻，为湿热或食滞。灰、黑苔主里证、寒证、热证。舌质淡紫，舌苔灰、黑湿润，多属内寒；舌质红绛，舌苔灰、黑而干，多为热甚伤阴或阴虚内热。灰、黑苔，一般是病情较重的表现，但必须结合全身情况，不能一概而论，又须注意是否与饮食染色有关。

苔质的变化也可知病情的轻重，如苔厚，表示病邪入里，病情较深重。苔薄，常表示病邪较轻浅，在外感病多见于表证；舌苔湿润，表明津液未伤，若过分湿润（称为水滑苔）多为水湿内停；舌苔干燥，表明津液已耗，在外感热病，多属热甚伤津，在内伤杂病多属阴虚液亏；腐苔，是苔质疏松而厚，如豆腐渣样，多为湿热内聚或热蒸停食所致；腻苔，是苔质致密，颗粒细腻，较难除去，多舌中稍厚，边周较薄，属湿浊或食滞所致；白腻者为寒湿；黄腻者为湿热[3]。

脉也称脉搏，是心脏收缩时推动血液向身体各部位流动对脉壁的冲击，以及动脉壁为适应血液流动而产生的舒缩运动所形成的波动。它除与一般波所具有的频率、速度、波长、振幅等构成有关外，还受节律、力度、波形的影响。

脉为血府，贯通周身，周身之病皆可反映于脉。又因心主脉，脉与心息息相关，血脉的运行依赖于心，心又与整体有密切的关系。故人体脏腑发生变化，皆可反映于脉，有时疾病还在潜伏期，脉象已发生了改变。根据脉搏跳动的特征来判断全身疾病的情况，应该说也是很有科学道理的，现代医学虽然不像中医那样重视脉诊，却也很重视脉搏的一些特征性改变，如主动脉关闭不全或动脉导管未闭所引起的水冲脉，左心衰引起的交替脉，心律失常引起的间歇脉等，对临床诊治都有重要的参考价值。

脉和人体内外环境的关系非常密切，由于年龄、性别、体质、精神状况的不同，脉象也可以随之改变。如年龄越小，脉搏越快，青壮年体强，脉搏多有力；年老人体弱，脉搏也弱；成年女性较成年男性脉搏弱而略快；身体高大的人，脉的显现部位较长，矮小的人，脉的显现部位较短；瘦人脉多浮，胖人脉多沉；饥饿时脉软弱，饱餐、喝酒、运动、情绪激动时脉快而有力。另外，气候的变化也影响脉的变化，如春季脉稍弦，夏季脉稍洪，秋季脉稍浮，冬季脉稍沉。

诊脉是中医临床不可缺少的诊察步骤和内容。脉诊之所以重要，是由于脉象能传递机体各部分的生理病理信息，是窥视体内功能变化的窗口，可为诊断疾病提供重要依据。脉诊独特的诊断价值是现代医学不可替代的。但是诊脉也不是很容易掌握的，仅从书本学来，犹如看书本学游泳一样，是不行的，必须要有较长的实践操作体会始能掌握，故有"心中了了，指下难明"之说。如诊脉的部位，左手寸、关、尺，定为对应人的心、肝、肾，右手寸、关、尺，定为对应人的肺、脾、命门；各部位的强弱、沉浮、长短、节律，可分为浮脉、沉脉、迟脉、数脉、虚脉、实脉、滑脉、涩脉、洪脉、细脉、濡脉、弦脉、紧脉、促脉、结脉、代脉等，可反映各脏腑的功能特点和疾病的关系；又如，左手关脉正常，为不强不弱，太强说明肝气太盛，太弱多为肝阴虚；左手尺脉太弱多有头晕头痛；右手寸脉太弱为肺虚，一般有咳嗽现象；相应的脉象变化，可表现不同的病证；再如具烈疼痛时脉多弦，这是现代医学影像学及生化检查无法替代的；孕妇脉滑，通过切脉可判定孕妇是否怀孕，更有经验丰富者可通过切脉判定胎儿的男女之别。因而多数人对诊脉产生一种既敬畏又神秘的感觉，给脉学蒙上了一层深奥莫测的面纱。但是，正确诊断疾病应是四诊合参，不可过分夸大一种诊断手法。

七问：西医辨病、中医辨证的意义怎样掌握？

答：中医所具备的诸多特点与现代医学似乎是格格不入的，其实它们有一脉相通的地方，两者各有优势，若互相结合，优势互补，则能相得益彰却又保持相对的独立性。因而我们把西医辨病加中医辨证看作是中西医之间最佳的结合点。"辨病"即借助于现代医学的理论和各种科学的检查方法，得出完整、准确、严谨的疾病诊断名称；"辨证"即证候的诊断，是中医特有的诊断。

在科学技术日新月异，现代医学飞跃发展的当今社会里，作为一名中医师，不仅需要熟练掌握中医的诊治技能，还要对以现代医学理论描述的诸多严重危害人们生命健康的疾病有一定深度的了解。唯此，才能在纷繁多变的临床工作中从容不迫地完成辨病筛选这一重要步骤。如果我们孤陋寡闻，对西医辨病没有任何概念，从而省略或不能完成这一重要步骤，不能及时采用现代医学手段检查，一些病证（如通过各种影像学、生化检查、基因检查对癌症的诊断），而仅靠辨证以治之，可能错过了早期发现、早期治疗的时机，酿成不良后果。

比较而言，辨病是西医的特长，而中医认识疾病基本上是从证入手的，对病的辨别并不苛求。取西医的辨病，中医的辨证，两者密切结合，相互取长补短，是中西医结合的一条切实可行的途径。中医辨证与西医辨病相结合，有利于挖掘祖国医学这一宝贵遗产，为治疗危害人们健康的某些顽固疾患提供了重要的研究线索。

在临床实际工作中应当怎样具体实现这一点呢？那就是不要忽略应用西医的诊断辨病筛选。即中医师在经过四诊对病人调查取材之后，不急于辨证治疗，而是借助于现代医学知识和检查方法，对病人所患疾病做初步判断，筛选出那些中医不能处理的急症、重症和顽症，指导他们到相应的西医各科就诊。

辨病筛选是从宏观上将中医临床所遇到的各种疾病粗略地分为适宜西医检查治疗和适宜中医治疗的两大类，以便使所有这些患者都能得到及时、恰当的诊断和治疗。辨病筛选，体现了中西医之间最基本、最必要的结合，对于那些缺乏医学常识，不知道自己的病是该看中医还是该看西医，或者出于对中医的信赖，不管患什么病都找中医求治的患者尤为重要。辨病筛选包括以下内容：

（1）一些严重危及病人生命的急症、重症，应立即到西医有关科室接受紧急处理。

如心肌梗死患者需要立刻采用包括心电监护在内的西医综合治疗；严重脱水酸中毒患者须尽快补液，纠正酸碱失衡；急腹症患者，手术治疗刻不容缓；还有些急性传染病，不仅需要抢救生命，还要采取严格的隔离措施。

（2）需要尽快明确诊断的疑难重症患者，应及早进行各种西医检查。

如肺结核患者应及早做胸部 X 线检查以明确诊断并接受抗结核治疗；可疑癌症、肉瘤患者需尽快做诸如 B 超、造影、CT、磁共振成像、病理等特殊检查以明确诊断，以免错过手术切除的时机；白血病患者需要及时做血液系统方面的检查，并尽早接受化疗。

（3）对于诊断基本明确的一般性疾病，或西医治疗效果不佳或需要采取中西医配合治疗的，如中医药对化疗的增效治疗和减轻不良反应及毒副作用的治疗；采用中医单独用药治疗的，如神经衰弱、自主神经功能紊乱、更年期综合征以及妇女月经不调、不孕症等疾病，西医治疗方法单调，往往效果不佳，而通过中医辨证分型，随证施治常能收到满意疗效；再如针对病毒性肝炎、类风湿关节炎、脉管炎以及某些恶性肿瘤、白血病等重症、顽症，中医的辨证论治都积累了不少成功的经验。

总之，中医吸取现代医学以科学的手段从微观角度认识疾病的长处，结合自身辨证论治的优势，在对许多疾病的治疗上都取得了长足的进展。我们不可能单独依靠中医学去抢救急性心肌梗死和各种休克在内的危重患者，依靠中医去治疗急性穿孔性阑尾炎和多种外科急需手术治疗的患者，但作为这些疾病的辅助治疗还是必要的，尤其是现代医学已明确诊断，却无有效治疗方法，以及非器质性疾病中医学还是有所作为的。如西医诊断急性肠梗阻，根据中医"六腑以通为用"的理论，采用通里攻下方药，能使部分病人缓解，免去开刀之苦；肺结核采用中医治疗，若仅从肺阴虚着眼，单用养阴补肺的药物，效果常不满意，加用了具有抗结核菌作用的百部、地榆、平地木、白毛夏枯草等，疗效就显著提高；中毒性心肌炎是一种病死率较高的疾病，病理研究证实，心肌受损呈断裂状态是该病致死的主要原因，据此采用伤科"七厘散"治疗，或于煎剂中加用血竭，可使疗效显著提高，这也可以说现代医学的检查帮助中医提高了用药的疗效。

八问：中药用量以及与组方的关系？

答：确定每味药物的合理用量组成方剂用于治疗，才是"辨证施治"的具体落实。确定方剂中每味药物的合理用量，是至关重要的，只有这样，才能使方剂中的药物，有主有从，结构严谨，君臣关系明确，体现立法，确保疗效。即使相同药物组成的方剂，因每味药物的用量不同，则功效主治即会改变。

药量的加减而使原方的药力增强或减弱。如四逆汤和通脉四逆汤均由附子、干姜、炙甘草三药组成，且均以附子为君，干姜为臣，炙甘草为佐使。但四逆汤附、姜用量相对较小，功能回阳救逆，主治阴盛阳微而致的四肢厥逆，恶寒踡卧，下利清谷，脉沉微细的证候；通脉四逆汤附、姜用量较前方增加，温里回阳之功增大，能够回阳通脉，主治阴盛格阳于外而致四肢厥逆，身反不恶寒，面色赤，下利清谷，脉微欲绝的证候。四逆汤和通脉四逆汤的药量虽有轻重之异，但其剂量的改变并未影响原方的配伍关系，结果其作用仅有强弱的差别，主治证候亦是轻重之异。

药量的增减导致原组方中君药的改变，从而使其主要功用发生变化。如由大黄、枳实、厚朴组成的小承气汤与厚朴三物汤，前者以大黄12g为君，枳实9g，厚朴6g为臣、佐，重在泻下热结以通便，用治热结便秘证；后者厚朴用量增至24g，为小承气汤的4倍，为君药，枳实加至15g，为臣药，大黄量不变12g为佐，重在行气除满以通便，用于气滞便秘证。小承气汤和厚朴三物汤则由于药量的增减导致了组方中君药及其配伍关系的改变，以致两方的功用和主治证候发生了较大的变化。

方剂中药物剂量的适度增减，可适应证候轻重缓急的不同需要，若剂量的变化超出了一定范围，改变了原方的主要功效，则能够适应由于病机主次矛盾变化而引起的证候差异。如四物汤由熟地、白芍、当归、川芎组成，若重用熟地为君，能够用于血虚之证，若重用川芎为君，则适宜于血瘀之证。又如越鞠丸由香附、川芎、苍术、栀子、神曲组成，治疗气、血、痰、火、湿、食之六郁证。若气郁为主者，重用香附为君；血瘀为主者，重用川芎为君；湿郁为主者，重用苍术为君；火郁为主者，重用栀子为君；食郁为主者，重用神曲为君。再如枳术汤和枳术丸，同由枳实与白术组成，但枳术汤中枳实用量重于白术，以消食导滞为主，枳术丸中白术用量重于枳实，以健脾和中为主。

其次，药物用量的大小，还要看病人所处的地方、季节以及身高、体重、年龄以及病人的体质等。上边所讲的是配伍之间的用药比例变化所引起的疗效变化，下边就单味药的用量与治疗疾病关系，谈一点体会。用药目的不一样，用量也不一样，如生地凉血止血可用15g，若治疗皮肤瘙痒症，可用30g；当归调经10g即可，若治疗风湿关节病，用其活血止痛可用到20g；葛根解表退热、透疹，升阳止泻15g即可，若用葛根生津止渴治疗糖尿病一般可用到30g；川芎辛温解表10g即可，若用活血化瘀治疗脑中风则用15g，治疗顽固性头痛可用到30g；甘草调和诸药不超过6g，若润肺止咳可用到10g。总之，治疗疾病目的不同，药物用量就当斟酌。

综上所述，用好成方需要有一定的方剂学理论基础知识和临证经验，只有很好地理解立法制方的主旨，弄清方中君臣佐使的配伍关系，掌握方剂变化运用的规律，才能做到师古而不泥古，变化而不离宗，知常达变，机圆法活。

九问：临证用药怎样注意组方和药对的关系？

药对是临床用药中相对固定的两味药物的有机结合，是以中医理论为原则，以针对一定的证候特点所采取相应的治法为前提，着重结合中药本身的性能及功用，在方剂配伍中能起到相辅相成的作用。药对的基本作用包括以下几种。

协同作用：如石膏—知母相须配对，使清热泻火的作用大大增强。

调节作用：如人参—黄芪，人参补气而兼能养阴，守而不走，黄芪补气兼能扶阳，走而不守，二者一走一守，阴阳兼顾。柴胡—前胡，柴胡主升，前胡主降，一升一降，调节气机。

兼治作用：如神曲—山楂，神曲偏消谷食，山楂偏除肉积，合用可消谷肉食积。天冬—麦冬，天冬善入肾经，麦冬多入肺经，合用既可滋肾，又可润肺。

相辅作用：如苍术—厚朴，苍术主升，除湿运脾，厚朴主降，温中下气，化湿除满，二者合用，升脾气，降胃气，升降相宜，相得益彰。黄芪—茯苓，茯苓助黄芪益气健脾，黄芪可资茯苓健脾利水。龙骨—牡蛎，龙骨可辅助牡蛎平肝潜阳，牡蛎可辅助龙骨收敛固涩。

相制作用：如生姜—半夏，生姜可减半夏之毒。其他还有他变作用、引导作用、相反配对等。

总之，药对的基本作用不是指配对后产生的新的功效，而是指在发挥药效中所起的不同作用。

药对与方剂之间也有着不可分割的联系。一般而论，一个组织严谨、方义明确、疗效可靠的方剂，往往包含了若干个药对，或以某一药对为主而合成的。如补中益气汤，方中由人参、黄芪、白术、陈皮、当归、甘草、升麻、柴胡八味药物组成，其中有人参—黄芪、黄芪—白术、白术—陈皮、当归—黄芪、升麻—柴胡等多个药对。再如麻黄汤，可理解为以麻黄—桂枝为主，再加入杏仁、甘草所组成，也可理解为由麻黄—桂枝、麻黄—杏仁、桂枝—甘草三个药对组合而成。

药对与方剂属于不同范畴的2个问题。它们的区别点首先在于药对是由两味中药所组成，方剂则可由一至多味中药所组成。其次，药对有自己的特定组成、作用与应用规律，它介于中药与方剂之间而起着桥梁作用，组方原则是"君、臣、佐、使"，并且应有特定的剂型、剂量和用法。由两味药组成的某些方剂与药对虽然形式上有一致性，如方剂六一散，即药对滑石—甘草，左金丸即药对吴茱萸—黄连，小半夏汤即药对半夏—生姜，良附丸即药对高良姜—香附。但药对由于剂型、剂量、用法等的不同，可以在不同的方剂中出现，而且有不同的功用。如药对枳实—白术，枳术汤中重用枳实，是消重于补的一类方剂；枳术丸重用白术，是补重于消的一类方剂。由此看来，药对与方剂之间，既有显著差别，又有广泛的联系。

药对的组成不仅有理论、有依据，而且有它一定的内在规律性。为了适应各种各样病证治疗的需要，药对的组成也必然是千差万别、复杂多变的，这就是所谓的"以变应变"。为了使组成的药对达到理想功效，发挥出最佳治疗效果，严格地来说，应该考虑到诸多可变因素的影响，诸如药物的性能（包括性、味、归经、趋向、有毒、无毒），两药结合后产生的不同效应与反应，适应证候特点所采用的各种治法等。

药对在临证治疗学中，应用最为广泛、最为普遍，同时也最具有现实意义。药对的应用常采用单独应用、数个药对联合应用以及配入方剂中应用。现就药对配入方剂中应用论述于下。

将药对配入方剂中应用，在临床治疗时也较多见。它既可以作为某一方剂的主要部分，也可以作为方剂的次要部分，还可以作为方剂的联合部分。用作方剂的主要部分时，方剂的功用是与药对的功用保持一致的。例如药对柴胡—黄芩，在小柴胡汤中起主导地位，假若去掉这两味药，就不能构成和解之剂，也不能产生和解少阳的作用。如青蒿—黄芩在蒿芩清胆汤中，麻黄—桂枝在麻黄汤中，青蒿—鳖甲在青蒿鳖甲汤中，知母—石膏在白虎汤中，附子—干姜在四逆汤中等，也都同理，起着主导作用，它们属于同一类型的应用方式。

药对若作为方剂的次要部分，是为加强及辅助方剂的功能主治而服务的。例如生姜—大枣在桂枝汤中有加强调和营卫的作用，而在香砂六君子汤中则起着调和脾胃的辅助作用。有时药对本身的功能与在方剂中发挥的功能具有一定差异性。例如，升麻—柴胡在补中益气汤方中作为使药，在补中益气的基础上加强了升阳举陷的作用，但其本身是2种辛凉解表药物的组合，单独应用时，仅有一定的解表退热、助疹透发的功用，而不可能起到升提中气的作用。

这里再讨论一下药对在组方中的联合问题，所谓联合，是指药对在方剂中所起的衔接作用。例如，三仁汤由杏仁、蔻仁、薏苡仁、半夏、厚朴、滑石、通草、淡竹叶八味药物组成。其中杏仁、半夏宣畅上焦；薏苡仁、通草、滑石、淡竹叶清利下焦；蔻仁—厚朴，化湿和中、破气除满，治在中焦，由它衔接而使上、中、下三焦一气贯通，宣上畅中渗下，热清湿利，治疗湿温证初起确有卓效。又如旋覆代赭汤中，旋覆花、代赭石、半夏降逆化痰，人参、甘草益气和胃，加入具有辛散甘守、升清降浊及调和脾胃作用的药对生姜—大枣，使两类不同的药物衔接起来，更好地发挥出降逆和胃的作用。

十问：肿瘤治疗难度大，中西医结合治疗肿瘤的优点在哪里？

答：治疗肿瘤对西医、中医都是一个重要课题，因为癌症的发病率和死亡率在中国越来越高。国际学术期刊《临床医师癌症杂志》（CA）刊物上不久前发表了《2015年中国癌症统计》报告，发布癌症呈上升局势，2015年中国预计有429.2万例新增病例和281.4万例死亡病例。从2010年到2015年，癌症发病率和死亡率都增加了30%，从大数据上来看，癌症发病率上升了30%，而从地区上来看，河北地区40年间，肺癌发病率增加了3倍，从发病人数上看，排前十位的依次为肺癌、胃癌、食管癌、肝癌、肠癌、乳腺癌、脑癌、宫颈癌、甲状腺癌、胰腺癌。

不少专家指出穷癌（食管癌、肝癌、胃癌）未灭，富癌（因营养过剩而导致的大肠癌、胰腺癌等）又来，癌症发病率不断上升，加之死亡率高，因而对癌症的治疗一定要严肃认真，反对江湖气。世界卫生组织对癌症的治疗提出：早期发现、早期诊断、早期治疗，这具有很重要的意义，早期发现，即时治疗可以使癌症完全得到治愈，但晚期就只能是设法延长寿命了。

多年来，事实证明中医在癌症的治疗中有一定的治疗作用，尤其中西医结合能发挥较大作用。

在近几年实验室研究中发现，有上百种中草药有抗癌作用，如半枝莲、五倍子、长春花、决明子、马钱子、白花蛇舌草、楤木、大黄、石斛、黄芪、薏苡仁等，应用它们的关键是有机的组合，科学的配方。如有些临证医家在长期治疗过程中，发现败酱草、蒲公英、王不留行、马钱子、僵蚕、天冬、白术等中药配合，对肺癌的治疗或症状的改善有一定的作用；山豆根、马勃、白花蛇舌草、藤梨根、夏枯草、斑蝥、栝楼、丹参、莪术等组方则利于食管癌、胃癌的治疗；山茱萸、人参、海藻、天花粉、半边莲、马鞭草、苦参、鱼腥草等则利于肝癌的治疗。总之，中草药为天然之品，对人体作用比较平和，只要科学组方，对癌症的治疗是可以发挥作用的。

其次是应用中药对癌症放化疗的配合治疗。放疗与化疗是癌症治疗的两大手段，但放化疗在杀灭癌细胞的同时，也损伤了正常细胞，引起一系列毒副反应。放化疗期间若能同时服用中药，可能会缓解放化疗引起的毒副反应。

放化疗的影响最显著的是消化功能，患者会出现厌食、恶心、呕吐、腹泻或便秘等严重不适，影响放化疗的进行。中医认为这些放化疗毒副反应的出现，主要是由于癌症病人在接受放化疗之后，造成体内津液受损、气血不和、脾胃失调所致。因此其主要治法宜以生津润燥、健脾和胃为主，因而可根据个体化特点，拟出健脾、和胃、理气、养阴等中药汤剂口服。这样在化疗期间，患者食欲可能不会受到大的影响，也会减少厌食、恶心、呕吐、腹泻或便秘等严重不适。

在放化疗中，白细胞下降是较严重的反应，有时下降过于明显，使化疗不得不暂停，影响了治疗，因而应积极配合中药升高白细胞。如果是在化疗间歇期，距下一次化疗时间较短，而白细胞下降又很明显，应用西药升白剂未尝不可，但这种治疗白细胞上升只是暂时的，两三天之后白细胞又急剧下降。其实在这方面，中医药中的许多益气补血中药（如黄芪、灵芝、人参、当归等）能刺激人体造血系统，达到补血升白细胞的作用。

放化疗的毒副作用常常使肿瘤患者无法承受连续的治疗，因此在治疗过程中要设置间歇期，以待机体恢复。目前，西医在2次放化疗间歇期，多半只是等待白细胞和肝功能等的恢复，使这一期间成为治疗的空白期。其实，这一期间的治疗十分重要。因为放化疗期间，患者整体免疫功能下降是无法避免的结果，放化疗次数越多，药量越大，毒性就越大，免疫功能和整个机体状态也就越降越低，就越不能调控癌细胞的增殖，从而难以阻止转移复发。这也是为什么临床中常常见到很多肿瘤病人边化疗、边复发、边转移的原因。因而在放化疗间歇期，患者若能在医生的指导下，采用中药来调理，抓住抑制肿瘤、增强免疫和消除放化疗所引起的毒副反应三大环节，不仅可以确保放化疗的顺利进行，而且可大大降低肿瘤移转复发的可能性。

现代研究还表明，中药还能提高机体免疫力，能为放化疗增敏，提高放化疗的疗效，更有利于癌细胞的杀灭。可见，中西医若能很好结合，对治疗肿瘤是有重要意义的。

十一问：请老师从"六腑以通为用"谈大黄的临床应用？

答："六腑以通为用"的理论，对于脏腑病证的治疗有重要的指导作用，所谓六腑，即胆、胃、小肠、大肠、膀胱、三焦的总称。《灵枢·本藏》："六腑者，所以化水谷而行津液者也。"《素问·六节藏象论》："脾、胃、大肠、小肠、三焦、膀胱者，仓廪之本，营之居也，名曰器，能化糟粕，转味而入出者也。"指出六腑能传化饮食水谷，使精微转输入五脏，将糟粕排出体外，而不使之贮留，故称为"实而不满""泻而不藏"。由于六腑以转化饮食、排泄糟粕为其生理功能，因此，正常情况下六腑须保持畅通，以利饮食物的下传及糟粕的按时排泄，因而有"六腑以通为用""六腑以通为补"之说。清代叶天士《临证指南·脾胃》："脏宜藏，腑宜通，脏腑之用各殊也。"清代林佩琴《类证治裁·内景宗要》："亦腑传化不藏，实而不满，故以通为补焉。"若六腑不通则致饮食停滞，糟粕不泻，气机不畅，而见脘腹胀满、二便不通等症，如食积胃脘，则致脘胀疼痛、纳呆不饥、恶心呕吐等；胆腑不通，则致胁胀疼痛、纳呆食少等；大肠传导不利，则致大便秘结、腹胀疼痛等；膀胱闭阻，则致尿少尿闭、少腹胀痛等；三焦气滞，气化不利，则致水肿胀满、小便不利等症。因此，六腑不通则为病证。

虽然六腑以通为主，六腑不通则为病，但若六腑之太过也可引起疾病，因此六腑当藏泻有度，不过或不及皆可引起相应病证。临床上，对于六腑之病证，多用通利祛邪之法治之。"六腑以通为用"就是以通泻为其所喜，为其功能，为其正常。临床治疗中，多以疏通、调畅其气机为根本。如食积胃脘，则多用消食导滞之品；胆腑不通，则治以利胆通腑之法；二便不通，则应利尿或用通便之法治之；若见五脏实之，亦常用"脏实泻其腑"之法，泻其相为表里之腑，以达到祛邪治病之目的。如心火上炎，则用清心火利小肠之药，使心之火热从小便而去；肺热壅盛，肺气闭阻者，则以通腑泄热，用通利大肠之药治之。大黄是一味通"六腑"的中药，其荡瘀逐邪之力极强，对六腑热结血瘀，尤其是邪热壅滞大肠，尤为显著。如急性阑尾炎常选用大黄牡丹皮汤以清热解毒、活血、泻下，使其疏通为主，泻其瘀积，活其阻滞，以通为用，邪祛病愈。

大黄在我国的应用历史悠久，远在《神农本草经》中就记载该品有荡涤肠胃，推陈致新的作用。大黄推陈致新，贵在一个"通"字。根据"六腑以通为用""一窍通诸窍皆通"的理论，大黄用于六腑病，有毒能散，有热能清，有滞能消，有瘀能化，有阻能通，出血能止，瘀浊能排。

大黄又名"川军""将军"，苦，寒。归脾、胃、大肠、肝、心包经。具有泻下攻积、清热泻火、凉血解毒、逐瘀通经、利湿退黄之功能。入脾胃大肠经，通肠泻热、攻积导滞，导湿热之邪从大便而出，促进黄疸消退。故常用于大便秘结、胃肠积滞、湿热泻痢初起。入心肝血分，泄血中实热火毒，而凉血止血解毒；通利血脉，而活血化瘀。故常用于火热上攻之目赤咽肿、齿龈肿痛、热毒疮肿、水火烫伤、血热吐衄、便血、瘀血经闭、产后瘀阻、癥瘕积聚、跌打损伤、湿热黄疸、淋证涩痛等病证。

历代医家将大黄与人参、附子、熟地一起，称作药中的"四大金刚"，张景岳将大黄与人参、熟地、附子并称"药中四维"。张仲景的《伤寒杂病论》中共有 41 首方剂配伍了大黄；《伤寒论》113 方中用大黄者有 16 方；《金匮要略》262 方中用大黄有 25 方；宋代名医吴锡璜校印《圣济总录·腹中瘀血》中，在其 20 首治疗内出血的方剂中，有一半方剂中含有大黄；金元时期的名医刘完素在其《宣明论方》的 348 方中，有大黄者 65 方。

古代有些医家忌讳大黄荡涤攻下的峻猛，拘泥于其"泻下伤气"而不敢大胆应用，故医界云："大黄救人无功，人参杀人无过"。张仲景将大黄灵活巧妙地与清热利湿、理气、逐水、化瘀等法结合，用以治疗痞证、大结胸、蓄血、黄疸、阳明腑实壅滞及脾约等病证。《伤寒论》中以大黄为君药的有大承气汤、小承气汤、桃核承气汤、大黄黄连泻心汤、附子泻心汤及大陷胸汤、大陷胸丸。抵当汤、麻子仁丸、大柴胡汤、桂枝加大黄汤和茵陈蒿汤虽不以大黄为君药，但在方中大黄亦起着重要的作用。如《伤寒论》条文："二阳并病，太阳证罢，但发潮热，手足漐漐汗出，大便难而谵语者，下之则愈，宜大承气汤。""心下痞，按之濡，其脉关上浮者，大黄黄连泻心汤主之。""伤寒六七日，结胸热实，脉沉而紧，心下痛，按之石硬者，大陷胸汤主之。""太阳病不解，热结膀胱，其人如狂，血自下，下者愈……外解已，但少腹急结者，乃可攻之，宜桃核承气汤。"其中大黄配桃仁泻下瘀热，主治蓄血证；配芒硝泄热和胃、润燥软坚，配枳实泄热通便、消滞除满，主治阳明病实证；配甘遂以泄热逐水，主治结胸证；配茵陈蒿以泄热利湿退黄，主治湿热发黄证；配黄连以泄热消痞，主治热痞证；配厚朴以泄热除满，主治腹满证；配葶苈子以攻逐水饮，主治痰饮证；配巴豆以寒制温而不燥，温制寒而不凝，主治寒气内结之不通证；配䗪虫活血化瘀、破积导滞、荡涤瘀血、推陈致新；配甘草泄不伤胃、补不留邪，主治胃肠实热呕吐证；配栀子以泄热除烦；配附子以温下寒积；大黄入大柴胡汤以通下热结等。以上说明古代医家对大黄推陈致新贵在一个"通"字[11]。

现代研究认为，大黄具有泻下作用、保肝利胆作用、促进胰腺分泌作用、抗胃及十二指肠溃疡作用、止血作用、降血脂作用、免疫调节作用、降低血尿素氮作用、抗感染作用、抗癌作用以及抗衰老作用等。因而大黄可广泛用于内科急症、急腹症、肝胆疾病、消化道疾病、泌尿系统疾病、呼吸系统疾病、心血管疾病、感染性疾病，甚至在外科、妇科、儿科、皮肤科、精神病科等多种疾病，尤其急腹症方面具有较好的疗效。吴咸中院士曾认为大黄治疗急腹症具有5个方面的药理作用：一是调整胃肠运动；二是改善血液循环；三是清洁肠道，减少毒素吸收；四是保护肠道屏障；五是调整免疫，保护器官[12]。

另外，炮制会改变大黄的性味和作用趋势。通过不同的炮制方法，可以缓和大黄的药性，产生新疗效。如生大黄气味重独，走而不守，直达下焦，泻下作用峻猛，泻火解毒力强，易伤胃气；酒大黄缓和苦寒泻下作用，免伤脾胃，又增强活血化瘀作用，并借酒升提之性，引药上行，清上焦实热；熟大黄泻下作用缓和，能减轻或消除腹痛等副作用，而活血作用较好，增强了活血化瘀之功；醋大黄泻下作用缓和，偏于消积化痰，治痰瘀，化痞积血块；大黄炭泻下作用极弱，具凉血化瘀、止血之功，多用于血热有瘀之出血。现代研究证明，不同炮制方法对大黄所含化学成分的影响亦不同，且不同炮制品的药理作用存在明显差异。如大黄中的番泻叶苷类和蒽醌类为其泻下的主要成分，酒、醋、炒法对其泻下成分几乎无影响，酒炖品、醋煮品及大黄炭中的大黄酸苷减少12%～13%，番泻苷类仅微量破坏。

就临证而言，大黄的功效是很多的，《伤寒论》已为我们积累了许多经验，下边谈一下自己在用大黄时的心得体会。大黄用于通便时应根据不同的证型配伍应用，如大便多而不利、燥结而难行，可与芒硝配伍应用，大黄蠕动肠胃，合芒硝软坚散结，为了加强肠蠕动，还应再加行气药如陈皮、厚朴、枳实之类，则效果更显著；若无邪热内结，证属虚证者，大黄、芒硝尤当慎用，或在补气血的基础上加用；若用于寒性便秘，可与附子合用，附子辛甘大热，走而不守，以里达下元，彻内彻外，通行三焦，直达诸脏。两药配伍，使热而不甚，寒而不烈，温阳通便而疗寒积，具有温阳扶正、攻下祛邪的作用。如张仲景的大黄附子汤，除用大黄、附子外，又加了一味细辛，以加强止腹痛的作用，所以多用于腹痛便秘，或胁下偏痛，手足不温，舌苔白腻，脉弦紧者。在应用过程中，若气滞腹胀明显，还可再配用木香、厚朴、枳实等药。若寒秘伴有脾阳不足，冷积内停之证，症见便秘，腹痛，手足不温，脉弦细，可在大黄、附子配伍基础上加人参或党参、干姜、甘草，此方又名温脾汤（可见于《备急千金要方》）。

大黄配白术可治疗肠壅积滞、腹胀腹痛、恶心呕吐等症。大黄涤荡肠胃，可清除壅积的一切病邪，又能通腑泻下，使六腑以通为用，恢复通降之职，壅积而致的多种症状随之而解。白术健脾益气而助运化，用白术健脾助运，乃治本之法。用行气通下药虽能取一时之效，但药后易复发，大黄与白术配，补泻结合，可复脾升胃降之功，使脾土不壅，肠胃不滞，补益而不留邪，攻邪而不伤正。

大黄配木香对胁肋胀痛、脘腹饱胀、口苦恶心有较好的治疗作用。临床上可用于胆汁反流性胃炎。胆与胃均乃六腑之一。大黄可以通下利胆，又活血清热；木香行气化滞，对肝胆湿热阻滞而致的胁肋胀痛、脘腹胀满有治疗作用，因它可以通降胃气，消除胃部不适症状。二药合用可利胆消炎，适宜于上逆而致的胃炎。但在应用二药的过程中，要根据寒热虚实以及其他兼证，再加入其他相应的药物。

大黄配麻黄对顽固的哮喘病人有较好的疗效。临床上用麻黄疗效不显时可加大黄，肺与大肠相表里，肺气不通，病及大肠，可致传导失司。相反，若大肠有郁热，便结肠燥，腑气不通，亦可致肺失宣降，发为咳喘。大黄配麻黄，一则宣传以达表，二则泻腑以通里。表达里通，宣传自如，脏腑气机调顺，则咳喘自然平息。如有一患者感冒、发烧、咳喘。用西药抗生素及平喘之药，稍轻复重，以咳喘为主，大便三四日不行，腹胀，十余日病不去，舌红，苔黄腻，脉滑数。属热哮腑实证。自拟方：麻黄 9g，大黄 15g，连翘 15g，二花 15g，蒲公英 15g，桑白皮 10g，陈皮 10g，甘草 6g，水煎服，日 1 剂。服上方 3 剂，大便通，腹胀减轻，咳喘也渐平息。

大黄配茵陈对于黄疸型肝炎（如甲肝）疗效很好。大黄泻热，利胆逐瘀通便；茵陈善清利湿热，退黄疸。二药合用，使温热瘀滞下泄，黄疸自退。大黄配茵陈是《伤寒论》治阳黄之主方，近代则认为是治疗湿热黄疸的第一要方。《伤寒论》中有茵陈蒿汤，由茵陈、栀子、大黄组成，现应用于治疗湿热黄疸，可根据症状加减。若湿热黄疸重，为加强清利湿热黄疸，还可在该方基础上加蒲公英、虎杖、金钱草、沉香、青皮等成分。茵陈与蒲公英、虎杖、金钱草配伍清热解毒利湿，大黄与沉香、青皮配伍通腑利胆，合而用之使湿热黄疸同时去之，获效颇快。

急性胆囊炎出现湿热蕴积证型时，用大黄配柴胡、黄芩、赤芍可起到和解少阳、泻热利胆、通腑导滞的作用。其中大黄通腑清热、祛湿利胆；柴胡入少阳胆经，清热和解少阳；黄芩苦寒，清热解毒；赤芍清热、凉血、化瘀。在四药基础上根据症状加减。如湿热重，又伴腹胀，恶心呕吐，可再加清热药败酱草，行气药枳实、砂仁等。

其他如慢性肾功能衰竭，因大黄能通腑泄浊，故也常在治疗肾功能衰竭的处方中出现。大黄还能止血、活血，所以对消化道出血或关节扭伤瘀血，大黄都常作为主药进行配伍应用。总之，大黄的功效很多。

但临床应用时要注意以下方面：

（1）要分清生熟。如用大黄的泻下作用时，用生大黄，煎煮时后入；用于缓泻、活血或清上焦热时，用熟大黄，煎煮时不必后入。

（2）要辨清病位用药。文献记载大黄炮制方法不同，其作用部位也不同。根据作用部位的不同选用不同的炮制方法，辨清病位用药。如《中国药典》规定的大黄的炮制品有 3 种，即酒大黄、熟大黄、大黄炭。酒大黄是用酒炙法炒干，熟大黄是用酒炖或酒蒸法，炖或蒸至内外均成黑色，大黄炭是用炒炭法炒至表面焦黑色、内部焦褐色。酒大黄善清上焦血分热毒，用于目赤咽肿，齿龈肿痛。熟大黄则泻下力缓，泻火解毒，用于火毒疮疡。大黄炭凉血化瘀止血，用于血热有瘀之出血者。

（3）要根据病患实虚，合理掌握剂量。大黄小剂量可和肠胃、助消化、止泻；大黄大剂量则泻下通便，荡涤积滞。药理实验室研究表明，大剂量（1～5g）使用大黄时产生泻下作用，而小剂量（0.05～0.3g）应用大黄时则出现便秘。说明剂量非常重要，应严格掌握剂量，体虚者均应慎用、少用，且不可过量。

（4）要注意脾胃虚寒、血虚气弱以及妇女妊娠期、月经期、哺乳期者慎用大黄。大黄味苦，性寒，苦寒，清热泻火，用于实热燥结等证。苦寒之品易伤正气，耗阴血，影响脾胃运化，故脾胃气虚或阳虚，血虚气弱者均当忌用。大黄还具有活血化瘀作用，故月经期、妊娠期、哺乳期更应慎用。

十二问：怎样正确应用六味地黄丸和肾气丸？

答：六味地黄丸是宋代钱乙《小儿药证直诀》中的方剂，肾气丸是张仲景《金匮要略》中的载方，二者都是补肾经方，所以有"肾虚"者认为这 2 种中成药都是补肾的，就自选自用，甚至不对证乱用。但肾虚有肾阴虚和肾阳虚之别，自选不对证会适得其反。

六味地黄丸由熟地黄、山萸肉、干山药、泽泻、牡丹皮、茯苓组成，炼蜜为丸，主要用于肾阴虚证所表现的腰膝酸软、头晕目眩、耳鸣耳聋、盗汗、遗精、消渴、骨蒸潮热、手足心热、舌燥咽痛、牙齿动摇、足跟作痛以及小儿囟门不合，舌红少苔，脉沉细数。本病证虽然复杂，但以肾虚精亏、虚火内扰为基本病机，阴虚为本，火动为标。

六味地黄丸以滋阴补肾为主。方中重用熟地黄，滋阴补肾，填精益髓，为君药。山茱萸滋补肝肾，秘涩精气，山药健脾补虚，涩精固肾，补后天以充先天，同为臣药。君臣相协，不仅滋阴益肾之力相得益彰，而且兼具养肝补脾之效。肾为水脏，肾元虚馁致水浊内停，故以泽泻利湿泄浊，并防熟地黄之滋腻恋邪，以丹皮清泄相火，并制山茱萸之温，以茯苓淡渗脾湿，既助泽泻以泄肾浊，又助山药之健运以充养后天之本，俱为佐药。六药合用，三补三泻，以补肾阴为主。但患者症状差异较大，虽然都是阴虚证，表现却重点不一，因而在临床应用中若作汤药则多加减化裁。如阴虚火旺，骨蒸潮热较重者，加知母、黄柏以加强清热降火之功，故有知柏地黄丸的成品；阴虚血热，崩漏下血者，可用六味地黄丸合二至丸以凉血止血；阴虚阳亢，头晕目眩者，加石决明、龟板以平肝潜阳；肾府失养，腰膝酸软者，加怀牛膝、桑寄生益肾壮骨；肾虚不摄，遗精滑泄者，加覆盆子、煅龙牡以涩精止遗；阴虚肠燥，大便干结者，加玄参、火麻仁以润肠通便；脾虚不运，纳差腹胀者，加党参、陈皮等以防滞气碍脾。

根据阴虚的不同症状，后世衍生出许多著名的丸药，如：知柏地黄丸（《医方考》），即六味地黄丸加知母、黄柏以滋阴降火，用于阴虚火旺证之骨蒸潮热、虚烦盗汗、腰膝酸痛、遗精等；杞菊地黄丸（《麻疹全书》），即六味地黄丸加枸杞、菊花以滋肾养肝明目，用于肝肾阴虚证之两目昏花、视物模糊、眼睛干涩、迎风流泪等；都气丸（《症因脉治》），即六味地黄丸加五味子以滋肾纳气，用于肾虚之气喘等；麦味地黄丸（《医部全录》），即六味地黄丸加五味子、麦冬以滋补肺肾，用于肺肾阴虚之喘、咳等；耳聋左慈丸

（《重订广温热论》），即六味地黄丸加磁石、石菖蒲、北五味以滋阴益肾、潜阳通窍，用于肝肾阴亏、虚阳上扰之头晕目眩、耳鸣耳聋等。以上五方均由六味地黄丸加味而成，都有滋阴补肾的功用。但因肾阴虚证涉及的病证范围很广泛，故应用六味地黄丸时要认真分析症状，恰当地应用会收到很好的疗效，否则只会适得其反，可能还会引起许多不适。

肾气丸由干地黄、山药、山茱萸、泽泻、茯苓、牡丹皮、桂枝、制附子组成，炼蜜为丸，主要用于肾阳不足证所表现的腰痛脚软、手足不温、少腹拘急、阳痿早泄、小便不利或小便反多、入夜尤甚，舌淡而胖，脉虚弱，尺部沉细或沉弱而迟。

肾气丸是由六味地黄丸加附子、桂枝而组成，诸药合用，助阳之弱以化水，滋阴之虚以生气，使肾阳振奋，气化复常，为肾中阳气不足而设。如《类经》说："善补阳者，阴中求阳，则阳得阴助，而生化无穷。"方中补阳药为附子、桂枝，附子温阳补火，桂枝温通阳气，二药相合，补肾阳之虚，助气化之复；与干地黄、山药、山茱萸、泽泻、茯苓、牡丹皮为伍，旨在阴中求阳，少火生气，以补为主，佐以通散渗利，寓泻于补，以泻助补，使补而不滞。若同时出现畏寒肢冷较甚者，可将桂枝改为肉桂，并加重桂、附之量，以增温补肾阳之效；兼痰饮咳喘者，加干姜、细辛、半夏等以温肺化饮；夜尿多者，可加巴戟天、益智仁、金樱子、芡实等以助温阳固摄之功。

在肾气丸基础上又衍变出诸多丸药，如加味肾气丸（《严氏济生方》，又名"济生肾气丸"），由制附子、茯苓、泽泻、山茱萸、山药、车前子、牡丹皮、官桂、川牛膝、熟地黄组成，以温补肾阳、利水消肿，用于肾阳不足、水湿内停证之水肿、小便不利等；十补丸（《严氏济生方》）由制附子、五味子、山茱萸、山药、牡丹皮、鹿茸、熟地黄、肉桂、茯苓、泽泻组成，补肾阳，益精血，用于肾阳虚损、精血不足证之面色黧黑、足冷足肿、耳鸣耳聋、肢体羸瘦、足膝软弱、小便不利、腰脊疼痛等。前方重用附子助阳补阴，并减滋阴药之量，加车前子利水，牛膝导下以专于温阳利水，宜于水湿泛溢，阴盛阳微之证。后方亦重用附子，再加鹿茸，并将桂枝易为肉桂，使温肾壮阳之功更著；将生地易为熟地，配鹿茸填精益髓，使滋补阴精之力更胜；加五味子以敛气固精，故温肾壮阳，补养精血之力较强，适宜于肾阴阳两虚较著之证。

六味地黄丸主要是用来补肾阴的，如果肾阴不虚，或者是肾阳虚的患者，服用六味地黄丸并不合适。但由于其组方相对安全，由较平和的药物熟地黄、山萸肉、山药、丹皮、茯苓、泽泻组成，且具有"补肾"的功能，所以很多人常自行服用，并不咨询医生。与此相对应的肾气丸，与六味地黄丸的区别在于加了桂枝、附子两味药，显著改变了整个复方的功效，由原来治疗肾阴虚的中成药变成了治疗肾阳虚的中成药，同样，肾气丸也是人们经常会自行选用的补肾中成药之一。应用时应该"对证下药"，肾阴虚应选用六味地黄丸，肾阳虚应选用肾气丸。而老百姓自行的诊断往往是不准确的和不全面的，这就造成了药物滥用、乱用后会产生不适。例如，很多人吃六味地黄丸后会腹泻，也有很多人吃肾气丸后会上火。

为什么部分人服用六味地黄丸会引起腹泻？因为六味地黄丸含滋腻碍脾的熟地黄、山萸肉，又含偏凉的丹皮、泽泻，故可能会对消化系统造成影响，引起食欲不佳、腹泻、腹痛等症状。尤其是患者并不是肾阴虚患者，而具有脾肾阳虚的患者会更明显。

为什么部分人服用肾气丸会引起上火？因为肾气丸属于补肾阳的药物，组方中的桂枝和附子发挥了重要的功效作用，全方偏向温补，从而有引起上火的潜能。如果患者并不是肾阳虚，或者本身就具有虚火表现，这时再使用肾气丸就会造成咽干、口干、心悸等上火症状。

因此，无论是六味地黄丸、肾气丸，还是由其衍生的丸药，都要严格的对症下药，否则就会出现不适。

十三问：请老师谈谈半枝莲、白花蛇舌草的临证经验

答：半枝莲与白花蛇舌草两味中草药，过去一直流行在民间草医手上，并不登大雅之堂，20 世纪六七十年代在政府号召的"大搞中草药群众运动"中，几百种行之有效的中草药受到了医务者的重视。半枝莲与白花蛇舌草也是在这种情况下步入医学殿堂的，且受到了肿瘤专家的看好。

半枝莲为唇形科植物半枝莲的干燥全草，性味辛、苦，寒，功能清热解毒，化瘀止痛，利尿消肿。20 世纪 70 年代出版的《江苏植物志》《广西药植图志》《浙江民间常用草药》《福建中草药》等著作中记载主要用于疗疮肿毒、咽喉肿痛、毒蛇咬伤、癌肿、跌扑伤痛、水肿、黄疸等症，成都出版的《常用草药治疗手册》、广州部队出版的《常用中草药手册》记载该品"治疗食管癌、胃癌、子宫癌"。医家在临证中发现其对癌症、肝炎、感染等有一定的疗效，近年来半枝莲的抗肿瘤作用受到许多学者的关注，据《中华肿瘤治疗大成》记载半枝莲用于原发性肝癌、胃癌、直肠癌等消化道肿瘤和鼻咽癌、肺癌及子宫颈癌等妇科肿瘤的治疗。

中药药理实验室研究表明半枝莲的抗肿瘤作用机理是通过抗突变、抑制肿瘤细胞的增殖、诱导肿瘤细胞的凋亡、增强机体的免疫力、抗氧化以及截断肿瘤细胞的营养供给等而发挥抗肿瘤作用。

白花蛇舌草为茜草科植物白花蛇舌草的全草，性味苦、甘，寒，功能清热利湿解毒。20 世纪 70 年代出版的《广西中药志》《泉州本草》等著作记载主要用于疮疡痈肿、肺热咳嗽的治疗。医家在临证中发现它具有清热解毒，利湿，抗癌等功能，可用于肺热喘咳、咽喉肿痛、肠痈疮疡、毒蛇咬伤、热淋涩痛、水肿、痢疾、肠炎、湿热黄疸、癌肿等的治疗。近十多年来，许多学者对白花蛇舌草的抗肿瘤作用进行了许多方面的研究，对它的抗肿瘤作用有了较多的认识。

中药实验室研究表明白花蛇舌草的抗肿瘤作用反映在对人类口腔表皮样癌细胞、人低分化胃腺癌细胞、小鼠黑色素瘤细胞、人原髓细胞白血病细胞、人肝癌细胞、人宫颈癌细胞、人肺癌细胞的增殖有明显的抑制作用；对人外周血单个核细胞的增殖有促进作用及增强杀伤肿瘤细胞的作用；白花蛇舌草提取物在安全范围内对人机体正常细胞无毒性作用，且有促进小鼠脾淋巴细胞的增殖作用；对卵巢癌、胃癌、大肠癌、肝癌、淋巴瘤等引起的恶性腹腔积液有消退作用。

总之，半枝莲、白花蛇舌草的抗肿瘤作用已基本得到肯定，临床应用证明其对消化、呼吸、生殖等系统的恶性肿瘤具有较好的抑制作用，且对某些白血病也有一定的治疗效果，配合应用某些肿瘤的治疗具有增效作用。

数十年来，我通过文献学习，结合自己的临证经验，发现在治疗许多疾病时，把这两味药配对入方或单独入方，在临床上都有较好的疗效。

1）半枝莲、白花蛇舌草治疗肿瘤的应用

中药药理实验室研究报道半枝莲、白花蛇舌草能显著增强巨噬细胞的免疫活性，对癌细胞有直接抑制增殖的作用，临床研究报道它们治疗肝癌、胃肠癌、肺癌也有一定的疗效，于是自己也就大胆应用起这两味药来，且多是用在病人放弃化疗后，以这两味药为主，根据病人的症状配合其他中药辨证组方。如有 1 例肺癌患者，男，51 岁，手术后需做较长周期的化疗，但患者做了 3 个周期化疗后，毒副反应大，身体不能支持，要求停止化疗，改服中药。根据患者消瘦、气短、疲倦、五心烦热、盗汗、食纳差等症状以及舌脉，辨证为气阴两虚证。自拟方药：白花蛇舌草 30g，半枝莲 20g，黄芪 30g，人参 10g，女贞子 30g，仙鹤草 30g，麦门冬 20g，石斛 15g，莪术 15g，薏苡仁 30g。水煎服，日 1 剂，连续服用 60 剂后，诸症明显好转，生活质量明显提高。后在上方基础上继续加减应用，追访 2 年，患者生活尚能自理。

半枝莲、白花蛇舌草配伍也适用于肝癌，尤其是原发性肝癌，证属肝郁脾虚、热毒瘀肝、肝胆湿热等证者，以这两味药为主辨证组方，对改善症状，延长存活率有较好的疗效。常用基础方：白花蛇舌草、半枝莲、党参、白术、茯苓、甘草、半夏、陈皮、鸡内金、白芍等。能清肝胆之毒，同时疏肝健脾，促使肝功能的恢复，此方可在手术或化疗之后应用。

这两味药对乳腺癌也可配伍应用，乳腺癌的病因尚未完全清楚，但其发病率连年上升，目前现代医学对乳腺癌的治疗主要采用手术治疗，同时应用放化疗辅助治疗，虽有疗效，但治疗周期长，且治疗费用高，对病人造成较大的伤害。中医把乳腺癌分为肝郁气滞、瘀结痰浊、瘀毒蕴结等证型，治法常用疏肝解郁、疏泄壅滞、软坚散结、祛瘀解毒。白花蛇舌草清热解毒、消痈散结，半枝莲清热解毒、散瘀止血，两药配伍消瘀散结，从而达到治疗乳腺癌的目的。治疗乳腺癌仅这两味药效单力薄，应根据症状辨证配伍其他药物，如术后或化疗后若白细胞低，精神萎靡，疲乏无力，月经失调，舌红苔白，脉细，应当在益气养血，滋补肝肾，提高免疫功能（黄芪、人参、白术、茯苓、当归等）的基础上加半枝莲、白花蛇舌草以加强对癌细胞的抑制；若术后局部肿胀消退过慢或有胀痛感，可在上方基础上加桃仁、红花、赤芍、丹参、莪术、三棱等药味以加强活血化瘀。

白花蛇舌草、半枝莲可用于治疗或辅助治疗多种癌症，其组方时要辨证论治，且要坚持中西医结合，才会收到较好的疗效。

2）白花蛇舌草的配伍应用

（1）白花蛇舌草与败酱草配伍：败酱草味辛、苦，微寒。具有清热解毒，消痈排脓，祛瘀止痛功能，与白花蛇舌草配伍，共奏清热解毒之效，临床用于肺热咳嗽、咽喉肿痛等疾病的治疗，若病情较重，可再配连翘、二花、黄连、黄芩等以加强清热解毒，疗效更佳。其次，白花蛇舌草与败酱草合用可用于肿瘤（宫颈癌、肠癌等）以及结肠炎所致的腹痛、腹胀、大便秘结或泄泻的治疗。

（2）白花蛇舌草与紫花地丁配伍：紫花地丁味苦、辛，寒，归心肺经。具有清热解毒，凉血消肿，清热利湿的功能，主治疔疮、痈肿、瘰疬、黄疸、痢疾、腹泻、目赤、喉痹、毒蛇咬伤等病证，与白花蛇舌草配伍以加强清热解毒之功，主治疔疮肿毒、急慢性阑尾炎、结肠炎等。

（3）白花蛇舌草与蒲公英、连翘、柴胡配伍：四药合用可以解肌清热，凉血解毒，通淋利尿，治疗泌尿系感染有较好疗效。我曾用于肾盂肾炎患者，症见腰痛、尿频尿痛，同时伴有高烧寒战、头痛、纳差，舌红苔黄，脉数。尿常规检查示白细胞（＋），红细胞（＋），辨证属膀胱湿热，兼少阳热盛，治以清热解毒，通淋利湿。处方：白花蛇舌草 30g，蒲公英 30g，薏苡仁 30g，泽泻 12g，二花10g，柴胡 15g，黄芩 15g。水煎服，日 1 剂。服用 3 剂后，热退，腰痛、尿频尿痛诸症好转，继续加减用药，治疗 3 周后基本治愈。

（4）白花蛇舌草与白茅根配伍：白茅根性味甘、寒，凉血止血，利水消肿，与白花蛇舌草配伍以清利湿热，解毒利尿，治疗泌尿道感染出现的血尿、尿少诸症时可清泻下焦湿热，使尿血得止，尿量增加，同时加用止血、凉血、通淋药物，如小蓟、丹皮、赤芍等。

（5）白花蛇舌草与石韦、金钱草配伍：石韦性味苦、甘、寒。归肺、膀胱经。具有利水通淋，清肺泄热之功，临床多用于淋痛、尿血、尿路结石等症。金钱草性味甘、咸、微寒。归肝、胆、肾、膀胱经。具有利湿退黄，利尿通淋，解毒消肿之功。三药配伍应用对肾、膀胱结石（小石或泥沙石）有较好的治疗作用。

（6）白花蛇舌草与牡蛎配伍：牡蛎咸寒，清热软坚散结，与白花蛇舌草相须配伍，能增强治疗痤疮的疗效。

（7）白花蛇舌草与丹参配伍：两药合用，用于治疗肺心病心悸、胸闷、气促、咳嗽、咳吐黄痰等症。

（8）白花蛇舌草与鳖甲配伍：两药合用，清热解毒、软坚散结，用于肝癌、肺癌、食管癌等癌症的治疗。癌症多由于正气内虚、感受邪毒、情志抑郁、饮食损伤等因素引起的脏腑功能失调，气血津液运行失常，产生气滞、血瘀、痰凝、湿浊、热毒等病理变化而形成的一类恶性疾病。两药配伍以解热毒、散瘀结，能明显减轻患者的症状，增强临床疗效。

（9）白花蛇舌草与半边莲配伍：半边莲、白花蛇舌草均能清热解毒，利湿通淋，半边莲利尿消肿，中药药理实验室研究其具有兴奋呼吸、利尿、利胆、催吐作用，对心血管系统有双向调节作用，洛贝林（半边莲碱）对神经系统有类似烟碱的作用。两药合用，能起相须相使的作用。

（10）白花蛇舌草与马齿苋配伍：马齿苋酸、寒，归肝与大肠经，清热解毒、凉血止血。两药合用能清热解毒、止泻止痢，用于治疗肠炎及痢疾。

综上所述，白花蛇舌草的临床使用范围非常广泛，可根据患者的症状、体征，辨证论治，灵活运用白花蛇舌草加减组方治疗多种疾病，能收到事半功倍之效。

3）半枝莲与其他药物配伍治疗肿瘤

（1）半枝莲与生黄芪、人参、灵芝、石斛等配伍治疗肺癌。祖国医学认为肺癌发病主要是由于正虚邪实，气阴两虚才是肺癌病机之本，气阴两虚在疾病发生、发展过程中始终起到决定性的作用，而化疗则易耗气动血，损伤五脏六腑，致气血阴液亏虚，所以由黄芪、石斛等补气补阴药与半枝莲配伍组方治疗肺癌，可改善肺癌症状，使患者生活质量得到提高。

（2）半枝莲与黄芪、苦参、茯苓、白术配伍组成的健胃减毒方，治疗胃癌的前期病变。可使胃黏膜化生和不典型增生较治疗前有显著好转。

（3）半枝莲与土茯苓、薏苡仁、土鳖虫、莪术、三棱等组方治疗卵巢癌，发现有较好的效果，不少患者服药半年以上，复查 CT 瘤体多有持续缩小。

（4）半枝莲与白茅根、柴胡、赤芍、鸡内金、丹参、生黄芪等组方治疗肝癌、胃癌等恶性肿瘤有一定疗效。

4）以半枝莲为主，组方治疗胃病

如半枝莲、柴胡、白芍、黄芪、砂仁、厚朴、人参、白术、枳壳、三七、炙甘草等组方，治疗慢性萎缩性胃炎有较好的疗效。

5）以半枝莲为主，组方治疗肝病

如用半枝莲、茵陈、柴胡、板蓝根、陈皮、丹参、白术、五味子、猪苓等组方，治疗慢性乙肝可以改善症状，同时也可促使 e 抗原转阴，转氨酶恢复正常。

6）半枝莲与其他药物组方治疗肝炎肝纤维化

如与白花蛇舌草、虎杖、当归、红花、桃仁、三棱、莪术、生黄芪、五味子、赤芍、炙鳖甲、生牡蛎、柴胡等组方治疗肝炎肝纤维化，可改善患者临床症状和恢复肝功能及抗肝纤维化。

7）以半枝莲为主，组方治疗妇科疾病

如半枝莲、蒲公英、赤芍、丹参、红花、当归、桃仁等组方治疗慢性盆腔炎性疾病反复发作有一定疗效，应同时随症加减，如伴有气虚、白带多可加党参、黄芪、薏苡仁、泽泻等，若盆腔炎症明显，白带黄稠、臭而多，可加红藤、败酱草、大黄、三棱、莪术等。

十四问：孙思邈医学资源丰富，我们应首先学习他哪些方面的成就？

答：孙思邈的医学著作是集隋唐前之医学大成，他的贡献与医圣张仲景并列，对他的成就我个人梳理了一下，可分以下方面谈谈。

1. 孙思邈在医学历史上的地位

（1）孙思邈（581—682 年）是我国唐代伟大的医药学家。他的《备急千金要方》达到了很高的学术水平，其所倡导并且身体力行的医德思想和他在医药学方面的贡献使他不仅在我国医学史上具有崇高地位，并且丰富了世界文化宝藏而享誉海内外。

（2）孙氏《千金方》（包括《备急千金要方》和《千金翼方》两部著作）是集隋唐前之医学大成的著作。宋代学者高保衡、林亿等评论《千金要方》是"上极文字之初、下讫有隋之世，或经或方，无不采撷，集诸家之所秘要，去众说之所未至"。就是对孙氏学术贡献的高度概括。

（3）公元 9 世纪前后《千金方》传入日本和朝鲜。日本学者丹波康赖氏公元 984 年所编的三十卷《医心方》中，大量著录了《千金方》内容。这本书可能是国外最早引用和传播孙氏学说的著作。唐宋以降迄于今，随着许多学者努力弘扬和长期实践的历史检验，《千金方》越来越受到国内外的重视。《千金方》的版本也有 16 种之多。不仅有医学家，还有哲学家、伦理学家、历史学家以及自然科学其他领域的专家学者，均对《千金方》进行过多方面的研究，并给予高度评价。

（4）他的贡献与仲景并列。清代学者张璐在《千金方衍义》自序中说"夫长沙（指张仲景）为医门之圣，其立法诚为百世之师，继长沙而起者，惟孙真人千金方，可与仲景诸书、颉颃上下也。"日本学者多纪元坚影印宋本《备急千金要方》序也谓："晋唐以降，医籍浩繁，其存而传于今者，亦复何限；求其可以扶翊长沙，绳尺百世者，盖莫若孙思邈《千金方》者焉。"

（5）我国现代医史学者公认《千金方》为我国历史上第一部临床医学百科全书。1974 年日本成立了"千金要方研究所"，重新影印了《备急千金要方》，将该书誉为"人类之至宝"。朝鲜、美、德等国的学者分别从临床医学、化学和炼丹术、伦理学等方面对《千金方》开展了研究工作。

（6）孙思邈被誉为医德宗师，其医德思想千百年来一直是激励无数医家的行为规范，直至今日仍然有其现实意义。在实行社会主义市场经济的条件下，如何进一步弘扬孙氏医德思想，日益受到人们的关注，成为我国卫生事业精神文明建设的一个研究热点。

（7）孙氏对养生保健、食疗、食药结合、气功、针灸等用于康复医疗和老年医疗有着系统的完整的一套理论和方法，到今天仍有着重要的实用价值。

2. 从《千金方》看"唐医学"的特点

唐代医学是中医发展的一个分水岭，唐代重视对个性化疾病的研究，把证的研究排在对病研究的基础上，但唐以后，尤其金元四大家之一的张子和，过分强调"证"而忽视对病的研究，对后世影响较大，拨转了中医发展的道路。现对"唐医学"的特点做如下阐述。

1）强调临床实践

孙氏《千金方》是紧紧围绕临床实践写成的，无论是药物方剂、疾病诊治以至养生实践，都强调要用得上，用得方便，效果确实可靠。他这种重视实用的思想，体现了3个基本特征：

（1）强调医学是施仁政的有机组成部分，要上疗君亲之疾，下救庶民之苦；

（2）从人民经济生活条件出发，强调药的价要廉、效要高、药源要丰，用时可立即找到；

（3）强调医学面对的是功能和结构统一的人，因而治疗要从整体出发，这种功能和结构高度统一的整体性不仅体现在生理方面，也体现在心理方面和社会方面。

孙思邈是把医学作为治国救人的手段，如果没有实际效果，医学就丧失了它应尽的社会职能。

2）重视对疾病个性的研究

对疾病个性的研究，是晋唐医学特色之一，孙思邈在这方面成就突出。晋唐以前的一些医家对疾病的个性研究也做了一些工作，如《黄帝内经》一书提到了一些病名，并涉及这些病的病因、病理、诊断、治法和转归预后等多个方面。汉代辨证论治的创始人张仲景也对不少疾病进行了具体研究，但这一时期从总体上说，更侧重于疾病共性的研究，在疾病个性方面的研究是薄弱的。

（1）魏晋以来，对疾病个性研究逐步得到加强，晋代葛洪就强调说，对疾病的研究，应"分别病名，以类相续，不相错杂"。《诸病源候论》是一部论述疾病的症状、病理及病源之作，它非常重视对疾病的个性研究，它将疾病分为67门，列病论候达1720种。《诸病源候论》各门中均有这类十分具体的描述，说明它对疾病个性研究已达到相当高的水平。

（2）孙氏上承晋隋医家的研究，加上进一步临证体验，使他在疾病个性研究方面向前跨了一大步。《备急千金要方》分232门，合方论达5300多条，《千金翼方》又作了进一步发挥。"千金"两书在论病证上明确按内科、妇产科、儿科、外科、皮肤科、眼科、耳鼻喉科、口腔科、精神病科、急救、针灸、按摩等学科分科列病，每一学科都涉及许多独立的疾病和病名，分析了病源、证候及其诊断指征和治疗方法。例如在寄生虫病方面，提出了蛔虫、蛲虫、寸白虫（绦虫）、沙虱（恙虫）、射工（血吸虫）等，病源十分具体，治疗也是针对病因进行的。在妇产科方面，产科按妊娠期、将产期与产后期3个部分分类列病，涉及妊娠胎动、胎漏（先兆流产）、妊娠恶阻、妊娠后堕胎（习惯性流产）、难产、产后恶露不尽等疾病百余种；妇科方面亦有月水不调、乳肿、乳痈、阴挺等疾病百余种。这种针对疾病个性分门别类的研究，把一个个疾病从其病原学角度进行深入的考察，突破了前人的六淫为病的笼统说法，为区分疾病，探求病因，寻找特异性治疗方法开辟了一条道路，这是医学发展的一大进步。孙氏指出"夫欲理病，先察其源"，这种察源探本式地对疾病独立地进行研究，在疾病个性研究的基础上再加以归纳分类，是医学走向分化之路的先决条件，也是医学突破笼统的整体观念，进行深入细致研究的一个前提。这里还应当指出，孙氏还力图把人体解剖结构与每一疾病的病理过程联系起来，尽管由于当时历史原因，他未能实地进行系统的解剖操作，但他确已看到了这是开展疾病个性研究的一个重要内容。

（3）疾病的个性研究注意疾病的客观指征，如对黄疸的诊断，孙氏吸收并肯定了前人的经验，如重视眼睛、皮肤的颜色变化，注意对小便颜色变化的观察。又如对消渴，注意尿液有无甜味等。疾病的个性研究也注意病源的防治方法，如应用谷白皮预防脚气复发，应用动物肝脏治疗夜盲症，应用槟榔治疗绦虫病，应用常山治疗疟疾，应用朱砂、雄黄作为消毒药品等。在遣方用药上虽也继承了前人辨证论治的方法，重视随证的变化对方剂进行加减，但却明显有针对疾病个性的主药主方。如《千金翼方》治瘿一节，共有 9 方，差异较大，但昆布、海藻却方方有之。又如治疗消渴的 22 方，用栝楼者占了 2/3。治疗痢疾用黄连，治疗黄疸用茵陈、大黄等，也都反映了这一特色。

（4）重视疾病个性研究，探讨每种疾病的具体病因及特有的病理变化，有针对性的治疗方法，这种临床思维形式使《千金方》明显表现出自己的时代特色，标志着一个新的医学阶段来临。研究如何在发扬中医整体思维优势的同时又能加强对疾病的个性研究，使二者统一起来，对于揭示中医理论思维特点，推动中医理论发展，都有着不可低估的意义。

3）重视国外医药学发展，及时进行交流

孙氏重视对外国医药学发展经验的学习和应用。唐代是相当开放的，国外商贾云集长安，各种文化迅速传入中国，使孙思邈能够在这种文化氛围中完善医药知识，开展医药学研究，这是促使他取得伟大成就的重要外界条件之一。

4. 孙思邈的健康观

人体健康，从古到今都是医家和人们努力追求的目标。孙思邈在一两千年前的健康观和现在的健康概念已有许多相近内容，现代医学对健康的定义：1984 年在世界卫生组织的宪章中，首先提出了健康的定义，认为"健康不仅是免于疾病和衰弱，而且是保持体格方面、精神方面和社会方面的完美状态"。世界卫生组织在 1978 年 9 月召开的国际初级卫生保健大会上通过《阿拉木图宣言》重申了健康的含义，指出"健康不仅是没有病和痛苦，而且包括身体在内，心理和社会各方面的完好状态"。健康概念，大大超出了疾病的范畴，把人体的健康与生物心理的和社会的关系紧密地联系了起来。

1989 年联合国世界卫生组织（WHO）对健康做了新的定义，即"健康不仅是没有疾病，而且包括躯体健康，社会适应良好和道德健康"。在躯体、心理、适应社会能力的基础上增加了道德健康。

孙氏在他的著作中对健康的阐述，首先重视人体的躯体健康，他反复强调"人命至重，有贵千金"，他著作中大量的养生保健、预防疾病的内容都是为保护人体健康而提出的，这其中也涉及了心理道德健康等内容。孙氏认为"五脏安定，血脉和利，精神乃居"，把躯体健康和心理健康统一协调起来。"精神内守，病安从来"，强调了只有建立心和身的和谐才有利于健康。

孙氏的"心理健康"观点内容是丰富的，他指出"多愁则心慑"，"多思则神殆"，"多念则志散"，不控制这些不良情绪，就难以产生有效的保健行为。他提出"莫忧思、莫大怒、莫悲愁、莫大惧"。他还指出"若能不犯者，则得长生也"。

现代健康定义的"适应社会良好"，孙氏在他的健康观中也涉及了。孙思邈注重心理健康者在人际交往中的外在表现，提出"识达道理，似不能言，有大功德，勿自矜伐。美药勿离手，善言勿离口，乱想勿经心。常以深心至诚，恭敬于物，慎勿诈善，以悦于人。终身为善，为人所嫌，勿得起恨，事君尽礼，人以为谄，当以道自平其心"。就是说在人际交往中，要诚恳待人，尊敬他人，不要欺诈别人，还要宽以待人，善于原谅和谅解他人。对任何人做任何事都要得体大方，有礼有节。

世界卫生组织在健康的定义中增加了"道德健康"。孙氏在几千年前就强调把养生保健与养德结合起来，如"勤勤身心，常修善事"。

中国是一个重视人文和伦理道德的国度，十分看重群体和人际关系，把个人总是看作群体的一分子，隶属于群体，把个人的命运总是与群体的命运直接联系起来，认为人应该是具有伦理道德修养的，人都是在伦理道德关系中有联系的主动个体。人们伦理道德行为的优劣，可以通过不同行为方式对他人和自身健康产生重要影响。孙氏强调说："夫养性者，欲所习以成性，性自为善，不习无不利也，性既自善，内外百病皆悉不生。"强调了"道德"是健康的重要因素。并进一步发挥说："百行周备，虽绝药饵，足以遐年。"德行不好，"纵服玉液金丹，未能延寿"。这种强调，表面上看来似乎强调的有点过分，事实上若从行为医学角度考虑，确实包含有至理，道德不良必然导致行为不良，以至戕害自身，招致疾病，还可对他人身心造成严重损害。后者又会反馈至自身，导致心理失衡，影响健康。生活在良好道德氛围的群体中，对个人健康是大有裨益的。

从以上分析可以看出孙思邈的健康观是全面的，和现代的健康概念基本是相符的。

5. 孙氏对老年医学、康复医学和养生学方面的贡献

从《千金方》的"养性""食疗""辟谷""退居""补养"等卷目可以看出孙思邈对老年病康复治疗，养生保健的论述已形成一套完整的理论体系，加上他的实践和身体力行，不仅内容丰富，而且实用性很强。

1）养生的指导思想

孙氏认为，如果把追求长生不老作为养生目的，那既不现实，也无意义。他提出"神仙之道难致，养性之术易崇"，说明他的清醒态度。"今退居之人，岂望不死羽化之事。"养生如果把追求不死作为目的，那是荒诞的。他反对把养生看作纯粹的延年益寿的活动，而应当活的有价值，"昔人叹逝，何可不为善，以自补邪"。

把"道德健康"作为养生之大旨。孙氏把养生称为养性，"夫养性者，欲所习以成性，性自为善，不习元不利也。性既自善，内外百病皆悉不生，祸乱灾害亦无由作。此养性之大经也。"把道德修养作为养生的大经，用加强道德修养作为养生的指导思想和贯串于养生活动的主要方法，把养性和延命联系起来，提倡性命双修，这是孙思邈以至中医所有经典共同倡导的养生思想，是中医养生思想的一个突出的优点和特点。孙氏责备那种"抱病历年而不修一行，缠疴没齿终无悔心"的行为，称这种人为愚者。认为一个人如果名利不去、喜怒不除、声色不去、滋味不绝、神虑精散，纵然他"心希难老，口诵至言，咀嚼英华，呼吸太阳"也"不能不回其操，不夭其年"，而做到"五者无于胸中，则信顺日跻，道德日全，不祈善而有福，不求寿而自延"这样才能抓住"养生之大旨"，享受"道德之枯"，"岂假服饵而祈遐年哉"。这是一条贯穿于孙氏养生思想的红线。

孙思邈在养生方法上强调简易性原则。他认为"易则易知，简则易从"，实现"业少功多"的效果。养生是要通过人的行为才能落实，搞得很烦琐，没有可行性，便失去它的意义。养生是一种群众性的活动，搞得太深奥，也就丧失了它的生命力。孙氏这种重实际效益，重可行性操作的观点，至今有着强大的生命力。

积极防治疾病，延缓衰老。孙思邈在提出的十种养生方法中，列入了医药，认为"药能悟神养性以资四气"，把防治疾病列为养生的重要指导原则之一，这是十分正确的。孙氏这一观点，实质上是把推动养生作为医药的重要职能之一，这不但扩大了医药的社会职能，而且使医药承担着促进健康、延缓衰老的更积极的社会职能。

2）对人的寿命与衰老的认识

养生的目的在于健康长寿，终其天年。孙氏对人类寿命进行了比较深入的研究，并对人的一生进行了分期。

孙思邈关于人的寿限认识，他引证《黄帝内经》的论述说："余闻上古之人，春秋皆度百岁而动作不衰""人之寿百岁而死"。孙思邈多次提到人的寿命"不失一二百岁"，可表明他同意前贤关于人的极限寿命为一二百岁之说。

现代医学及生物学对人类极限寿命的研究，主要有 2 种测算方法。一种认为，人体细胞从胚胎期开始，分裂 50 次后即终止分裂。按这个周期推算，人的极限寿命应为 110 岁或更长。另一种认为，哺乳动物的寿命，为其生长期的 5～7 倍。人的生长期为 20～25 岁，极限寿命应是 100～175 岁。中国目前最高龄的人为新疆阿里米罕·色依提，2016 年 6 月 25 日为她 130 岁生日。国外报道，苏联妇女特普隆·阿布基娃活到了 180 岁，伊朗的阿布·塔列姆·穆萨德活到了 191 岁，匈牙利费诺特活到了 195 岁，其子也活到了 155 岁。这些实例都表明孙氏关于人的极限寿命的估计，比较切合实际。

人何时进入老年，孙氏做出了自己的估计，"四十以上，即顿觉气力一时衰退，衰退既至，众病蜂起""凡人年六岁以上为小，十六岁以上为少，三十为壮，五十以上为老"。论及寿考，孙氏认为，"若长寿者九十年"（《千金要方·卷二十七·养性序》）。从以上论述可把孙氏对老年分期归纳为：40～49 岁为初老阶段，50～89 岁为老年阶段，90 岁以上为长寿阶段。

《千金方》对衰老过程中的形体变化、脏器功能变化及心理变化均有较系统的阐述，这是孙氏对老年医学做出的比较突出的贡献。

在形体变化方面，孙氏指出，人届老年，身体开始瘦弱，"饮食不生肌"，且"羸瘦短气"；皮肤色泽、光洁度均有变化，皮肤"夺色黧黑"，肤色无润泽，头发牙齿方面的变化为，"发白枯槁牙齿不坚"（《千金翼方·卷十五·虚损论》）。对衰老过程中出现的肌肉萎缩、体重减轻、皮肤粗糙且失去光泽、色素沉着、头发变白、脱发、牙齿松动或脱落等特征，描述得相当准确。

脏器功能的变化，孙氏认为"年至四十，即渐眼昏"，"四十五以后，渐觉眼暗"（《千金要方·卷六上·目病》），"视听不稳"（《千金翼方·卷十二·养老大例》）。在消化功能方面，"食欲不下"，常感"咽焦消渴"及"喉中介介不利，胸中噎塞"（《千金翼方·卷十五·叙虚损论》）。吃多了不消化，"膨亨短气"；大便不正常，"人年五十以去，皆大便不利，或常苦下痢"（《千金翼方·卷十二·养老大例》）。在运动系统功能方面"身寒汗出，肌肉酸痛，四肢沉重，不欲动作，膝胫苦寒，不能远行，上重下轻，久立腰背苦痛，难以俯仰"（《千金翼方·卷十五·叙虚损论》）。在泌尿生殖系统方面，出现"小便赤热，乍数时难，或时伤多"，以及"阴下常湿，黄汗自出，阴痿消小，临事不起，精清而少"（《千金翼方·卷十五·叙虚损论》）等等。身体各系统功能呈退行变化，必然波及老年人生活各个方面，这种生理上的变化是老年养生时，必须加以注意的。

关于人格心理方面的衰老变化。孙氏指出"人年五十以上"，"心力渐退，忘前失后，兴居怠惰，计授皆不称心"，会感到"万事零落，心无聊赖"，以至"寝处不安"，性格也会发生变化，"健忘嗔怒，情性变异"。性格变异主要表现为孤独、乖僻、偏执，心胸变得狭窄，"老人之性，必恃其老，无有籍在，率多骄恣，不循轨度，忽有所好，即须称情"（《千金翼方·卷十二·养老大例》）。孙氏还指出子弟及青年人应理解和谅解老年人的种种特殊心态，给予更多体贴。这种关于老人心理与行为方式变化的描述，是相当深刻的，反映出孙氏对老年心理变化掌握得十分准确，为后世老年心理研究及养生提供了可靠的依据。

孙氏对衰老的认识与现代研究的差距：

近年来，一些学者用"中医衰老指数"（SITCM）及"中医学年龄"测定人的衰老程度。他们挑选了14项指标，即精神、体力、饮食、睡眠、脱发、白发、老年斑、老年环、夜尿、齿摇脱、鼻毛白化、皮肤弹性、近处视力和听力等。这些除老年环、鼻毛白化等少数几项外，孙氏均已在他的衰老体征中涉及。

孙氏对衰老过程特征观察是相当系统、深刻和全面的，他对衰老过程生理及心理方面的变化，为中医养生提供了理论依据。针对这些变化，加强抗衰老的措施，探求抗衰老的方法，不仅具有明确的可操作性，也容易收到良好的效果。孙氏不赞成天命，认为只要经过人们的主观努力，延缓衰老是可以实现的。为此，他提出了三方面的措施，一要重视思想修养，二要加强锻炼，并持之以恒，三要预防老年病。这些都为以后养生学者奉为圭臬。

3）关于老年病

《千金方》涉及的老年病有60多种，如消渴（糖尿病）、支饮（老年慢性支气管炎）、骨痹（骨质增生）、风懿（脑血管意外）、人心昏塞、多忘喜误（老年性痴呆）、耳聋、龋齿等，其症状描述都较详细。

老年病的治疗原则：

老年病种类繁多，转归各异，但也有一些共同特点。孙思邈对老年病特点的归纳和分析，对于诊治老年病至今有着理论上和方法上的意义。他认为老年人性情变异，记忆力减退，忘前失后，故对病证的叙述常难详尽、准确，进行诊治时应特别仔细小心。由于老年人体质差，已不能和青壮年相比，故更需采用药物治疗。

孙氏关于老年病的治疗，除根据每个疾病特点进行具体分析，实行辨证施治外，孙氏还提出一些通用于老年病防治的一般原则，如注重预防、提倡早治、重视食疗，用药以补为主，讲究心理治疗，注意康复治疗等。

预防和早治是中医重要的指导思想，更是老年病治疗和养生的要义之一，孙氏说："善养性者，则治未病之病，是其义也。"（《千金要方·卷二十七·养性序》）明确把预防疾病作为养生的重要内容，反映了他的卓见胆识。提倡早治，反对"人老年有疾者不疗"（《千金翼方·卷十二·养老大例》）的谬见。把预防、早治与养生联系起来，把祛病与延年联系起来，这是很科学的。

孙氏注重食疗，认为应当兼顾食治与药治，对老年养生，尤应注意二者的结合。强调为人子者必须知食宜，明药性，必须"深知食药二性"，老年人也必须懂得"服食将息节度"（《千金翼方·卷十二·养老食疗》）。这一思想非常符合老年病的特点，被历代养生家视为金玉良言。

孙氏强调对老年人，应尤重心理治疗，他引用岐伯的话说："人老四十而阴气自半也，起居衰矣。年五十体重，耳目不聪明也。年六十阴痿，气力大衰，九窍不利，下虚上实，涕泣俱出。故曰，知之则强，不知则老，同出名异。智者察同，愚者察异。愚者不足，智者有余。有余则耳目聪明，身体轻强，年老复壮，壮者益理。是以圣人为无为之事，乐恬淡之味，能纵欲快志，得虚无之守，故寿命无穷，与天地终。此圣人之治身也。"（《千金要方·卷二十七·养性序》）这里强调了只有保持愉悦的心理状态，才能延年益寿，得虚无之守。

孙氏认为，不要稍觉恢复便因循拖延，对于老年病的治疗，十分重要，孙氏指出，即使自觉已康复多日，仍须安不忘危，"每日必须调气补泻按摩导引为佳，勿以康健便为常然"（《千金要方·卷二十七·居处法》）。孙氏强调的这点，常是人们养生活动中极易忽略的。道理看似平常，遵而行之，则需要有良好的意志修养和坚强的毅力。

孙思邈的食疗学说特别丰富，散见于《千金要方》《千金翼方》的两部著作中。食疗即"饮食疗法"，孙氏很重视饮食法，他在著作中说"食疗不愈，然后用药"。认为"食能排邪而安脏腑，悦神爽志，以资气血"，"食疗"成为孙氏防治疾病的首选方法。

在《千金要方》"食治"篇中，分为序论，果实，蔬菜，谷米，鸟兽，鱼虫5章，列207个自然段，对食疗集中论述，涉及了222个品种（其中果实类36种，蔬菜类56种，谷物类30种，鸟兽鱼虫类97种）。对这些品种的性味、主治、功效应用进行了阐述。

孙氏除对食疗的理论进行了论述外，还研究了一系列食疗方剂和实用方法。有许多方法已进入到目前所倡用的"药膳"范畴，也就是食药两用。

孙氏食疗学说思想，在千余年的发展过程中，为后世医家所接受和继承。宋代唐慎微所著的《证类本草》，后增写成《重修政和经史证类备用本草》，全书共30卷，载药1740余种，其中在禽、兽、鱼、虫、果、菜、米谷部收藏了大量的食疗类食物。而且该书收载了许多以往散佚的食疗著作，其中收集的《孙真人食忌》被认为是孙思邈所作，系统介绍和阐发了孙氏的食疗思想。

宋代《太平圣惠方》中，论述了28种病的食疗方法，与孙氏的食疗观点极为相似。《奉亲养老书》是现存最早的老年病学专著，全书载方231首，其中食疗方剂162首。序论中"凡老人之患，宜先以食治，食治未愈，然后命药""缘老人之性，皆厌于药，而善于食"，是孙氏"食疗不愈，然后命药"原则在老年病学领域里的具体应用。

宋代的《圣济总录》列食治门专论食疗，在其收载的 28 首食疗方剂中，沿用了孙氏的酒、散、饮、煎方剂，并有了重大突破和发展。

元代《饮膳正要》是一部食疗专著，介绍的各种肉、果、菜、香料与孙氏的食物类型分类基本一致，其中阐述的关于饮食营养与健康的关系，饮食卫生，养生避忌，妊娠食忌，乳母食忌，饮酒避忌，四时所宜，五味偏性等内容，均可在孙氏的著作中找到渊源。

明代的医学家李时珍在其巨著《本草纲目》记载了许多食疗动物和药物，它记载的水果、谷物、蔬菜类食物 300 多种，禽兽、虫类 400 多条，其分类方法也是在孙氏的基础上发展起来的。明代吴禄辑的《食品集》是一部食疗食品专著，其书中的饮食宜忌即五脏所补、五脏所伤、五脏所禁、五味所重、五谷以养五脏、食忌、妊娠忌食等思想，都是在孙氏的饮食宜忌，五味五脏相合等食疗思想的基础上发展起来的。

十五问：请问老师肾气丸是温补肾阳的方剂，方中应用苦寒丹皮的意义是什么？

答：肾气丸为补肾名方，出自东汉张仲景的《金匮要略》中，故名金匮肾气丸，又名八味肾气丸、桂附地黄丸等，该方是补肾的祖方，由干地黄、山药、山茱萸、泽泻、茯苓、丹皮、桂枝、附子组成，是为肾中阳气不足之证而设，为补肾助阳的常用方剂，临床当以腰痛脚软，小便不利或反多，舌淡而胖，尺脉沉弱或沉细为适用依据。临床应用范围颇广，对许多疾病所表现的肾阳虚证都可加减应用，如慢性肾炎、糖尿病、甲状腺功能低下、醛固酮增多症、肾上腺皮质功能减退、慢性气管炎、支气管哮喘、更年期综合征、慢性前列腺肥大、性神经衰弱、营养不良性水肿、老年白内障、骨质疏松症等辨证属肾阳不足者，故不愧称为补肾之祖方，其组方用药补中有泻、热中有凉，特色颇多，现仅谈谈肾气丸中加苦寒药丹皮的意义。

方中附子大辛大热，温阳补火。桂枝辛甘而温，温通阳气，二药合用补肾阳以助气化；重用干地黄滋阴补肾生精，配山茱萸、山药补肝养肾益精，以收蒸精化气、阴生阳长之效；泽泻、茯苓利水渗湿泻浊，以疏利三焦、畅通阳气，配桂枝温化寒痰；丹皮活血散瘀，伍桂枝调血分之滞。诸药合用，温而不燥，滋而不腻，助阳化水、滋阴生气，使肾阳振奋，气化复常。本方为阳虚所设，为何又使用苦寒之丹皮呢？意在清虚热、导泄以引火归原、活血通脉。

正常情况下，肾为水火之宅，此水火乃真水真火，又称元阴元阳，二者在人体内相互制约、相互依存，维持人体生理上的动态平衡，是生身立命之本。而在阴阳失衡的情况下产生的水湿邪火，此火与真火不同，失去了温煦和气化功能，热变成了有害五脏六腑的邪火，所以用苦辛微寒的牡丹清虚热、安肾脏，以免伤害正气。明代吴昆《医方考》："丹皮气寒味苦辛，寒能胜热，苦能入血，辛能生水，故能宜少阴，平虚热。"明代赵献可《医贯》："丹者，南方之火色，牡而非牝，属阳，味苦辛，故入肾而敛阴火，宜少阴，平虚热。"

肾寄水火，水为火之主，火为水之用，正常状态下，阳蒸阴化，发挥对人体的滋润与温煦的双重作用，若阳虚温化失职，水液不利，出现小便的改变，故肾气丸中用丹皮泻导湿热，茯苓、泽泻渗利膀胱，茯苓、泽泻、丹皮之"三泻"的降泄之势，共同完成泻利三焦，通畅水道的功能，使浮火直达于下，复归于坎宫，而恢复肾中水火交融的平衡状态，这也正符合清代徐大椿《医略六书·杂病论治》"肾脏阳虚，不能引火归原"，清代杨乘六《医宗己任编》"欲纳之复归于宅，非借降泄之势，不能收摄宁静"之理。

《金匮要略》"血不利则为水"，指出了水饮与瘀血，形异而源同，"水、气、血病变相互影响，阳气不足引起血虚、血寒、血瘀、水停等"，若水停日久，阳气不行，阴气乃结，则成瘀血，阻滞五脏阳气的运行。肾阴肾阳乃一身阴阳之根本，"阳虚则寒"，肾阳虚弱，阴寒凝滞，甚者经脉瘀阻，故肾气丸中用丹皮以活血化瘀，使补而不滞，正如《素问·上古天真论》"气脉常通而肾气有余"，使血利水消则阳气易通。

总之，丹皮在肾气丸中的主要作用是其性微寒能清虚火，味苦能活血，兼有清热与活血的双重功效。从配伍角度看，丹皮与干地黄属于相使配伍，滋阴凉血；丹皮与附子、桂枝属于相制相济作用，附子、桂枝温阳，丹皮凉血，相制去其燥，防其温热伤血。

十六问：孙思邈说"食疗不愈，然后命药"，如何理解？

答：孙思邈在《备急千金要方·卷二十六》中指出："药性刚烈，犹若御兵，兵之猛暴，岂容妄发"，意即药物性烈，多有偏颇，滥投药物，必伤脏器。人体有病之后，不应随意用药，应先根据病因和病邪所侵犯的脏腑，用食物予以调理。然而饮食调理具有一定的局限性，因而"以食治之，食疗不愈，然后命药"，就所提问题而言，主要涉及的是孙思邈的食疗思想和内容。

中医治病最主要的手段是中药和针灸等方法。中药多属于天然药物，包括植物、动物和矿物，而供人类食用的食物，同样是来源于自然界的动物、植物及部分矿物质，因此，中药和食物的来源是相同的。但是，有些东西，只能用来治病，就称之为药物，有些东西，只能用来食用，就称之为食物。但其中的少部分东西，既有治病的作用，同样也能当作饮食之用，就被称为药食两用之品。由于它们既能食用，又有治病功能，所以药物和食物的界限不是十分明显的。比如橘子、粳米、赤小豆、龙眼肉、山楂、乌梅、核桃、杏仁、饴糖、花椒、小茴香、桂皮、砂仁、南瓜子、蜂蜜等，它们既属于中药，又是大家经常吃的可口食品。这些都可以称为药食两用之品。

孙思邈对许多食品所具有的药物性能都有详细论述，下边谈谈孙思邈对各类食物的食疗价值的论述。

1. 果实类的食药两用

《千金方》（包括《备急千金要方》和《千金翼方》两部著

作）共收集果实类 30 多味，可分以下类别。

1）梨果类

在孙氏著作中，收载梨、枇杷、木瓜三味。以梨为例：在《备急千金要方·卷二十六·果实第二》中指出："梨味甘，微酸，寒。除客热气，止心烦。不可多食，令人寒中。"

梨素有"百果之宗"的美称，种类繁多，现有白梨、沙梨、雪梨、鸭梨等都是食疗佳品。梨果类多性寒味甘，微酸。具有清心润肺，化痰止渴的作用，适于肺热咳嗽，眼目赤痛，大小便不畅，酒精中毒等症。梨性较寒，胃寒、产妇、寒咳及脾虚泄泻者应忌食或少食。现代食疗有将大梨去心，装入川贝、冰糖，蒸熟服，治热咳、慢性支气管炎，效果甚佳。

2）核果类

《千金方》共收核果类果实桃、杏、李、大枣、樱桃、乌梅等品种，以桃、大枣、樱桃为例：

（1）桃：成熟果实性微温，味甘、酸。桃具有益颜色、解劳热之功效。常用于治疗肺疾。桃仁性平味苦。具有活血化瘀，润肠止咳的作用，适用于闭经、痛经、冠心病等。桃叶味苦性平。有发汗、止痒和杀虫作用。桃花味苦性平。有去痰、消积、活血、利水、泻下及美容等作用。

（2）大枣：在《备急千金要方·卷二十六·果实第二》中指出："大枣味甘、辛，热，滑，无毒。主心腹邪气，安中养脾气，助十二经，平胃气，通九窍，补少气津液，身中不足，大惊四肢重。可和百药，补中益气，强志，除烦闷，心下悬，治肠澼。

历来医家方中喜用大枣，认为大枣具有补中益气，养血安神，缓和药性的功效。多用于治疗脾胃虚弱、气血不足、贫血萎黄、肺虚咳嗽、倦怠乏力、失眠等。对过敏性紫癜、血小板减少、肝炎、高血压等亦有一定疗效。现代食疗多用于煮粥、制糕。

（3）樱桃：《千金要方·食治果实第二》载："樱桃，味甘，平，涩，调中益气，可多食，令人好颜色，美志性。"

樱桃具有益气、祛风湿、透疹解毒之效。该品适用于瘫痪、四肢不仁、风湿腰腿疼等。樱桃有朱樱、紫樱、蜡樱之分，其果、根、枝、核、叶及鲜果汁均可入药。

3）浆果类

浆果类孙氏记载了葡萄和柿子两味。以葡萄为例：孙氏在《千金翼方·本草下》中记载道："葡萄，味甘，平，无毒。主筋骨湿痹，益气倍力强志，令人肥健耐饥忍风寒。久食轻身不老延年。可作酒，逐水利小便。"

现代研究也表明葡萄具有利筋骨、治痿痹、益气补血、除烦解渴、健脾利尿的功效。常用于治疗黄疸、肝炎、风湿痛、妊娠恶阻、孕妇胸腹胀满、痢疾等。葡萄种类甚多，鲜食酸、甜适口，生津止渴，开胃消食。可加工成葡萄干、汁、酒等。

4）坚果类

孙氏记载的坚果有栗子和胡桃两味。孙氏在《千金要方·卷二十六·果实第二》中说："栗子，味咸温，无毒。益气，厚肠胃，补肾气，令人耐饥，生食之，甚治腰脚不遂。"胡桃现记载具有补肾固精、益气健脾、温肺定喘的功效。

5）柑橘类

孙氏记载了橘和柚两种。柚大于橘，果肉性寒味甘、酸，具有清热化痰，健脾消食，解酒除烦的功效，但其皮性味甘、辛，温。有理气化痰，健脾消食，散寒燥湿的作用。橘肉味甘、酸，性凉，具有开胃理气、止咳、润肺、解酒醒神之功。橘皮性温味辛。具有理气健脾、燥湿化痰、止咳降逆功效，可治疗脘腹胀满及疼痛、食少、纳呆、恶心呕吐、嗳气、呃逆、便溏泄泻、寒痰咳嗽等症。孙氏在《千金要方·卷二十六·果实第二》中说："橘柚，味辛，温，无毒（均指橘皮），主胸中瘕满逆气，利水谷下气，止呕咳。……橘皮陈久者良。"与现代研究记载基本相同。

6）杂果类

孙氏在食疗果实中还记载有林擒、菱（芰实）、安石榴等。林擒（沙果）脆嫩可口，有止渴、生津、化滞涩精的功效；芰实，性凉味甘，具有清暑益气，解热健脾的功能；安石榴为石榴科安石榴的果实，性温味酸，涩，具有涩肠止泻杀虫的作用。

7）食、药两用类植物果实或种子

在孙氏著作中记载了槟榔、豆蔻、覆盆子、藕实、鸡头实（芡实）等十多味品种，均是食药两用之品。而且有的实为种子，并非果实，如槟榔，为棕榈科槟榔的种子，性温味苦，具有杀虫、破积、下气、行水的功效。槟榔确为食疗佳品，现代食疗常配制成槟榔蜂蜜饮、槟榔粥、槟榔汤食用。鸡头实为睡莲科芡的成熟种仁。性平味甘，具有补肾固精、健脾止泻、祛湿止带的功效，芡实作为中药材应用的同时，还可做成芡实粥发挥食疗作用。

2. 菜蔬类的食药两用

孙氏著作共收载蔬菜食品50多种。

1）绿叶类

孙氏记载的有芥菜、芸苔、荠菜、菘菜、芹菜、芦菔、芜菁、胡荽等，这多属于人工栽种；野生的有苋菜、马齿苋、苦菜、茼蒿、邪蒿、白蒿、蓝菜、野苣、蘩蒌等。芥菜性温味辛，具有补中利窍、聪耳明目作用。油菜（即芸苔）性寒味辛，具有补益气血，润肠通痹的作用，孙氏认为可治腰脚痹和丹毒、狐臭。菘菜（即蔓青）性温味甘、涩，具有宽中理气，润肠通便的作用。孙氏认为："芜菁及莱菔，味苦，冷涩，无毒。主利五脏，轻身益气，可长食之。芜菁子主明目。"《千金翼方·本草下·菜部》说："莱菔根，味辛、甘，温，无毒。散服及炮煮服食，大下气消谷去痰癖，肥健人。生捣服主消渴，试有大效。"莱菔今称萝卜，现代研究表明，萝卜肉质根具有促进新陈代谢，促进食欲，帮助消化的作用。

芹菜其性凉味甘，苦，具有平肝清热，祛风利湿的功效。

荠菜性平味甘。具有平肝和胃、止血、利水、明目的作用。适用于痢疾、水肿、淋病、吐血、便血、经血过多、目赤肿痛等症。其降血压、抗衰老作用尤为突出，故荠菜煎自古有"百岁羹"的美称。荠菜多为野生，近年来逐渐被人工种植，对气候环境适应性强，产量高，一种多收，周年不断。

胡荽即芫荽菜（亦称香菜），性温味辛。具有芳香健脾、透疹解毒的作用，适用于小儿麻疹、风疹透发不畅或透而复没者。食鸭、鸡、羊、鱼、猪肉时，加入胡荽能使味美而除腥。

苋菜与小苋菜：据孙氏称"苋菜即马齿苋也"。可见孙氏指苋菜为马齿苋，小苋菜才指苋菜。性寒味酸。具有清热解毒、散血消肿的功效，适用于热痢脓血、热淋、血淋、带下、痈肿、恶疮、瘰疬等症。马齿苋多为野生，常烹为马齿苋粥、马齿苋白糖煎等。苋菜性凉味甘。具有清热利窍的功效，适用于赤白痢疾、二便不通等症。常烹汤、制粥食用。

2）葱蒜类

这类蔬菜孙氏记载有大葱、格葱（即洋葱）、大蒜、野蒜、韭菜等。

大葱及格葱：孙氏将大葱列为葱实、青叶、葱根、葱汁等条目分述。性温味辛。具有发表透阳，解毒调味等功效，适用于风寒感冒，头痛鼻塞，阴寒腹痛，二便不通，痢疾，痈肿，虫积等症。常烹汤熬粥食用。葱叶能利五脏、益目、疗足肿；葱根及须可治伤寒头痛；葱汁能散瘀血，止衄、止痛、解百药毒。格葱（洋葱），性温味辛，具有平肝胆，解毒益气的功效。

葫及薤：葫即今之大蒜，薤即野蒜，又称小蒜。大蒜性温味辛，有小毒。具有健脾开胃、解毒杀虫的作用，适用于痈疽疔毒，恶疮发背，水气肿满，宿食不消，杀钩虫、蛔虫。现代研究证明，大蒜内含的大蒜素等物质对多种细菌有明显的抑制作用，对原虫性、真菌性感染也有一定的疗效。平时食大蒜能预防和治疗痢疾、肠炎、百日咳、流感等症。大蒜素中具有挥发性辛辣味，是一种辛香类蔬菜，有调味、杀菌和促进食欲的功能。

3）瓜类

《千金方》共收载了胡瓜、冬瓜、早青瓜、越瓜和瓠瓜等，现以胡瓜、冬瓜为例。

胡瓜现称黄瓜，性寒味甘。具有清热、解渴、利尿的功效，适用于小便不畅，四肢浮肿，高血压，黄疸等。

冬瓜在孙氏的著作中还列有白瓜子、瓜子、花、瓜蒂子等条目。冬瓜性寒味甘。具有清热解毒、利尿化痰的功效，适用于慢性胃炎，肾炎，小便不利，中暑高热等。冬瓜还有解鱼毒、酒毒的作用，且能除人体多余的脂肪及水分，为减肥佳品。冬瓜籽性寒味甘，有清肺热、化痰、排脓、利湿的功效；冬瓜花性寒味甘，有止痛止咳的作用；瓜蒂性寒味苦，具有催吐、杀虫、利尿的作用；冬瓜瓤，性平味甘，有清热止渴，利尿消肿的功效；冬瓜皮性平味淡，具有清暑解毒，生津利尿的作用。

4）水生蔬菜

《千金方》共收有海藻和昆布等品种。海藻性寒味咸，具有清痰软坚、利水消肿的功效，适用于瘿瘤、水肿等症。昆布具有消疲软坚、利水消肿的功效，适用于瘰疬、瘿瘤、疝气下坠、痈肿、小便不畅等症。

5）其他

《千金方》中蔬菜类记载的还有苜蓿、蜀椒、生姜、茴香菜、马芹子等。蜀椒现称川椒，性温味辛，具有温中祛寒、祛湿杀虫的功效；茴香菜又称小茴香，性温味辛，具有理气止痛，调中下气的功效；生姜性微温味辛，具有发汗解表、温中止呕、温肺止咳的功效。这些调味品不仅可用于食疗，也是人们日常生活中常用的调料。

3. 谷米类的食药两用

孙氏著作中共收载谷米类食药两用30多种。

1）谷物类

均为禾本科植物的果实、种子或种仁。包括稻米类粳米、糯米、稻米和谷米类粱米、粟米等。

（1）粳米：性平味甘。具有健脾养胃、除烦止渴、固肠止泻的功效，适用于肠胃不和、暑月吐泻、小便不畅、烦渴等症。

（2）糯米：又称江米、元米，其质柔黏，性平味甘。具有暖脾和胃、补中益气、缩尿的功效，适用于胃寒疼痛，消渴，夜间多尿，小便频数等症。

（3）稻米：泛指各种食用大米。具有补益五脏、健脾和胃的功效。

2）麦类

是我国群众日常面食的主要来源。孙氏《千金方》收载有小麦、大麦、荞麦。

（1）小麦：性平、味甘。具有除热、止渴、利尿、养心除烦的功效。孙氏认为用小麦作麦曲可以消谷止痢。

（2）大麦：性温、味甘。具有益气健脾、调中和胃的功效，适用于食积不化，食欲不振，脘腹胀满等。可做糖、做芽、做麦曲而食。

（3）荞麦：又名花麦、三角麦，性平味甘。具有清热解毒、降气宽肠、除滞消积之功效，适于肠胃热积泄利，自汗偏头痛，紫癜，妇女白浊带，疮毒等。

3）豆类

《千金方》共列六条，记载了大豆、扁豆、小豆3种。

（1）大豆：种子经浸水湿润发芽后晒干称为大豆黄卷，大豆种子发酵呈黄灰色发霉的膜状物称为豆豉，大豆性平味甘。具有清热解毒，利大小便的功效，适用于胃中积热，腹水肿毒，小便不利等。

（2）扁豆：性平味甘。具有健脾和胃、除温止渴的功效，适用于脾胃虚热，呕逆，暑湿，酒醉呕吐，妇女白带等。

（3）小豆：包括赤小豆和青小豆两类。性平味甘、酸。具有利水除湿，和血排脓，消肿解毒的功效，适用于水肿，脚气，黄疸，泻痢，便血，痈肿等。

4）仁籽类

《千金方》共收三味。分别为薏苡仁、胡麻仁和麻子。薏苡仁，性凉味甘、淡。具有健脾补肺、清热利湿的功效，适应于泻泄，湿痹，筋脉拘挛，屈伸不利，水肿脚气，肺痿肺痈，浊淋，白带等。胡麻仁，性平味甘。具有补益精血，润燥滑肠的作用。麻子，性平味甘。具有润肠通便的作用。

4. 鸟兽鱼虫类的食药两用

鸟兽鱼虫类食疗食物，主要记载了动物类食物或食疗用药。《千金方》共收载90多种。

1) 鸟类

记载了6种家禽和野鸟，分别为鸡、雉、鹜肉、雁肪、越燕屎、伏翼（即蝙蝠）。以鸡为例。

鸡肉性温味甘，具有温中益气、补精填髓的功效。适用于虚劳羸瘦，中虚胃中食少，泻痢，消渴水肿，小便频数，崩漏带下，产后乳少，劳后虚弱等。

以鸡为原料所做的食疗食品颇多，银杏乌鸡、乌鸡补血汤、虫草炖鸡、当归杞子鸡、党参陈皮鸡、鸡肠饼、鸡肝羹、鸡蛋豆浆、人参鸡蛋羹等，孙氏论及的野鸡（雉）、鸭（鹜）、雁、燕、蝙蝠均是上等的食疗佳品。

2) 兽类

《千金方》列为兽类的动物20多种，分别为沙牛、黄犍牛、黑牡牛、马、驴、狗、猪、兔、熊、羚羊、青羊、野马、鹿獐、麋、虎、狸、鼠、獭、狐、野猪、刺猬、蚯蚓等。以猪和青羊为例。

猪肉性平味甘、咸。具有润燥滋阴之功能。孙氏认为，猪肉及其脏器组织均为食疗佳品，全身各部位功能有异。"大猪后脚悬蹄甲，无毒。主五痔，伏热在腹中，肠痈内蚀取酒浸半月，炙焦用之。大猪四蹄，小寒无毒，主伤挞诸败疮。母猪蹄寒，无毒。煮汁服之，下乳汁。甚解石药毒。大猪头肉，平，无毒，补虚乏之气力，去惊痫。"猪"脑主风眩"。"肾平，无毒，除冷利，理肾气，通膀胱。肝味苦，平，无毒。主明目。猪喙微寒，无毒，主冻疮痛痒。肚微寒，无毒，补中益气，止渴断暴利虚弱。肠，微寒，无毒，主消渴，小便数，补下焦虚竭。其肉间脂肪平，无毒，主煎诸膏药，破冷结，散宿血，解斑猫元青毒。猪洞肠平无毒，主洞肠挺出血多者……"（《千金要方·食治·鸟兽第五》）

孙氏上述观点具有较高的科学价值。据研究表明：不但猪肉有较高的食疗价值，而且猪心可养心安神，补血养血，常用于惊悸、怔忡、自汗、不眠等；猪肝可补肝明目，养血生血，多用于血虚、萎黄、夜盲、目赤、浮肿、脚气等；猪肚具有补虚损、健脾胃的功效，可治虚劳羸弱、泄泻、下利、疳积等；猪肺可补肺止咳，可用于肺虚咳嗽、咳血等；猪胰具有益肺、健脾、润燥的功能，可用于肺虚咳嗽，咯血，喘急，脾虚下痢，乳汁不通，手足皲裂等；猪蹄具有补血、通乳、托疮的功效，适用产妇乳少，痈疽，疮毒等；猪脑具有治头风、止眩晕、治冻疮的作用；猪脬（膀胱）有缩尿止痒的功效，多用于小儿遗尿、疝气坠痛、阴囊湿痒等；猪肾有益精补肾的功效，可用于肾虚腰痛，久泄不止，遗精，盗汗，老人耳聋，肺脓肿等；猪血具有补血益中的功效，可治宫颈糜烂，贫血等。

《千金要方·食治·鸟兽第五》篇对青羊的肉、心、肝、肺、肾、胆汁、头、骨、蹄、脂、肚等均做了记载，这些记载与现代研究相差无几。青羊肉性温味甘，具有补中益气，温中补虚的功效，适用于虚劳羸瘦，腰膝酸冷，产后虚冷，腹痛寒疝等；羊心具有补心养血的功能，可用于劳心膈痛，惊悸怔忡等；羊肝具有补肝益血明目的功效，可用于血虚瘦黄羸瘦，肝虚目暗昏花，雀目，青盲障翳等。其次，羊肺、羊肾、羊肚、羊骨孙氏对它们的药用价值都有详细描述。青羊、黄羊等为珍稀动物，现多用山羊或绵羊代替。

孙氏所论兽类均为食疗佳品，如虎、熊、豹、獭、獐、鹿均为稀有动物，为了保持生态平衡，各国均制定了动物保护法规，所以现代食疗多选用家畜，野生动物越来越少食用。

3）鱼、贝类

《千金方》收集了许多鱼、贝类食疗食物。鱼类有鲗鱼、鳗鲡鱼、魣鱼、蝉鱼、鳢鱼、鲍鱼、鲤鱼、鲫鱼、墨鱼9种，其他两栖类或水生动物有龟、鳖等，贝壳类及水生动物甲皮类有龟甲、鳖甲、鲛鱼甲、鲮鱼甲、蟹壳、海蛤、文蛤、魁蛤、紫贝、贝子、牡蛎、桑螵蛸等。

孙氏所说的鮧鱼为鲇鱼，具有补中祛湿的作用，鳗鱼具有补虚祛风湿和杀虫的功效。

龟肉性平味甘、咸，具有滋阴补血的功效。鳖肉性平味甘，具有凉血功能。龟甲、鳖甲、紫贝、贝子、牡蛎、决明子、桑螵蛸……均为常用中药，实际为食药两用，有些是动物的器官或甲壳，其食疗作用与药用作用极为相近。

4）虫类

《千金方》记载的虫类食物多为昆虫类动物，分别为蜂、原蚕雄蛾、白僵蚕、木虻、蜚虻、蜚蠊、䗪虫、蛴螬、蛞蝓、蜗牛、水蛭、原蚕蛾、蜘蛛、蜻蛉、蛇蜕、蛇黄、蜈蚣、蠮螉、萤火、蝼蛄、白颈蚯蚓、蜣螂、地胆、蚱蝉、樗鸡（红娘子）、马陆（百环虫）、斑猫（斑蝥）、田中螺汁、鼠妇（潮湿虫）、衣鱼（专食衣物书籍的虫子）、雀甕（蛅斯虫），多为昆虫类药物，均可入药。

《千金方》记载了山蜂、大黄蜂、土蜂、赤蜂、石蜜、蜜蜡和露蜂房等。山、土蜂是蜜蜂科昆虫中华蜜蜂，其所酿的糖，称为石蜜（即蜂蜜），性平味甘，蜂蜜是上佳的营养品，具有补中润燥、止痛解毒的功效。蜜蜡为中华蜜蜂的分泌物，将蜂巢置水中加热，滤过冷凝取出即为黄蜡。黄蜡再经熬炼、脱色即为白蜡。大黄蜂为胡蜂科昆虫大黄蜂，其巢或连蜂蛹在内的巢，称为露蜂房。露蜂房性平味甘，有毒。具有攻毒、杀虫、祛风的功能。蜜蜡性微温味甘，具有润燥、解毒、生肌的功效。

5）乳酪类

《千金方》记载的乳类有人乳、马乳、牛乳、羊乳、驴乳、母猪乳。乳类物质是上佳的营养物质。具有补虚损、益肺胃、生津润肠的功效。各种乳类均适用于虚弱劳损等症。

孙氏还记载了马、牛、羊酪和沙牛及白羊酥。乳汁经煮炼成酪汁、乳酪时，其上一层重凝者为酥，孙氏所说的"醍醐"即酥上加油。酪、酥、醍醐均为乳汁的加工品，一种比一种更精致，其营养成分基本是一致的。

十七问：古代提出"饮食宜忌"，有临床意义吗？

答：这个问题包括2个方面，"宜食"和"忌口"。具体地说是指饮食对人的体质以及所服药物是否合适。我国最早的医学著作《黄帝内经》涉及这方面的内容就不少，提出不要偏食，如《素问·五脏生成》指出："多食咸，则脉凝泣而变色；多食苦，则皮槁而毛拔；多食辛，则筋急而爪枯；多食酸，则肉胝皱而唇揭；多食甘，则骨痛而发落。此五味之所伤也。"汉代著名医家张仲景是开临床医学的先河，被后人称为医圣，他从临床医学角度提出："所食之品，有与病相宜，有与身为害，若得宜则益体，害则成疾。"说明了不同疾病和体质与饮食宜忌有密切关系。在唐代，有关饮食宜忌的专论或专著已经不少，论述较详者如孙思邈在他的"千金"两书中，有关食疗禁忌的记载约有百余处。如《备急千金要方·食治·鸟兽第五》载："鸡子白共蒜食之，令人短气；鸡子共鳖肉蒸食之害人；鸡肉、獭肉共食作遁尸注，药所不能治。食鸡子暍生葱变成短气。鸡肉犬肝肾共食害人。生葱共鸡犬肉食，令人谷道终身流血。乌鸡肉合鲤鱼肉食，生痈疽。鸡兔犬肉和食，必泄利……"，说明食忌之重要；有的因时而忌，据《备急千金要方·食治·鸟兽第五》记载："正月勿食虎、豹、狸肉，伤人神损寿""二月勿食兔肉……""三月勿食鲛龙肉及一切鱼肉，令人饮食不化，发宿病，伤人神气""四月勿食蛇肉、鲜肉，损神害气""五月勿食马肉……鹿肉……獐肉……伤人神气""六月勿食鹜肉、雁肉……""七月勿食生蜜……""八月勿食鸡肉……雉肉，伤人神气""九月勿食犬肉……""十月勿食猪肉，伤人神气""十一月勿食鼠肉燕肉……""十二月勿食蟹鳖……勿食牛肉"。以上所述饮食宜忌事项以及某月不宜进食某种食物，虽然并不完全正确，但指出不同季节、不同饮食对人体有一定影响的思想是可贵的。孙氏还指出有的饮食因病而忌，如《备急千金要方·卷十·伤寒下·劳复》篇中记载："时病瘥后未满五日，食一切肉面者，病更发大困；时病瘥后新起，饮酒及韭菜，病更复；时病新瘥，食生鱼鲊，下利必不止；时病新瘥，食生菜，令颜色终身不平复；时病新汗解，饮冷水者损心包，令人虚不复；时病新瘥，食生枣及羊肉者，必膈上作热蒸；时病新瘥，食犬羊等肉者，作骨中蒸热；时疾新瘥，食鱼肉与瓜、生菜，令人身热；时病新瘥，食蒜鲙者，病发必致大困。"说明伤寒时病初复，饮食要注意适当忌口。受时代的限制，有些观念不一定正确，但反映了孙氏对病人恢复期饮食宜忌（也就是"饮食管理"）的重视。就现代医学而言，对病后恢复期的饮食也是很重视的，因为许多疾病的复发常与病后饮食不当有关。

元代的《饮膳正要》，清代的《闲居杂录》中都涉及了不少"饮食宜忌"的内容，"不要喝隔夜茶"就是《闲居杂录》中最早提出的。

饮食的宜忌实质上是强调饮食要有针对性，内容不应该也不可能一个模式，应因人、因地、因病而有所不同，这就是中医所讲的饮食。和药物防治疾病一样，在中医营养方面也要求做到"辨证用膳"。医务人员掌握了饮食宜忌，才能在临床工作中，指导病人正确应用食疗或食补，促进疾病早日康复。不同的药物有不同的性味，食物亦然，性味不同，其功效作用亦不同。饮食宜忌可以归纳为以下几点：

（1）根据患者不同体质选择饮食。根据患者的生理表现，中医认为人有不同的体质类型。如形瘦、善动、易怒者属肝火旺体质，宜多食用水果、蔬菜，而牛、羊、狗肉、海鲜类及辛辣助阳食品为忌。体胖、身懒、嗜睡者为阴湿体质，应以水果、蔬菜、谷类等清淡或利湿食品为宜，而肥肉、奶类、油类等油、腻、生痰、助湿类食品为忌。面白肢冷，畏寒为阳虚体质，又应以鱼、禽、肉、蛋和适量的辛温食品为宜，以冷荤、冷饮，多量的水果、蔬菜为忌。

（2）根据不同的气候与地域选择饮食。居住高寒、寒湿地区者，多以食辛温、辛热、助热、补阳类食物为宜，如花椒、辣椒、狗肉、羊肉等，而以寒凉、生湿性食物，如荞麦、苦瓜以及冷饮、冷荤等为忌。居住湿热、温热地区者多以食辛凉、甘寒、清凉降火性食品为宜，如水果、蔬菜、冷食、冷荤、海物等，而辛辣、助火、补阳类食品为忌。

（3）根据不同年龄选择饮食。儿童是体质娇嫩的"纯阳之体"，因此饮食忌食辛热、补气、温里、助阳和油腻味厚的食品、补品。如病儿过食牛奶、巧克力、肉类、禽蛋、糖而致肥胖症，导致食欲不振、消化不良，乃至发生内分泌紊乱。一般老年人的体质是"阴常不足，阳常有余"。临床多表现为口干、舌燥、眩晕、面赤、烦躁、肢麻、便秘等，因此饮食调养也应以清淡饮食为宜。如需补益，也宜进平补、清补之品，如蛋、乳、豆制品等。对无特殊病证的老人忌狗肉、海虾、鹿胎、人参及各种鞭酒等。

（4）根据不同的病情选择饮食。饭后半小时再进些新鲜的水果和相应的饮料，这样才能增进营养。俗语道"药补如食物""三分治七分养"，强调了饮食和护理工作的重要，因此在护理病人时，正确应用饮食宜忌，有益于促进疾病的康复。大体讲是按照病情的寒、热、虚、实，选择饮食，也应掌握寒、热、温、凉及升降和补泻等。得当为宜，失当为忌。如临床中一味地给病人橘子汁就不符合"辨证用膳"的原则。因橘肉、橘皮、橘汁作用各不同，橘汁性厚，甘酸化阴，虽有润肺作用，但也有"生痰助气"之弊。故食欲不振，痰多水肿，腹胀，小便不利者均不宜多用。总之，阳虚、寒证的病人，禁用生冷寒凉食物，阴虚热病的病人禁用辛热温热性质的食物。

（5）根据临床经验。在护理病人时应注意以下饮食禁忌，病人忌暴饮暴食，不偏嗜五味，过食肥腻、煎炸及吸烟、酗酒等；体质虚弱如大手术后、贫血、产后等忌食难消化食物，如油炸、油煎的肉类及腊肉、黏糕；并忌一切生冷，特别是冷饮、凉菜、生菜等；

发热病人忌辛辣、油腻，如驴、马、猪肉及蒜、葱、酒类等；气虚病人忌辛辣、香燥食品，如油炸及辣椒油、萝卜；胃病忌食之品如醋、鱼类、辣椒等食物；腹泻忌生冷、蔬菜、水果；失眠忌饮浓茶及晚饭过饱；水肿，肾病不宜食过多盐，糖尿病忌食含糖高的水果；疮痈病人，忌羊肉、虾蟹、鸡蛋及辛辣刺激性食物；痢疾者忌过饱食及滑利、生冷、瓜果、动物血等；产后及经期忌寒凉食品；久病忌食猪头肉、母猪肉、鹅肉、鱼腥类、荞麦等发物。

（6）饮食不可单调。生活中偏食单一食物是中医所忌，如过食油腻、葱、蒜、辛辣之品，可导致疮痈肿毒。而过分追求饮食清淡，一味以蔬菜及米面为主也是中医所反对的，如临床上由于降脂、减肥而长期节制脂肪、蛋类、糖类食品而造成营养不良者也很常见。饮食宜忌得当，营养适中，早在《黄帝内经》中就有记载："五谷为养，五米为助，五畜为益，五菜为充，气味合服之"，就是说以米、谷、豆类粮食为主食，再加上各种肉类与蔬菜作为丰富的副食。饮食虽能维护人体的生长发育，但如果饮食失宜，饱饥无常也可导致疾病的发生。如《济生方·宿食门》中说："善摄生者，谨于和调，一饮一食，使入胃中，随消随化，则无滞留之患；若禀受怯弱，饥饱失时，或过食五味，鱼腥乳酪，强食生冷瓜果菜，停蓄胃脘，遂结宿滞，轻则吞酸呕恶，胸满噫噫，或泄或痢；久则积聚，结为癥瘕，面黄羸瘦，此皆宿食不消而主病焉。"说明了饮食不节，或过食生冷瓜果菜，或肥甘厚味无度，或暴饮暴食，或偏食、摄入不良等均可导致疾病发生。也可因偏食或摄入不良而致病的。鉴于饮食对维持人体生命活动、促进病人康复有这样重要的作用，护理上应遵循中医理论体系，做好饮食调护。

十八问：请老师讲讲王清任的"五逐瘀汤"临床应用经验

答：清代著名医家王清任的《医林改错》中倡导气虚血瘀学说，认为气血瘀滞则必致病，血瘀证的共同病机是瘀血阻滞，并注重辨别瘀血的部位、引药及气机通畅，从而创制了系列活血化瘀之名方，其中以血府逐瘀汤、通窍活血汤、膈下逐瘀汤、少腹逐瘀汤、身痛逐瘀汤最负盛名，故常被称为"五逐瘀汤"。

五逐瘀汤多以桃仁、红花、当归、川芎、赤芍为组方之基础药物，均有活血祛瘀止痛作用，主治瘀血病证。其中血府逐瘀汤配有行气开胸之枳壳、桔梗、柴胡，引血下行的牛膝，故宣通胸胁气滞，引血下行为主，主治胸中瘀血证；通窍活血汤配有通阳开窍的麝香、老葱、生姜等，故辛香通窍颇佳，主治瘀阻头面证；膈下逐瘀汤配有香附、延胡索、乌药、枳壳等疏肝行气止痛之药，故该方善于行气止痛，主治瘀阻膈下、肝郁气滞证；少腹逐瘀汤配有温散里寒之小茴香、官桂、干姜，故温经止痛作用较好，主治寒凝血瘀少腹证；身痛逐瘀汤配有秦艽、羌活、地龙等，宣痹通络作用较强，主治血瘀痹证。除血府逐瘀汤定性寒凉外，其余四逐瘀汤均定性为温性或热性[13]。

（1）血府逐瘀汤（当归、生地黄、桃仁、红花、枳壳、赤芍、柴胡、甘草、桔梗、川芎、牛膝）活血祛瘀，行气止痛，以治"胸中血府血瘀"之证。凡血瘀气滞、瘀血内阻之证皆可运用本方，但病位偏于胸胁者尤为适宜。临床上常以疼痛或色素改变而脉细涩为应用指征，如疼痛见刺痛或灼痛，疼痛拒按，久痛不愈者；色素改变见颜面色素沉着，皮肤紫癜或干燥，甚至肌肤甲错，巩膜有瘀斑或血丝，舌有瘀点、瘀斑，唇黯者；发病部位在胸胁者；发病时间以下午或晚上为著者；诸病日久，出现失眠多梦、善愁多疑、心中烦热、幻觉幻视等精神系统症状者。

药理实验研究证明血府逐瘀汤具有抑制心脏间质成纤维细胞增殖、心肌细胞坏死及凋亡、抗动脉粥样硬化以及诱导内皮细胞增殖和血管新生等作用，为其在冠心病、心绞痛、脑卒中、糖尿病性心肌病等防治和临床治疗提供有效的药理基础。如可使全血高切黏度、低切黏度、纤维蛋白原、血浆黏度、红细胞比容、红细胞聚集指数、红细胞变形指数明显改善，都有利于冠心病的预防和治疗；其对炎症介质等的影响有助于保护和修复机体损伤组织，也可用于肿瘤和急性肺挫伤以及乳腺癌术后上肢水肿等的治疗；除此以外，眼科、骨科和男性科等领域也广泛应用，如治疗中心性浆液性脉络膜视网膜病变，治疗腰椎间盘突出症，治疗男性弱少精子不育症等。如某女性患者，68岁。1年前无明显诱因自感身倦，肢节酸痛，体温37.6℃，自服感冒药，体温持续波动在37.1~38.2℃，伴口干不欲饮，胁肋胀痛，烦躁易怒，夜间睡眠差，每夜睡眠3~4h，大便干结，小便黄，昼轻夜重，情志不遂时尤甚。血常规、尿常规、胸部X光片、腹部B超、头颅CT、结核菌素实验等检查均未见异常。曾用多种抗生素及清热解毒中药治疗，均未奏效。现症：形体略瘦，面色萎黄，皮肤干燥，舌质黯红，苔薄黄，脉弦数。体温37.7℃，血压132/82mmHg，心率74次/min。诊为内伤发热，辨证为瘀血内阻、肝经郁热。治以活血化瘀、疏肝泻热，方用血府逐瘀汤加减：桃仁12g，红花12g，当归12g，赤芍10g，生地黄12g，川芎9g，川牛膝12g，桔梗12g，柴胡10g，枳壳10g，郁金10g，甘草6g，丹皮15g，夜交藤15g。5剂，水煎服，日1剂。二诊患者情绪好转，自感疲倦减轻，夜间睡眠5h左右，体温37.4℃，继服上方7剂，诸症悉除，随访半年未复发。本医案属于瘀血停积于体内，气血不通，营卫壅遏引起发热，应用血府逐瘀汤加减，以达到活血化瘀、行气疏肝、清热除烦之效。又如某女性患者，47岁。2年前无明显诱因出现头颅后部刺痛，固定不移，每遇月经前后头痛加重。伴有阵发性胸腹满闷、急躁易怒、心烦汗出、失眠多梦。月经推后2~3d，量少色紫黯有血块，行经时少腹胀痛。经CT等检查，排除器质性病变，确诊为更年期综合征，经治疗，效不佳，时轻时重。现症：头颅后侧疼痛，面色潮红，时有汗出。舌质紫黯，苔薄黄，脉弦细涩。血压136/78mmHg，体温36.6℃，心率72次/min。辨证属瘀血头痛。方用血府逐瘀汤加减：当归10g，生地黄15g，桃仁10g，红花10g，枳壳10g，赤芍15g，柴胡12g，甘草10g，桔梗12g，川芎10g，牛膝10g，白芷10g，珍珠母15g，桂枝10g，泽兰15g。7剂，水煎服，日1剂。二诊：服用7剂后，头痛减轻，余症好转，继服上方7剂，诸症消失。随访半年，未见复发。再如某男性患者，70 岁。经检查确诊为带状疱疹后遗神经痛。现症：右胸段肋间神经区皮肤敏感，触之即痛，如刀割，皮温、皮色正常，情绪烦躁。舌质黯，边有瘀斑，苔薄白，脉弦细涩。诊为瘀滞痹阻之疱疹后遗神经痛，方用血府逐瘀汤加减：黄芪 30g，党参 20g，桃仁 12g，红花 12g，当归 12g，川芎 10g，赤芍 10g，延胡索 10g，牛膝 10g，柴胡 12g，枳壳 9g，鸡血藤 15g，酸枣仁 15g，甘草 10g。7 剂，水煎服，日 1 剂。二诊：服用 7 剂后，疼痛明显减轻，触之时仍有疼痛，情绪好转，继服上方 7 剂后，疼痛消失。本例患者年老体弱，气血亏虚，血脉受邪而生瘀滞，痹阻经脉，故用血府逐瘀汤加减，以活血化瘀、行气通络止痛。应用活血化瘀法要顾护正气，故重用补气药党参、黄芪。对妇女、老人等体质偏弱者，要悉心斟酌，谨慎处方。

（2）膈下逐瘀汤（五灵脂、当归、川芎、桃仁、红花、赤芍、丹皮、乌药、延胡索、甘草、香附、枳壳）行气破血消癥，使气血开而郁滞解，尤宜用于膈膜以下、上腹部血瘀积块等病的治疗。临床当以腹部积块，痛处不移，卧则腹坠，小儿痞块，肚大青筋，舌黯红或有瘀斑，脉弦为使用依据。现代药理实验研究证明膈下逐瘀汤可明显增加冠脉血流量、抗炎、调脂、改善微循环以及抗血小板聚集、抗血栓形成，是治疗冠心病心绞痛的有效方药；可改善胃黏膜局部循环、增强胃黏膜的修复和屏障作用以及抗幽门螺杆菌和厌氧菌，是治疗慢性萎缩性胃炎、胃溃疡的有效方药；可抑制宫缩、血小板聚集及血栓形成，亦可扩张血管、改善血流、镇静止痛。如某女性患者，50 岁，胃病史 10 余年，起初腹胀、反酸、嗳气等症状，经用抗酸及保护胃黏膜药物后好转，但反复发作，且症状逐渐加重。现症：患者形体消瘦，轻度贫血貌，上腹部压痛，舌质紫暗，脉弦涩。经胃镜、X 线钡餐造影检查确诊为胃黏膜脱垂症。辨证为气滞血瘀型胃脘痛，治以补气行气，活血化瘀，方用膈下逐瘀汤加减：五灵脂 10g，当归 15g，川芎 10g，桃仁 12g，红花 15g，延胡索 10g，乌药 10g，香附 10g，枳壳 10g，太子参 15g，黄芪 15g，茯苓 15g，薏苡仁 20g，白及 6g，木香 10g。7 剂，水煎服，日 1 剂。二诊：服药 7 剂后，腹胀、嗳气、泛酸等症状已消失，疼痛减轻，精神好转，仍纳食较少，舌紫暗，苔薄白，脉涩。效不更方，继服 10 剂。三诊：诸症皆除，为巩固疗效，继服 10 剂。随访半年，诸症未发作，食纳增加，形体见丰，面色红润。本例患者胃黏膜脱垂，胃失通降之功，导致食滞、湿阻，进而气滞不能行血，气虚不能运血，渐至血瘀阻络，因而运用膈下逐瘀汤加补气祛湿药，以活血化瘀祛湿，兼补气养血，达到气行血行，血畅气通之目的。

（3）少腹逐瘀汤（小茴香、干姜、延胡索、没药、当归、川芎、肉桂、赤芍、蒲黄、五灵脂）活血化瘀、温阳散寒、行气止痛，主要用于治疗"瘀血积于少腹之证"，对因气滞、血瘀、寒凝等所致的"不通而痛"的病证功效显著。临床当以少腹疼痛、胀满或有积块，经行腰酸少腹胀，崩漏见少腹疼痛，久不受孕，小腹凉，四肢不温，舌黯苔白，脉沉弦而涩为使用依据。现代药理实验室研究发现少腹逐瘀汤能改善子宫微循环，改善血液循环，抑制子宫内膜的异常增生和出血，舒张平滑肌，镇痛及调节内分泌。因而可有效治疗子宫内膜异位症、寒凝血瘀型痛经、不孕、慢性前列腺炎等病证。

输卵管不通所致的不孕症表现以"瘀"为主者可运用少腹逐瘀汤加减，疗效显著。如肾阳虚者，加菟丝子、巴戟天、杜仲、淫羊藿等温补肾阳；肾阴虚者，加山茱萸、女贞子等滋补肾阴；肝郁者，加柴胡、香附等疏肝理气；痰浊湿聚者，加法半夏、茯苓、苍术等祛浊除湿；若有输卵管不通畅，加炮山甲、王不留行、路路通等化瘀通络；若有附件炎、盆腔炎，加金银花、蒲公英、土茯苓、败酱草等清热祛湿；若有子宫内膜异位症，加水蛭、三棱、莪术等化瘀散结；若有子宫肌瘤，可加荔枝核、山楂、三棱、莪术化瘀消癥。其中小茴香温寒行气，引诸药直达病所，能够有效地改善局部血液循环，使粘连的纤维组织松解，有利于输卵管通畅。如某女性患者，35 岁，婚后 8 年未孕，经检查确诊为双侧输卵管不通，曾做过输卵管通气术，未见效。现症：经前乳胀明显，情绪抑郁，月经推迟 3~5d，量少色紫黯有血块，每次行经第 2d 少腹胀、下坠、腰酸，且感觉下身偏凉而不适。舌质黯红，脉弦涩。经辨证为血瘀气滞证，方用少腹逐瘀汤加减：当归 12g，川芎 12g，赤芍 12g，炒小茴香 10g，乌药 10g，生蒲黄 10g（包煎），炒五灵脂 10g，桂枝 6g，干姜 6g，炮附片 6g（先煎），炒延胡索 10g，红花 10g，柴胡 10g，香附 10g。水煎服，日 1 剂，经行第 1d 开始服药，连服 7 剂，连续治疗 3 个月。同时配合输液管通气术治疗。4 个月后来诊，自诉月经周期正常，经量较前增多，经期不适症状消失，自感神清气爽。半年后怀孕，后生一女婴，母女健康。此患者因输卵管不通所致不孕，分析原因属寒邪客于下焦，血瘀气滞而致不孕，因而用少腹逐瘀汤加减，以达温经散寒，理气活血之目的。

（4）通窍活血汤（赤芍、川芎、桃仁、红花、麝香、老葱、鲜姜、大枣）行气活血，通窍破瘀，活血化瘀养血而不伤血，醒脑开窍而不伤神，疏肝解郁而不伤气，主治瘀阻头面证。临床当以头痛昏晕，耳聋，脱发，面色青紫，酒渣鼻，白癜风以及妇女干血痨，小儿疳积而见肌肉消瘦，腹大青筋，潮热，舌黯，或有瘀斑、瘀点为使用依据。现代多用于治疗头痛（含血管神经性头痛）、耳聋、中枢性眩晕、脑出血后遗症、脑外伤、脑震荡后遗症、老年性痴呆、脱发、白癜风、眼底静脉血管瘤等。药理实验室研究证明通窍活血汤具有抗脑缺血、抗脑血管痉挛、抗心肌缺血以及改善微循环的作用。如某男性患者，50 岁。斑秃半年。半年前无明显诱因突然发现头发呈斑片状脱落，经治疗未见好转，病情进展。现症：头顶大片脱发，时有头痛，面色晦暗，失眠多梦，心烦易怒，腰酸痛，小腹不适，手足冷。舌红有瘀斑，苔白腻，脉沉弱。经辨证为气滞血瘀。方用通窍活血汤加减：赤芍 15g，川芎 15g，桃仁 10g，红花 10g，当归 12g，熟地 20g，制首乌 20g，合欢皮 20g，鹿角胶 10g（烊化），红枣 10g。7 剂，水煎服，日 1 剂，同时用生姜搽患处至局部红热，2 次/d。二诊：用药 7 剂后，心烦易怒好转，睡眠时好时坏，仍腰酸、手足凉、时有头痛，以上方加柴胡 10g，7 剂，水煎服，日 1 剂。三诊：服用上药后，睡眠改善，头痛减轻，局部有细软毛发新生，继服上方月余，诸症皆除，毛发大部分长出，改为散剂巩固治疗，半年后斑秃治愈，随访 1 年未见复发。本例患者平心烦易怒，面色晦暗，舌有瘀斑均为瘀血征象。方中桃仁、红花、川芎、赤芍活血化瘀；生姜外搽直接刺激脱发区域，促进局部血液循环；当归、熟地、制首乌、鹿角胶填补精血，温阳补肾；使毛发营养充足，合欢皮、柴胡疏肝理气，解郁安神。诸药合用，瘀血去新血生，毛发得养而新发再生。又如某男性患者，76 岁。耳鸣 3 月余。患者 3 个月前无明显诱因出现头晕耳鸣，经五官科检查确诊为动脉硬化引起的神经性耳鸣，经西医治疗 1 月余，病情时轻时重。现症：耳鸣如潮水、头晕、腰酸、手足心热。舌红苔薄黄，脉弦滑。辨为肾虚血瘀耳鸣。方用通窍活血汤加减：石菖蒲 10g，川芎 12g，赤芍 12g，桃仁 10g，红花 10g，菊花 15g，龟板 15g，炙首乌 15g。7 剂，水煎服，日 1 剂。二诊：服用 7 剂后耳中偶有蝉鸣，头晕、手足心热缓解，继服上方 7 剂，诸症消失，为巩固疗效，继服上方 7 剂。随访半年，未见耳鸣发生。本例患者系老年患者，有动脉硬化，故血液运行不畅，经脉瘀阻，经气不通于耳，耳失于经气的濡养而产生耳鸣，方中桃仁、红花、川芎、赤芍活血化瘀，改善耳内微循环；龟板、炙首乌以填精补髓；菊花以清头明目，治眩晕。诸药合用，活血通窍，振聋益聪，因而取得佳效。

（5）身痛逐瘀汤（秦艽、川芎、桃仁、红花、甘草、羌活、没药、香附、五灵脂、牛膝、地龙、当归）活血行气，祛风除湿，通痹止痛，主治血瘀痹证。临床当以周身关节肌肉疼痛反复不愈，按之加重，唇舌青紫或有瘀斑为使用依据。主要用于坐骨神经痛、腰腿痛、类风湿关节炎等血瘀证。药理实验室研究证明身痛逐瘀汤可降低受试大鼠毛细血管通透性，减少炎症性渗出反应，具有抗炎、镇痛作用；对小鼠迟发性超敏反应有明显抑制作用；对小鼠的特异性溶血素反应亦有抑制作用。如某女性患者，34 岁，2 个月前发现双下肢皮下有多发性大小不规则的肿块，质硬，按之疼痛，皮色紫暗，经实验室检查确诊为皮下结节，经治疗效果不佳。现症：双下肢多发质硬、按之触痛之肿块，周围皮肤紫黯，舌质暗红，脉弦细。辨证诊为瘀血痹阻之皮下结节。方用身痛逐瘀汤加减：秦艽15g，川芎15g，桃仁15g，红花10g，甘草10g，羌活10g，没药10g，当归15g，五灵脂15g，牛膝10g，地龙15g，葛根15g，赤芍15g，桂枝10g，威灵仙15g。7剂，水煎服，日1剂。二诊：服药7剂后，皮下结节缩小、变软，皮肤颜色暗淡，继服上方14剂，诸症悉除，随访1年未复发。又如某男性患者，49岁，2周前因肩周疼痛，经X线等检查确诊为肩周炎。现症：右臂疼痛，外展、上抬困难，不能穿衣，痛苦面容，右肩关节处明显压痛。舌质稍暗，脉细弱。辨证为经脉瘀滞，气血不通。方用身痛逐瘀汤加减：川芎10g，秦艽15g，羌活10g，地龙15g，当归15g，桃仁10g，红花10g，乳香10g，没药10g，桂枝15g，丹参15g，炙草3g。7剂，水煎服，日1剂。二诊：自诉疼痛好转，面露喜色，继服上方7剂，疼痛消失，随访半年，未见复发。

总之，五逐瘀汤极有针对性，根据瘀血的部位、病因、特点及其兼证，灵活用药，但使用时切莫犯机械论的错误，有时也能分中有合，把诸方交替合用。如治疗小儿痞块、小儿疳证，用通窍活血汤，以通血管；用血府逐瘀汤，治疗午后潮热；用膈下逐瘀汤，消积化痞。三方交替服用，未有不效者。治牙疳，晚服1剂通窍活血汤，早服1剂血府逐瘀汤，疗效颇佳。这些方剂充分体现了祖国医学辨证论治和整体观念2个基本特点。

十九问：老师喜用逍遥散，请谈谈临证经验

答：经方逍遥散最早出自宋代《太平惠民和剂局方》，由柴胡、当归、茯苓、白芍、白术、炙甘草、炮姜、薄荷组成。具有疏肝解郁，健脾和营之功。该方虽药味不多，但应用颇为广泛，内科、妇科、外科、眼科等的疾病都应用该方，临证时通过辨证论治进行加减化裁，可以收到较满意的疗效。如常用于两胁作痛，头痛目眩，口燥咽干，神疲食少，往来寒热，月经不调，乳房胀痛等。

逍遥散中柴胡为君药，疏肝解郁，以使肝气条达。臣药为当归、白芍，二药合用养血敛阴，柔肝缓急，君臣配合，补肝体而助肝用。佐药为白术、茯苓、甘草、生姜、薄荷。白术、茯苓、甘草健脾益气，以使运化有权，营血生化有源；炮姜温胃和中；薄荷助柴胡疏肝而散郁热；甘草调和诸药，兼使药之用。其特点肝脾同调，气血兼顾，疏养并施。通过辨证加减常用于脾胃病、肝胆病，妇科的痛经、盆腔炎、更年期综合征等。如脾胃病有脾虚者可加党参、人参；脾胃气滞轻者可加枳壳、陈皮，重者可加枳实、厚朴或莱菔子等；肝郁气滞可加香附、郁金、川芎等；肝郁化火，尤其是因七情内伤、肝气郁结、郁久化火、气火升腾者，可加丹皮、栀子（即丹栀逍遥散）；肝血瘀滞者加丹参、桃仁、郁金以活血化瘀；癥瘕积聚者可加鳖甲、牡蛎、贝母等药；月经不调属肝脾血虚者加熟地，同时加大当归用量（又称黑逍遥散），以加强滋阴补血、滋水涵木之功，有时可在黑逍遥散的基础上，加女贞子、制首乌，以加重补血滋阴，对肝脾血虚之腹痛疗效更显著。下边选几则应用逍遥散加减治疗因七情所伤引起的胸闷、胁痛、焦虑症、更年期综合征以及肠易激综合征、乳腺增生等医案。

1. 焦虑症案

刘某，女，45 岁。2012 年 2 月初诊。主诉胸闷胁胀，烦躁心悸 2 月余。2 个月前患者因亲人因病卧床，终日精神抑郁，进而出现焦虑易怒、头痛、失眠、纳差、便秘。经 CT、心电图、超声心动、T4、T3 等检查确诊为焦虑症。经多次治疗，效不佳。现症：情绪不宁、头痛、口干而苦、失眠多梦、胸闷胁胀、心悸。舌质暗，舌尖稍红，苔黄，脉弦数。辨证为肝郁化火之郁证。方用逍遥散加减：柴胡 12g，当归 15g，白芍 18g，茯苓 20g，炒白术 18g，郁金 12g，陈皮 12g，旋覆花 15g，龙胆草 12g，大黄 12g（后下），丹参 25g，牡丹皮 12g，栀子 15g，甘草 6g。服药 7 剂后复诊，感心慌胸胁胀痛减轻，大便正常，口干、苦减轻，睡眠改善。后改为每日早上服用逍遥丸（成药），晚上服用归脾丸，同时做心理疗法安慰劝导，1个月后诸症消失。

焦虑症属中医的郁证范畴。它的病因病机主要是情志不遂，肝失条达，除有情志方面表现的情志不宁、精神抑郁外，更多的是神经症状。如胸胁疼痛、胸闷、胃脘疼痛、腹胀纳呆、便秘、头痛等症状。要注意与抑郁症的区别，二者都属于中医的郁证范围。但现代医学将焦虑症和抑郁症归为2个系统的疾病。如抑郁症在《精神病学》里属于心境障碍范畴，心境障碍是以显著而持久的情感或心境改变为主要特征的一组疾病。而抑郁症属于心境障碍临床表现的病证之一，又称抑郁发作，临床以情感低落、思维迟缓、意志活动减退以及躯体症状为主。焦虑症则属于神经症范畴，旧称神经官能症，主要表现为焦虑、抑郁、恐惧、强迫、疑病证状或神经衰弱症状的精神障碍，是以焦虑情绪为主的神经症，广泛和持续性焦虑或反复发作的惊恐不安为其主要特征，常伴有自主神经紊乱、肌肉紧张、运动性不安，临床分为广泛性焦虑障碍与惊恐障碍2种主要形式。抑郁症和焦虑症的治疗都可以辨证加减运用逍遥散，以达疏肝解郁，养血柔肝，健脾助运，肝脾同调。

2. 更年期综合征案

黄某，女，48岁。2013年4月初诊，主诉阵发性潮热、汗出2月余。2个月前无诱因出现面部阵发性发红、烘热，且每日发作数十次。伴有胁胀、烦躁发怒、眠差、喜叹息，舌红苔薄黄，脉弦细。经检查确诊为更年期综合征。辨证为肝郁脾虚、阴虚证。方用丹栀逍遥散合酸枣仁汤加减：柴胡15g，当归15g，白芍20g，茯苓20g，炒白术20g，丹皮15g，栀子15g，郁金12g，川芎9g，知母20g，酸枣仁25g，五味子18g，青蒿15g，鳖甲18g，菟丝子25g，山药20g，甘草6g。7剂，水煎服，日1剂。二诊：服用7剂后，诸症缓解，继服上方7剂。三诊：服用7剂后，诸症大减，改服丸药（逍遥丸和归脾丸交替应用）1个月。随访半年，偶有烘热汗出外，余未见不适。

对于更年期综合征，医家多根据自己的临证体会而用方。如从肝肾论治者，多以滋水清肝饮、滋肾清肝汤为主；从心肾论治者，多以六味地黄汤合生脉饮加减，甘麦二仙汤、天王补心汤、柏子养心汤加减；从肝论治者，常用逍遥散加味；从脾论治者，常用归脾汤加减。总之，根据患者情况灵活辨证论治。

3. 肠易激综合征案

王某，女，35 岁。2012 年 9 月初诊。主诉：阵发性腹痛、腹泻 1 年余。1 年前无诱因出现发作性腹痛、腹泻，泻后痛缓，每日大便 2~4 次，夹有白色黏液，服用中药或西药可缓解或治愈，但稍受凉、饮食不当，或生气后即发病。现症：腹胀、乏力、纳差、喜叹息、情绪紧张，舌淡红，苔白腻，脉弦细。经大便常规、结肠镜等检查确诊为肠易激综合征。辨证为肝脾不和证。治以疏肝健脾、理气化湿。方用逍遥散加减：柴胡 15g，当归 12g，白芍 20g，茯苓 20g，炒白术 30g，枳壳 10g，薏苡仁 20g，延胡索 10g，甘草 6g。7 剂，水煎服，日 1 剂。嘱其舒畅情志、禁食辛辣油腻之品。二诊：服用 7 剂后，腹痛、腹泻减轻，腹泻日 2 次，量少，食量增加，仍感乏力。上方加黄芪 20g，党参 15g，服用 1 个月后诸症消失。随访半年，未见复发。

肠易激综合征是一种以长期或反复发作的腹痛、腹胀伴排便习惯和大便性状异常的肠功能障碍性综合征。以腹泻为主要表现的，属于中医"腹泻"范畴；以便秘为主要表现的，属于中医"便秘"范畴。本例患者属于肝脾不和证之腹泻，应用逍遥散加减，以疏肝健脾，理气化湿。因而收效颇佳。

4. 乳腺增生案

金某，女，28 岁，已婚，生育一孩。2013 年 4 月初诊。主诉：双侧乳房胀痛伴肿块 3 月余。3 个月前因夫妻吵架生气后出现双侧乳房胀痛，伴有肿块，每次月经前或生气后症状加重，经行腹痛，经血有血块。现症：双侧乳房胀痛伴肿块，心烦，急躁易怒，烦热，纳差。舌质暗红，苔薄白，脉弦细。经钼靶 X 线、B 超、肿瘤标志物等检查确诊为双侧乳腺增生症。辨证属肝气郁结。治以疏肝解郁散结。方用逍遥散加味：柴胡 12g，当归 12g，白芍 15g，茯苓 12g，炒白术 12g，薄荷 6g，丹皮 12g，山栀 12g，王不留行 15g，郁金 15g，延胡索 15g，川楝子 12g。10 剂，水煎服，日 1 剂。二诊，服用 10 剂后，症状减轻，经行腹痛，经血有血块，乳腺肿块无变化。舌质暗红，苔白，脉弦细。证属肝气郁结，气血不和。上方加红花 15g，益母草 12g，莪术 15g，继服 10 剂。服用 10 剂后，诸症减轻，乳腺肿块减小，质软。效不更方，继用 10 剂。三诊，服用上药后，诸症消失，乳腺肿块明显减小，质软。为巩固治疗，在初诊处方基础上，辨证加减用药 20 剂后，肿块基本消失。

乳腺增生是现代女性最常见的乳腺良性疾病，临床上以乳房肿块、乳房胀痛为主要症状，是一种由内分泌紊乱导致的乳腺导管上皮细胞和间质纤维组织部分非典型增生的乳房病。乳腺增生症属于中医"乳癖"范畴，其病因病机大多为饮食不节、劳倦、思虑伤脾，脾失健运；或郁怒伤肝，肝气郁结，气滞血瘀；或痰湿内蕴，瘀血、痰浊有形之邪互结，积聚乳络，日久而成包块。本例患者属于肝气郁结证，方用逍遥散加减以疏肝解郁散结，因而收效颇佳。

总之，逍遥散临床应用比较广泛。临证时通过辨证论治进行加减化裁，辨证精准，均可收到满意的疗效。

二十问：治疗癌症组方中如何凸显有抗癌作用的单味中药？

答：对于癌症，祖国医学远在两千多年前的《黄帝内经》中就有记载。到了隋唐时期，记载日趋详细，认识也有了一定的深度。如对食管癌的认识，《诸病源候论》就记载道："噎膈者，饥欲得食，但噎塞迎逆于咽喉胸膈之间，在胃口之上，未曾入胃即带痰涎而出。"已明确指出它的部位在食管。清代医家杨素园则更具体地说道："食管中系有形之物，阻挠其间，而非无故狭窄者矣。"古代医家对其他癌症涉及的也很多，如对肝癌的描述："腹胀身皆大。大与腹胀等也，色苍黄，腹筋起，此其候也。"（《灵枢》）"腹中有物坚如石，痛如刺，昼夜啼呼，不疗之百日死。"（《外台秘要》）

20世纪50年代开始出现应用中医药治疗肿瘤的研究报道，70年代全国掀起"大搞中草药群众运动"，医药界许多研究机构，通过实验室研究来找寻具有抗癌作用的中草药，并用于临床实践。半枝莲、半边莲、白花蛇舌草、斑蝥、蜈蚣、全虫、壁虎、蟾酥、土茯苓、薏苡仁等100多种中药的抗癌作用就是在那个时期被发现的。此后，把中药纳入实验室研究和临床治癌日趋受到重视，80年代后全国乃至国际上更把这方面的研究作为一个热点。在高等院校附属医院里，许多医生和老师都很重视这方面的探索治疗工作，我自己在这种环境下，也受到了很大的影响，与这些老师共同探索这方面的临床实践，如孙喜才教授的白术抗癌研究，获益匪浅。近几年西医对癌症的诊治更强调"精准医学"，从一般影像学检查到基因检测等，使治疗用药更准确。中药的研究从实验室研究到临床实验，在国内也日趋增多，使中药组方也向"精准"方面靠近。

近年研究发现，抗肿瘤中药具有作用机制和化学结构独特、时间持久、多靶点、多途径、抗肿瘤谱广及毒副作用小等优点，在提高肿瘤患者的治疗成功率和改善肿瘤患者的生存质量、延长生命方面都有显著疗效。

我在应用中药治疗肿瘤方面努力做到中西医结合。一是在诊断方面，通过现代化检查手段明确肿瘤类别，发展到了什么阶段，西医都做了哪些治疗（手术、放疗、化疗等）；二是明确应用中药的目的，是直接抑制肿瘤、杀灭癌细胞，还是通过补益作用提高免疫力来增强化疗效果，或是减轻放化疗的不良反应。下边谈一点自己的临证体会。

1. 应用具有直接抑杀肿瘤细胞的中药组方治疗肿瘤的临证经验

近年通过学习，我了解到了不少对肿瘤细胞有直接杀灭作用的中药，因而对癌肿在治疗中除了按证型用药外，有意识地加入一些对癌肿细胞有抑杀作用的药物。当有患者提出要求用中药治疗时，就要详细了解病情，若患者有手术条件，应建议患者先做手术，然后配合中医药治疗，若患者拒绝手术或放弃放化疗，要求用中药治疗，这时就要在组方中加入对癌细胞有直接抑杀作用并经临床验证有效的中药。如下面的医案。

张某，男，76岁，临潼人。2015年5月20日初诊。

主诉：进行性吞咽困难3个月。

现病史：患者2015年4月23日以"吞咽不利2个月，伴反酸、乏力"入住临潼区人民医院。查体：神清、消瘦、面色无华。心肺（-），腹部（-），肝脾肋下未及。4月24日胃镜检查（内窥号1053）：据门齿32~35cm处可见不规则隆起，呈菜花样，表面糜烂，附污秽苔，质脆，充血水肿，管腔狭窄；胃十二指肠未见溃疡、糜烂。活检：据门齿32~35cm处食管角化型鳞癌，伴坏死感染；甲胎蛋白：1.19μg/L（正常值≤20μg/L），癌胚抗原：7.8μg/L（正常值≤6μg/L），糖类抗原125：46.21U/ml（正常值≤32.68U/ml）；头颅CT：脑萎缩；胸部CT：右下肺少许纤维化；腹部B超：胆囊壁毛糙，肝、脾、胰未见异常；腹部未见肿大淋巴结。患者不愿意手术治疗，于4月27日出院。于2015年5月20日前来我院门诊部要求中医治疗。自述吞咽不利，不能进硬食，胸部疼痛已3个月，消瘦、乏力、身困、呃逆、痰涎多、胸膈痞闷、胸骨后隐痛，二便正常。舌红，苔白腻，脉沉细。

西医诊断：食管癌。

中医诊断：噎膈。

中医辨证：脾胃虚弱，痰浊内阻。

治法：益气健脾，化痰祛湿，软坚散结。

方药：炙黄芪30g，炒白术15g，仙鹤草30g，炒薏仁30g，柴胡12g，丹参30g，三棱15g，莪术15g，清半夏12g，半枝莲15g，山慈菇15g，白花蛇舌草15g，甘草6g。7剂，水煎服，日1剂。

二诊（2015年5月27日）：服药后无不适，精神稍有好转，仍痰涎多，色白。舌红，苔薄白，脉沉。上方加浙贝母15g，炒莱菔子15g。14剂，水煎服，日1剂。

三诊（2015年6月10日）：服用上药后，自觉精神状态良好，食量增加吞咽较前顺利。效不更方，继服 1 个月。以后根据临床症状随症加减，服中药 2 月余。于 2015 年 9 月 22 日在核工业 417 医院胃镜复查（胃镜号 12 - 04930）报告：据门齿 28 ~ 32cm 处可见黏膜隆起病变，诊断为食管癌。与前次胃镜检查比较后有所好转。患者信心大增，要求继续中药治疗。在此期间未做放化疗治疗，患者病情稳定。

四诊（2015 年 10 月 8 日）：患者自述吞咽略感不适，痰多，黏稠不利，反胃，消瘦。舌质淡苔腻，脉弦滑。辨证为痰气交结、气机不畅。治以化痰开郁散结。方用平陈汤加减：苍术 15g，厚朴 15g，陈皮 15g，炙甘草 6g，桔梗 12g，清半夏 12g，茯苓 15g，浙贝母 15g，柴胡 12g，山豆根 6g，三棱 15g，莪术 15g，半枝莲 15g，白花蛇舌草 15g，草蔻 15g。14 剂，水煎服，日 1 剂。

五诊（2015 年 10 月 22 日）：患者服用 14 剂后，痰涎明显减少，食量略有增加，舌苔较前变薄，脉弦滑。四诊方加山慈菇 15g，生黄芪 30g 以扶正抑瘤，继续服用。

六诊（2016 年 3 月 8 日）：自述因春节传统习惯停服中药 2 月余，现感乏力、身困、胸痛、痰涎多黏稠不利、吞咽基本顺利，大便不畅。面色较前好转，能在家里做家务，情绪好。舌淡苔略腻，脉沉涩。辨证为痰气交结、气虚血瘀。治以扶正抑瘤，化瘀散结。方用自拟扶正抑瘤饮：仙鹤草 30g，炒薏仁 30g，柴胡 12g，陈皮 12g，枳壳 15g，清半夏 15g，三棱 15g，莪术 15g，丹参 30g，半枝莲 15g，白花蛇舌草 15g，生黄芪 30g，山慈菇 15g，炒五灵脂 15g，香附 15g，砂仁 6g，白及 6g，炒白术 15g。14 剂，水煎服，日 1 剂。

患者服用上药后，感觉吞咽不利消失，痰涎明显减少，精神可，情绪好，纳食较前增多，体重增加。效不更方，继续服用。

患者坚持间断服用中药 1 年余，于 2017 年 2 月 28 日在第四军医大学唐都医院复查，电子内镜检查所见：食管距门齿 30 ~ 40cm 处，可见散在不规则黏膜隆起，表面糜烂，取活检质脆易出血，余黏膜光滑，扩张好，血管清晰；镜检结论报告：①食管病变性质待定；②慢性非萎缩性胃炎。经活检后，病理诊断：（食管距门齿30～40cm处）黏膜组织慢性炎性伴鳞状上皮增生并炎性渗出，坏死及肉芽组织增生，部分鳞状上皮呈中－重度不典型增生并局部少数细胞癌变；腹部B超未见肿大淋巴结，肝、胆、脾、胰正常；肿瘤指标检查：甲胎蛋白：4.21μg/L（正常值≤20μg/L），癌胚抗原：5.8μg/L（正常值≤6μg/L），糖类抗原125：30.0U/ml（正常值≤32.68U/ml）较前化验恢复正常。查体：心肺（－），肝脾（－），腹水征（－）。

随后患者去见唐都医院原确诊医师，该医生表示胃镜、病检报告都显示病情确实得到控制，并对患者尚存于世及中医的神奇疗效表示惊讶。

患者服药数百剂，时有间歇，从开始确诊到现在2年半，病情得到控制，提高了生存质量。我认为主要与以下几点有关。

（1）患者情绪稳定，有和疾病作斗争的意志。

（2）辨证准确，治疗得当。

（3）饮食规律，未做放化疗，免疫系统未受破坏，功能基本正常。

（4）未用名贵药材，减轻了患者经济及精神负担。

（5）扶正抑瘤，带瘤生存，提高生存质量，延长患者生命。

总之，在治疗肿瘤方面，我注意了以下方面：一是要用西医手段将病情诊断清楚，做到精准；二是治疗中尽量中西配合（手术＋放化疗＋中药）。若患者放弃一切西医治疗，要求全用中药治疗，组方选药就要从两方面考虑，即所选之药组成方剂既要对证，主药又要符合目前实验室研究有抑杀癌细胞的作用，或提高免疫力，能间接起到治疗癌症的作用。该组方前后变化不大，从中医角度看主要是健脾益气，化痰祛浊。从现代中药研究分析，方中黄芪、白术属补益、助消化类药物。

黄芪是补中益气的重要中药。研究发现黄芪具有抗癌活性，且对各器官的癌肿均可应用，手术前后用黄芪能增强机体免疫力，提高手术疗效。白术从中医理论看主要是健脾祛湿要药，近年研究发现白术对动物移植性肿瘤有较强的抑制作用，其挥发油能显著抑制肿瘤生长。

这二味药既能增强病人的体质，改善生活质量，同时通过现代研究发现又具有抗癌作用。该方中还有几味药具有直接抗癌抑瘤作用，如半枝莲、白花蛇舌草、三棱、莪术等。现代研究表明这几种中药主要通过抗突变，促进肿瘤细胞的凋亡，增强机体免疫力、抗氧化能力以及截断肿瘤细胞的营养供给等发挥抗肿瘤作用。它们经常联合应用，起到协同作用。

方中的半夏，传统认为它具有燥湿化痰、降逆止呕、消痞散结的作用，主治湿痰咳喘、痰饮呕吐、痰厥头痛等证。现代研究半夏的烯醇或水浸出液对食管贲门癌、甲状腺肿瘤等有较好的疗效。

该方在应用过程中根据患者的病情随症加减变化，但万变不离其宗，那就是从中、西2个角度去组方，既注意中医证型的变化，又注意抑杀癌细胞中药的选用。按西医的预测，该病人不手术、不放化疗，生命最多维持1年，但现已2年余，老人仍能自理生活，说明中药治疗还是发挥了较大作用的。

2. 通过提高机体免疫等功能，对癌肿放化疗药物有增效作用或减毒作用的中药和方剂

具有增强人体防御能力，同时在治疗癌症中能提高放化疗效果或减低放化疗毒性的中药有很多，这是中药在治疗肿瘤方面的一大优势。一味中药或一个组方都有很多功能，如人参、黄芪、白术等，它们不仅对一些癌细胞有直接抑杀作用，使癌细胞凋亡，还有提高人体免疫功能，增强体质，提高放化疗疗效的作用。如下医案。

医案1

黄某，男，57岁，教师。2015年2月22日初诊。

主诉：肺癌手术后11周，化疗已进行了3个周期。

现病史：患者 4 个月前来交大一附院肿瘤科就诊，诊断为肺癌，即做肺叶切除，手术后结合病理检查诊断为腺癌（非小细胞肺癌），属于中期，肿瘤整体中高分化，淋巴未见转移。术后 1 月多，选 TP 方案（多西他赛、顺铂各用 1d，共 2d，每 21d 重复）开始化疗，现已进行了 3 个周期（3 周重复 1 次），近期化疗结束 5d。患者现症：疲倦乏力，懒言，胸闷气短，咳喘有痰，口干，夜寐差，手足烦热，食欲不振。苔红，舌薄白，脉沉细。实验室检查红细胞稍低，$3 \times 10^{12}/L$（正常值（$4 \sim 5.5$）$\times 10^{12}/L$），白细胞 $3.5 \times 10^9/L$（正常值（$4 \sim 10$）$\times 10^9/L$），免疫功能检查 CD3、CD4、CD8、CD4/CD8、NK 细胞均偏低，说明患者免疫功能低，抵抗力差。

西医诊断：肺癌术后，化疗期间。

中医辨证：脾肺虚弱，气阴两亏。

治法：益气养阴，健脾补肺。

处方：黄芪 30g，西洋参 10g，炒白术 15g，茯苓 15g，炙甘草 10g，熟地 12g，白芍 15g，当归 12g，川芎 12g，麦冬 15g，百合 15g，炒莱菔子 15g，女贞子 15g，杏仁 12g，橘红 15g，浙贝母 10g。水煎服，日 1 剂，连服 14 剂。

患者做了较大的手术，体质虚弱，又用化疗，对免疫系统有较大的影响，耗伤了气血，所以出现肺脾虚弱，气阴两亏之证。从中医角度组方要用补肺脾的药，达到气阴两补，同时应尽量选择对化疗药有增效作用的药物。

方中西洋参《中华人民共和国药典》记载：性味甘、微苦，凉。归心、肺、肾经。补气养血，清热生津。用于气虚阴亏，内热，咳喘痰血，虚热烦倦，消渴，口燥咽干。该证型（术后、化疗、气虚，且伤阴较重）选西洋参较好。近年研究西洋参能提高机体的免疫力，且对化疗药有增效作用。黄芪补中健脾，益肺固表，乃补气之要药。近年研究发现黄芪是中药中最基本的用于提高肺与呼吸系统免疫力的药材，可以用于因免疫力低下导致的虚汗病证，也可以用于补气增进脾脏功能和代谢功能低下者。黄芪和西洋参补气补阴有协同作用，对提高人体免疫功能也有协同作用。该证肺脾两虚，为加强前两味药的作用再加白术、茯苓、甘草，这是几千年来在治疗脾胃虚弱中最常用的组方原则。茯苓利水渗湿，健脾安神。茯苓多糖的抗癌作用近年的研究较多，临床可用于多种肿瘤，如肺癌、胃癌、肝癌等。百合、麦冬、女贞子等既有润肺养阴作用，又有增强免疫活性的作用，而且有不同程度的杀伤肿瘤细胞、抑制肿瘤生长的作用。方中用杏仁、橘红、浙贝母、甘草具有止咳化痰作用，所以该方是标本兼顾，发挥着多功能的作用。

二诊（2015年3月9日）：服用上药14剂后，精神稍有好转，夜眠改善，但仍咳嗽痰多，口干。上方加沙参30g，枸杞子15g，清半夏12g。水煎服，日1剂，连服14剂。

三诊（2015年3月25日）：服用上药后，患者咳嗽减轻，痰减少，仅咳少量白痰。继服上方14剂。

四诊（2015年4月11日）：患者手术后已105d，化疗进入第5周期，中药也服了42剂，做肺部及其他部位CT检查无转移现象，病情基本稳定。化疗方案TP继续执行，中药作为配合旨在提高免疫功能，改善症状，减少不良反应。对一诊方做了小的修订，西洋参改为人参10g，加五味子10g，当归10g。水煎服，日1剂，连服14剂。

在一诊方基础上加减，服药已2年余（化疗药用了9个周期后停用），现在病情稳定，未发现转移。

该患者因手术较早，加之肿瘤整体为中高分化，中西配合治疗疗效较好。因癌肿已经手术切除，加之又做了9个周期的化疗，病情已稳定。应用中药一是帮助病体加快恢复，提高免疫功能，二是减轻化疗中的不良反应，三是对化疗药物起到增效作用。从整个治疗过程看，应是达到了这一目标。方中的西洋参、黄芪、人参、白术、茯苓等既有提高人体免疫功能的作用，同时对癌细胞的凋亡也有直接作用；陈皮、半夏、麦门冬、杏仁等既有止咳祛痰润肺、改善症状的作用，又有抗癌作用。所以该案在整个治疗过程中（长达2年余）癌细胞没有转移，病情稳定，应是中西医配合所发挥的重要作用。

医案2

张某，女，45岁，渭南市人。2015年6月25日初诊。

主诉：卵巢癌术后8个月，胸闷气促2个月。

现病史：患者2014年10月24日在某医院以双侧卵巢癌ⅢC期（双侧）伴感染、腹腔积液行全子宫+双附件+大网膜切除+盆腔淋巴结清扫术。病理诊断：双侧卵巢浆液性腺癌（中低分化），右侧盆腔淋巴结1/7枚见癌转移，免疫组化CK（+）、CA125（+）、Vim（－）、CR局灶（+）、CDX2（－）、Ki67指数约60%。实验室检查：白细胞计数15.85×10^9/L↑，中性粒细胞比率0.88↑，淋巴细胞比率0.09↑；癌胚抗原（CEA）：96.79ng/ml↑（正常值＜3.4ng/ml）；糖类抗原CA－125：206.10U/ml↑（正常值＜35U/ml）。2014年11月3日开始行多西他赛+奥沙利铂化疗，现已化疗8次。

现症：神疲乏力，失眠，消瘦，胸闷气促，心悸，呼吸困难，纳差，腹胀不适，便溏，日行4～5次。舌淡苔白，脉沉细无力。CT检查：右肺中叶及右叶渗出性改变，下叶小结节，双侧胸腔积液，心包少量积液。实验室检查：癌胚抗原（CEA）：83.21ng/ml↑；糖类抗原CA－125：87.76U/ml↑；糖类抗原CA－199：48.85U/ml↑（正常值＜39U/ml）；附睾蛋白（HE4）：287.16pmol/L（正常值＜140pmol/L）；白细胞：3.3×10^9/L↓（正常值（4～10）×10^9/L）。

西医诊断：卵巢癌术后多浆膜腔积液。

中医诊断：虚损。

中医辨证：气血双虚，脾虚水停。

治则：益气养血，健脾利水。

处方：炙黄芪30g，党参15g，炒白术12g，茯苓15g，炙甘草6g，熟地15g，白芍15g，当归12g，川芎15g，葶苈子15g，大腹皮

15g，莪术 12g，炒薏苡仁 15g，半枝莲 12g，白花蛇舌草 15g，丹参 30g，车前子 15g。7 剂，水煎服，日 1 剂。

二诊（2015 年 7 月 2 日）：自述呼吸较前通畅，仍感腹胀不适，胸闷气促，心悸气短，失眠，神疲乏力，纳差消瘦，便溏日行 4~5 次。上方加乌药 15g，延胡索 15g。继服 7 剂。

三诊（2015 年 7 月 9 日）：服上药后，患者腹胀减轻，仍感胸闷气促，心悸气短，身困乏力，纳差，便溏稍有好转，日行 2~3 次，失眠多梦，情绪郁闷。舌质淡苔腻，脉沉弦细。辨证：气血双虚，脾虚水停，气机不畅；治以健脾益气，行气利水。方药：炒白术 12g，人参 10g，炙黄芪 30g，当归 12g，炙甘草 12g，女贞子 15g，大腹皮 15g，车前子 15g，茯苓 15g，猪苓 10g，炒枣仁 15g，川芎 15g，仙鹤草 30g，莪术 15g，炒薏苡仁 30g，半枝莲 15g，白花蛇舌草 15g，葶苈子 15g，丹参 30g，柴胡 12g。14 剂，水煎服，日 1 剂。

四诊（2015 年 7 月 24 日）：自感胸闷气促、心悸症状减轻，胸部 X 线片报告：胸腔、心包积液较前减少。现腹部不适，乏力身困，失眠，纳食增加，大便成形，日 2~3 次。舌质淡，苔薄白略腻，脉沉细。继以健脾利水，扶正抑瘤。方药：仙鹤草 30g，三棱 12g，莪术 12g，炒薏苡仁 30g，女贞子 15g，葶苈子 15g，桑白皮 15g，栝楼 15g，郁金 12g，车前子 15g，半枝莲 15g，白花蛇舌草 15g，人参 10g，炙黄芪 30g，丹参 15g，炒枣仁 15g，茯苓 15g，川芎 15g。14 剂，水煎服，日 1 剂。

五诊（2015 年 8 月 8 日）：近来精神状况明显好转，睡眠可，腹部不适、胸闷气促、心悸症状基本消失。纳食量仍欠佳，咽干，汗多。舌质淡，苔白略腻，脉沉。实验室检查：癌胚抗原（CEA）：1.68ng/ml；糖类抗原 CA-125：7.70U/ml；糖类抗原 CA-199：38.40U/ml；附睾蛋白（HE4）：45.3pmol/L；白细胞计数：4.65× 10^9/L。CT 检查：纵隔内未见明显肿大淋巴结，无胸膜肥厚及胸腔、心包积液。B 超检查：子宫切除术后，盆区未探及明显异常包块回声及积液暗区。方药：党参 20g，炒白术 12g，茯苓 15g，炙甘草 6g，荜茇 15g，草豆蔻 15g，白及 10g，乌贼骨 15g，柴胡 12g，黄芩 15g，麦冬 15g，浮小麦 30g，仙鹤草 30g，炒薏苡仁 30g，女贞子 15g，莪术 15g，炙黄芪 30g，半枝莲 15g，白花蛇舌草 15g，炒山楂 12g，炒神曲 12g，炒麦芽 12g。14 剂，水煎服，日 1 剂。

六诊（2016 年 4 月 7 日）：随症加减，间断服药 8 个月，胸闷气促、心悸症状消失，精神良好，纳食及二便正常。近期上腹不适，胃灼热感，烘热，易出汗。实验室检查：癌胚抗原（CEA）：1.03ng/ml；糖类抗原 CA－125：13.00U/ml；附睾蛋白（HE4）：61.92pmol/L；白细胞计数：5.76×10^9/L。CT 检查：纵隔内未见明显肿大淋巴结，无胸膜肥厚及胸腔积液。B 超检查：子宫切除术后，原手术区未见明显异常包块回声及积液暗区。方药：党参 20g，炒白术 12g，茯苓 15g，炙甘草 6g，生地 15g，白及 10g，当归 12g，川芎 15g，牡丹皮 15g，泽泻 15g，山药 30g，山茱萸 12g，麻黄根 20g，五味子 15g，青蒿 15g，地骨皮 15g，柴胡 12g，砂仁 10g，仙鹤草 30g，炒薏苡仁 30g，女贞子 15g。14 剂，水煎服，日 1 剂。

七诊（2016 年 5 月 21 日）：上方随症加减服用 1 月余后，上腹不适、胃灼热感消失，烘热出汗明显减轻，精神状态良好，体重增加，复查肿瘤标志物正常。为巩固疗效，上方随症加减，继以扶正抑瘤，预防复发。方药：仙鹤草 30g，炒薏苡仁 30g，炒白术 12g，茯苓 15g，炙甘草 5g，人参 10g，炙黄芪 30g，当归 15g，丹参 30g，柴胡 12g，三棱 15g，莪术 15g，猪苓 10g，女贞子 15g，半枝莲 15g，白花蛇舌草 15g，车前子 15g。14 剂，水煎服，日 1 剂。

嘱平日应注意饮食，食物以五谷为主，调节情志，作息规律，避免过度劳累，定期随诊。如有不适可继续中药调理。

该患者卵巢癌术后化疗 8 个周期，精神、食纳较差，并有胸腔、心包积液，且白细胞计数低。分析原因可能与手术创伤、化疗以及患者的心理负担等因素导致正气不足，免疫功能低下，经络不通，气机运行不畅。扶持正气，调养气血，疏通经脉，祛除病邪尤为重要。现已间断服用中药 2 年，患者精神状态良好，体重增加，正常上班。CT、B 超检查均显示无转移病灶，肿瘤标志物系列检查均在正常范围。

这里主要是谈在癌症治疗过程中，通过应用中药提高人体免疫功能的重要意义。

所谓免疫力，就是指我们的身体在面对外来侵袭时抵御侵害的能力，也是人体自身的天然屏障。免疫力低下就容易受到疾病的侵袭，提高免疫力则是战胜疾病的基础。对于癌症患者来说，提高免疫力尤为重要。

治疗癌症时应用中药增强免疫力，不失为一个好方法。因为它没有西药那么大的副作用，且近年研究发现，大部分能提高人体免疫功能的中药，在不同程度上对癌瘤有直接抑杀、促使其凋亡的作用。应用中药需要一个长期坚持的过程，坚持服用一定会对免疫力的提高有很大裨益。当然，提高人体的免疫力不能完全靠药物，还应注意饮食营养，适当运动，保证足够的睡眠，保持良好的心情。这些对提高免疫力都是很重要的。现介绍几种常见的能提高人体免疫力的中药。

（1）能促进抗体产生的中草药有人参、何首乌、柴胡、紫河车、地黄、淫羊藿等。

（2）有类似干扰素作用的中草药有黄芪、红花、当归、白芷、川芎、天麻、半夏、桑白皮、车前草、柴胡、苏叶、防己、玉米须等。

（3）能促进血液中白细胞数量增加的中草药有人参、党参、苦参、防己、青木香、黄芪、灵芝、金银花、麦冬、黄芩、生地、女贞子、紫花地丁、山茱萸、枸杞子、补骨脂、大枣、丹参、夏枯草等。

（4）能促进 T 细胞（属于人体的免疫细胞）数量增加、淋巴母细胞（可参与人体的血液制造）转化的中草药有人参、丹参、川芎、灵芝、何首乌、白术、五味子、当归、黄精、薏苡仁、天门冬、女贞子、枸杞子、苦参、淫羊藿等。

（5）能促进单核巨噬细胞活力的中草药有党参、人参、白术、灵芝、猪苓、当归、牛黄、黄芪、蒲公英、夏枯草、桑寄生、茯苓、青蒿、玉米须、水牛角等。

有些中成药也能提高人体的免疫功能而发挥抗癌作用，如人参养荣丸、十全大补丸等。据报道，人参养荣丸（黄芪、当归、桂心、炙甘草、橘皮、白术、人参、白芍）的益气功效可能是通过提高机体免疫功能实现的，且是一种正常免疫调节剂。近年应用人参养荣丸治疗肿瘤的报道甚多，认为它可以缩小肿瘤体积，其抗癌作用是通过提高免疫力，增强机体的防御能力，达到抗癌的效果。近年来，我治疗一些癌症如肺癌、食管癌，配合使用人参养荣丸确实能提高生存质量和延长寿命。研究报告指出十全大补丸（人参、肉桂、川芎、干地黄、茯苓、白术、甘草、黄芪、当归、白芍）也有改善机体免疫功能，辅助治疗癌症的作用。我多把它用于肺癌、肝癌、胃癌、食管癌等化疗后的辅助用药，可使白细胞较快增加，消除疲劳感，改善食欲，对化疗后出现的皮疹、口腔炎也都有促进恢复的作用。还有些中成药如六味地黄丸、归脾丸、八珍丸、龟龄集、补中益气丸、四君子丸、贞芪扶正胶囊、大补阴丸等都有不同程度提高人体免疫功能的作用，临床都可根据癌症患者的证型结合药物特点选用。

3. 针对肿瘤患者出现的症状，如癌疲惫、疼痛、脱发、白细胞下降等配合中医药治疗

"癌疲惫"指的是癌症患者无论治疗阶段，或未治疗阶段出现持续性的疲惫感，且并非好好睡一觉或休息就可以恢复，严重的无法完成日常事务，如洗澡或如厕。我通过国内外的文献学习，了解到国外学者称之为癌因性疲惫症。美国国家综合癌症网络（NCCN）给它下的定义是：癌症病人感到持续性的痛楚，而且于生理、情绪或者合并认知功能上，个人主观感觉到疲累或者筋疲力尽，而这种情形与癌症治疗是有关联性的，且这类疲惫无法借由休息而缓解，部分疲惫的情况在治疗结束后并不会消失，仍然会持续。

众多研究者认为导致癌疲惫的原因很多：①恶性肿瘤直接影响。②癌症治疗，如手术、放化疗、标靶治疗等。③癌症治疗的并发症，如贫血、营养不良等问题。④病人本身的慢性并发症，如心血管疾病、甲状腺问题、疼痛等。⑤病人的心理社会因素，导致忧郁、焦虑等情绪。

一些学者研究报告指出，病人常反映怎么睡都睡不饱，或者医护人员观察发现，病人对过去有兴趣的事情提不起劲，觉得很累，甚至觉得了无生趣。

相关研究还报告，超过两成病人因疲惫而导致生活自理能力下降；近三成病人影响正常进食，导致营养摄取出问题；甚至每3人就有1人因此治疗中断。

疲惫也带来沮丧。研究调查指出，近七成患者因癌疲惫情绪低落，超过五成的人失去与人接触的动力，有三成的人感到无助、对未来没有期待，甚至5%的人曾因此出现轻生念头。

虽然疲惫的出现与癌症本身和后续的治疗密不可分，但是运动及药物可以击退癌疲惫。

现代医学研究认为，适当运动能够有效改善这种疲倦感，包括美国国家癌症研究所及美国临床肿瘤学会等机构都陆续指出，长时间从事像瑜伽、走路或打太极拳等运动能帮助改善疲倦感，而且运动不需要等到治疗结束才开始。还有国外医院曾请护理人员指导化疗期间的白血病患者运动，每次请患者下床走路至少10min，每周5次，结果病患状况有明显差异，疲倦感减轻，整体表现也比较好。

京东中美医院肿瘤科专家建议癌症病人每天可以做15~30min低到中强度的有氧运动，如走路、跑步、瑜伽，以提升心肺耐力。至少做到会喘，感觉有点吃力的程度；加上每天3回12~15次上下肢阻力运动锻炼肌力与肌耐力，例如举水瓶、爬楼梯；以及1~2

次伸展运动增进柔软度。如果暂时做不到，可将运动先融入生活，量力而为，动起来最重要。目标可以从每天 10min 开始，亦可拆解成早上 5min、晚上 5min。住院的话可在医院里、楼梯间随意走动；在家的话可以到附近公园、图书馆散步。习惯后再慢慢拉长运动的时间与强度，渐渐就可恢复日常生活。

可是要说服一个癌症重症患者去运动是困难的。我所接触的病人对通过运动来改善他们的疲劳多是没有信心的，医生对以运动来改善"癌因性疲惫症"的信心也不大。但是据报道，曾有台湾肿瘤专家以中医药辅助治疗癌疲惫症，收效很好，主要使用的是西洋参、人参、黄芪、补中益气汤等。那么，接下来我就讲一下如何发挥中医的优势，从中医药的角度去考虑提高对"癌因性疲惫症"的治疗效果。

从"癌因性疲惫症"的临床表现来看，它应该归到中医的"虚"证中。中医的"虚"证病因很多，但"癌因性疲惫症"应属"因病（癌）致虚"。而其病理性质，主要为气、血、阴、阳的亏耗；其病损部位，主要在于五脏；其论治以补益为基本原则。对癌疲惫症的治疗，应根据他的症状、舌脉象确定证型。如癌症患者表现神疲乏力、懒言、气短自汗、舌淡脉虚，应考虑是气虚证，自然以补气为主；若同时伴有面色淡白、萎黄、头晕、心悸、脉细弱，可能为气血两虚，应益气补血。就气虚而言，若细辨，还可辨出是肺气虚还是脾气虚，血虚也可辨出是心血虚还是肝血虚，当然还有阴虚、阳虚的辨证。总之，癌疲惫的中医治疗应结合证型组方，在补益、强壮药的基础上适当加入改善症状的药物。如疲惫不堪却不能入睡，应加安神药，食欲欠佳应加行气消导药；有低烧（癌发烧）应根据热型，判断虚热还是实热，加合适的解热药。热不退，疲惫感就不会减轻或消退。因而癌疲惫引起虚证，还应找寻引起虚证的主要原因。如化疗恶心呕吐不止，营养跟不上而致疲惫感或癌症发烧等原因，在解除原因的基础上加强补益药物，才能收效。现举一则自己治疗癌因性疲惫症医案于下。

张某，男，53岁，公司职员。2014年5月6日初诊。

主诉：胃癌术后8个月。

现病史：患者8个多月前无明显原因频感上腹部胀闷不适，黑便，乏力。西安交大一附院胃镜报告：胃窦癌。病检报告：中分化腺癌，立即行胃次全切除术，术后化疗（XP方案，即卡培他滨+顺铂）5次后复查显示：一般情况良好，未发现有转移倾向。患者术后一直食欲不振、少食及腹胀，每天卧床时间较长，极感疲惫乏力，二便可。现症：食欲不振，中脘痞闷不适，隐隐作痛，恶心欲呕，乏力，身困，卧床不愿活动。面色萎黄，形体消瘦，语音低微。舌淡苔腻，脉沉滑。

西医诊断：癌疲惫症（胃癌术后化疗5次后）。

中医辨证：湿盛痰阻，脾虚气滞。

治法：祛湿化痰，健脾开胃。

处方：苍术12g，厚朴12g，陈皮12g，炙甘草3g，清半夏12g，茯苓15g，萆薢12g，草豆蔻12g，白及6g，乌贼骨15g，炙黄芪30g，香附15g，砂仁6g，炒三仙各12g，白蔻12g。水煎服，日1剂，连服14剂。

二诊（2014年5月20日）：患者服用上药后，食量较前明显增加，乏力，身困，腹痛好转，腻苔较前变薄，脉弦滑。上方加人参10g，郁金15g，延胡索15g。继服14剂。

三诊（2014年6月5日）：服用前方后精神稍有好转，胃脘部胀闷、隐痛好转，但仍偶感不适，呃逆，口干。舌质红，苔白腻，脉细滑。此因胃次全切术后，运转功能减弱，所以舌苔厚腻。当继续调理脾胃，兼予和胃化积，并益气扶正，促使精神改善。处方：人参10g，黄芪30g，白术15g，茯苓20g，陈皮10g，半夏10g，枳壳10g，厚朴10g，女贞子30g，炒麦芽30g，延胡索10g，鸡内金15g，甘草6g。水煎服，日1剂，连服14剂。

四诊（2014年6月19日）：服用上药后，胃脘部不适已有缓解，每天可用牛奶蛋花等流食，同时加用骨汤等补品。但仍觉夜间口干，眠可，二便调。舌质红，舌苔白腻，稍变薄，脉濡缓。此乃脾气亏虚，但已有恢复趋势。当健脾益气扶正为主。处方：人参10g，黄芪30g，白术15g，茯苓20g，陈皮10g，半夏10g，女贞子30g，炒麦芽30g，神曲15g，焦山楂15g，延胡索30g，鸡内金15g，草豆蔻15g，白蔻15g。水煎服，日1剂，连服14剂。

五诊：服用前方后精神、食欲都有改进，可在院中散步。一般情况可。舌质淡红，腻苔较前变薄，脉滑。此乃脾胃虚弱。当健脾和胃，扶正抑瘤。处方：人参10g，黄芪30g，白术15g，茯苓20g，陈皮10g，半夏10g，女贞子15g，炒麦芽15g，神曲15g，焦山楂15g，鸡内金15g，半枝莲15g，白花蛇舌草15g，香附15g，砂仁6g，三棱15g，莪术15g，炒薏苡仁30g，山慈菇15g，白及6g。水煎服，日1剂，连服7剂。

4. 根据文献学习和临床实践体会

我发现一些具有抗癌作用的中药，对不同部位肿瘤的治疗明显是有选择性的，如白花蛇舌草、半边莲、半枝莲用于消化系统癌（如胃癌、食管癌、结直肠癌等）的效果就明显强于其他癌种。

我对近年国内外研究发现具有直接抑杀癌细胞的药物进行梳理，并结合临床实践，将自己常用于治疗癌症的药物药理研究列举于下，以供临床应用参阅。

（1）人参：据近年国内外研究报道，人参具有抗癌作用，其有效成分人参皂苷 Rg3 单独口服，对实体瘤抑制率可达60%，对多种动物和人体肿瘤肺转移、肝转移的抑制率为60%～70%。人参皂苷 Rg3 对多种高转移恶性肿瘤浸润生长的直接抑制率为90%以上，它能阻断肿瘤细胞在血管壁的着床，明显抑制肿瘤内皮细胞的增殖生长和新生血管的形成。

（2）黄芪：黄芪中的多种有效成分均能抑制毒素 B1 诱发的癌变作用，提高环磷酰胺的抗癌活性，并可促进受损造血功能恢复，具有较强的抗癌作用[14]。

（3）白术：白术是传统的健脾药物，而白术内酯是从白术中提取的有效成分。研究表明，白术内酯 I 能抑制人白细胞株 HL－60 和小鼠白血病细胞株的 P－388 的生长；白术内酯 II 能够抑制 B16 黑色素瘤细胞的增殖；白术内酯 III 可通过诱导肺癌细胞的凋亡来抑制肿瘤的生长和增加乳酸脱氢酶的释放。另外，白术内酯 I、II、III 200、100、50μg/ml 剂量对小鼠结肠癌细胞增殖抑制效果非常明显[15]。

（4）苦参：其对多种恶性肿瘤均有一定的治疗作用。近年来众学者对苦参碱的抗肿瘤作用进行了广泛而深入的研究。研究证实，苦参碱可有效诱导多种肿瘤细胞凋亡，包括肺癌、肝癌、胃癌等实体肿瘤以及白血病细胞等血液系统恶性肿瘤。同时可通过诱导肿瘤细胞复制周期阻滞而抑制其增殖，并诱导其分化。此外，苦参碱在抑制肿瘤侵袭、转移，逆转肿瘤的多药耐药性，抑制肿瘤新生血管形成，抑制端粒酶活性以及促进宿主抗肿瘤免疫反应等方面均有积极有效作用，已作为单独或联合治疗多种恶性肿瘤的药物[16]。

（5）白花蛇舌草：研究白花蛇舌草中齐墩果和熊果酸对异环磷酰胺在大鼠体内的药代动力学过程的影响，发现齐墩果酸和熊果酸能够使大鼠体内异环磷酰胺的 AUC 降低一半，促进其代谢。且齐墩果酸能够抑制 CYP3A4 的活性，CYP3A4 和 CYP2C9 参与了熊果酸在人体肝微粒体的代谢，有显著的抗肝癌和乳腺癌的功效[17]。

（6）鱼腥草：研究表明，鱼腥草素能调节机体对肿瘤的防御因素以及非特异性免疫力，其抑制效果可能与提高 CAMP 水平有关，对胃癌、肺癌、贲门癌等均有防治作用。我国广州中山医科大学从鱼腥草中提取的鱼腥草素和新鱼腥草素对小鼠的艾氏腹水癌有明显的抑制作用，对癌细胞有丝分裂高抑制率为 45.7%；鱼腥草黄酮提取物有抑制人子宫颈癌细胞株 SiHa 细胞生长的作用[18]。

（7）败酱草：黄花败酱总皂苷有一定的体内抗肿瘤活性。败酱草总黄酮能够有效抑制小鼠宫颈癌 U14 肿瘤的生长，显著提高 U14 肿瘤模型小鼠的生命延长率。糙叶败酱环醚萜苷元 PS－I 是抗肿瘤作用的活性成分之一，可显著抑制人前列腺癌细胞株 DU145 和 PC3

的生长，并且呈时间、剂量相关。败酱草水提物作用于 SMMC -
7721 人肝癌细胞 48h 后，对细胞具有明显的杀伤效应，异叶败酱中
三萜化合物常春藤皂苷元对人早幼粒白血病细胞 HL260 具有增殖抑
制、周期阻滞及凋亡诱导作用[19]。

（8）薏苡仁：薏苡仁油在体外能够抑制多种肺癌细胞（人肺
腺癌 LAX 细胞、SPC 细胞、A549 细胞、95D 细胞和人肺鳞癌细胞）
增殖，且具有浓度依赖性和时间依赖性。薏苡仁油对肺癌细胞主要
以杀伤为主[20]。

（9）半边莲：半边莲煎剂对小鼠 H22 型肝癌有明显的抑制作
用，细胞增殖指数的重要标记物 PCNA 明显下降，可能是通过降低
原癌基因 CerbB - 2 的表达，升高抑癌基因 P53、P27 的表达和减弱
凋亡抑制蛋白 Survivin 的表达来控制肝癌细胞的增殖。粟君等提取
半边莲生物碱，发现其对胃癌细胞 BG - 38 有较强的抑制作用，最
高达 90.3%，并且此抑制作用的程度与药物浓度呈正相关，认为可
能原因是直接杀伤和诱导细胞凋亡的双重作用[21]。

（10）山慈菇：对山慈菇的抗癌作用进行了动物研究，结果证
明杜鹃兰甲醇提取物对小鼠 Lewis 肺癌、小鼠 S180 肉瘤及小鼠肝癌
均有显著抑制作用，抑瘤作用与剂量大致成正比关系[22]。

（11）莪术：有学者利用大鼠移植性肝癌模型，对莪术油明胶
微球的抗癌活性进行研究，结果表明莪术油明胶微球经肝动脉灌注
对大鼠移植性肝癌有较好的疗效，能显著抑制肿瘤生长和延长大鼠
生存时间[23]。

（12）半夏：从半夏的新鲜鳞茎中可分离出外源性凝集素
（PTA，低分子蛋白质）有明显的生物活性，是半夏抗肿瘤作用的
主要有效成分。人肝癌细胞 QGY7703 - 3 和 7402、艾氏腹水癌和腹
水型肝癌细胞均能被半夏蛋白凝集。半夏和姜半夏对慢性髓性白血
病 K562 细胞株的生长有明显的抑制作用。也有研究表明，半夏的
多糖组分 PMN 有抗肿瘤作用。半夏多糖具有较强的网状内皮系统
激活活性，能增强网状内皮系统吞噬功能和分泌作用，进而抑制肿

瘤的发生和增殖[24]。

（13）蟾酥：蟾酥能引导结肠癌细胞的凋亡，是通过干扰蛋白质合成来实现的。实验研究发现，蟾蜍能抑制结肠癌细胞的恶性增殖，且与浓度相关；蟾蜍能诱导结肠癌细胞凋亡，且呈浓度依赖性；蟾蜍也有促使肺癌细胞和胃癌细胞凋亡的作用[25]。

（14）蜈蚣：现代研究发现，蜈蚣组织经过粉碎、萃取后所得到的提取物，经薄层层析分析证明含有类组胺物质。通过对提取物进行胃癌细胞株和肝癌细胞株的细胞毒实验，结果表明蜈蚣组织提取物中的成分，对胃癌细胞、肝癌细胞具有一定的杀伤作用。

（15）守宫：即壁虎。现代研究发现它能抑制肿瘤细胞增生。近年来，壁虎被广泛应用于临床治疗多种肿瘤。研究表明，壁虎对肝癌、食管癌和胃癌等均有抑制作用。冻干粉对肝细胞癌血管生成有抑制作用。鲜壁虎液在体外能诱导胶质瘤细胞凋亡，抑制细胞增殖，是一种具有抗肿瘤作用的天然药物[26]。

（16）水蛭：近年大量的实验研究表明，水蛭具有抗肿瘤作用，其作用机制主要有以下几个方面：①影响肿瘤细胞的黏附穿膜能力；②抑制血小板聚集与抗凝血作用；③抑制凝血酶的作用；④直接抑制肿瘤细胞的生长与增殖；⑤促进细胞的凋亡；⑥提高细胞免疫功能等[27]。

（17）蒲公英：蒲公英对多种肿瘤都有抑制作用。因蒲公英中的葡萄糖、甘露聚糖所构成的多糖类物质和微量蛋白质的化合物有明显的抗癌作用，故对肺癌、胃癌、食管癌、乳腺癌、淋巴结癌等都有治疗作用[28]。

（18）丹参：有研究证实，丹参酮是丹参中的主要抗肿瘤活性成分。早有报道丹参可以延长 Ehrich 腹水癌小鼠的存活时间，对喜树碱、环磷酰胺的抗肿瘤活性有增效作用。后又报道对小鼠 Ehrich 腹水癌也有杀伤作用。用 125IUdR 掺入法证明丹参可以抑制肉瘤细胞 DNA 合成，表明丹参对肉瘤 S180 细胞有细胞毒作用。1991 年，WuWulung 等对丹参的 15 种成分的抗癌活性进行了研究。他们采用

MTT 法测定药物对癌细胞的杀伤作用，比较了丹参酮类对人鼻咽癌细胞株（KB）、人宫颈癌细胞株（HeLa）、人结肠癌细胞株（Colo－205）和人喉癌细胞株（Hep－2）的细胞毒作用，发现其中某些成分（如丹参酮Ⅲ、Ⅺ、Ⅻ、Ⅹ、Ⅸ及Ⅵ等）在 1μg/ml 浓度下对癌细胞均有不同程度的杀伤作用[29]。

（19）鹅不食草：有研究表明，鹅不食草总黄酮对 S180 实体瘤抑瘤率达到 71.92%。这些研究为进一步阐明鹅不食草抗肿瘤作用的物质基础提供了科学依据。同时，鹅不食草抗癌的分子机制研究也有了初步进展。如研究表明，鹅不食草醇提物能显著抑制鼻咽癌细胞 CNE－1 增殖[30]。

（20）白头翁：白头翁曾被报道对肺部鳞癌、黑色素瘤有一定疗效，在体外抗肿瘤药物筛选时发现白头翁水提取液（PWE）和醇提取液（PAE）对 7721、Hela、MKN45 细胞株均有较强的抑制作用，2mg/ml 左右的 PWE 即可产生非常显著抑制肿瘤细胞的作用，并提出白头翁抗肿瘤作用主要是通过其直接作用于肿瘤细胞所致[31]。

（21）土鳖虫：土鳖虫醇提物对黑色毒瘤、胃癌、原发性肝癌等多种肿瘤细胞生长有明显的抑制作用。研究认为，土鳖虫抗肿瘤有效成分为脂溶性脂肪酸，并将其制备成脂肪乳剂型，观察其对 S180 荷瘤小鼠移植瘤生长的影响，结果发现土鳖虫各剂量组均有抑制肿瘤生长的作用，并呈剂量相关性，说明土鳖虫抗肿瘤有效成分在体内也有一定的抑瘤作用[32]。

（22）马齿苋：马齿苋正丁醇提取物对小鼠 S180 肿瘤有抑制作用。以模拟胃液的条件，观察马齿苋对 NDMA（N－二甲基亚硝胺）体外合成的阻断作用，证明了鲜马齿苋汁对 NDMA 的化学合成均具有明显的阻断作用，从而对预防肿瘤也有重要意义。马齿苋提取物可诱导肝癌 HepG－2 细胞凋亡，改变细胞周期分布，从而抑制细胞增殖[33]。

（23）夏枯草：实验研究表明，夏枯草对肺癌细胞、胃癌细胞

SGC－7901、淋巴癌细胞 Raji、食管癌 Eca－109 细胞等具有一定的抑制作用[34]。

（24）大黄：大黄素能增强抗癌药物 5－氟尿嘧啶、丝裂霉素和甲氨蝶呤对人肝癌 BEL－7402 细胞的细胞毒作用，并能部分逆转人乳腺癌细胞 MCF－7/Adr 对阿霉素的抗药性[35]。

（25）女贞子：中药女贞子内的多糖是一种天然大分子聚合物，对正常细胞并无毒副作用，能明显增强 T 淋巴细胞的增殖能力，提高 NK 细胞活性，但其对癌细胞的杀伤能力较差。女贞子内的多糖可降低黑色素肿瘤细胞间的黏附力，破坏肿瘤细胞的整体性。女贞子内的多糖可降低肿瘤细胞表层唾液酸的浓度，以便于暴露蛋白抗原，从而抑制肿瘤细胞生长，起到抗癌效果。有研究发现，女贞子内的熊果酸、齐墩果酸等能够有效抵抗克隆化高转移人肺癌细胞的侵袭与增殖能力，对治疗肺癌有一定的功能。女贞子内的苯乙醇苷类成分——红景天苷能在一定程度上诱导和分化肝癌细胞，从而治疗肝癌[36]。

（26）绞股蓝：绞股蓝皂苷有明显的体内外抗肿瘤作用，其直接的细胞毒作用可抑制肿瘤细胞生长繁殖。游离羟基的多种皂苷，对体外培养的黑色素肿瘤细胞、子宫颈癌细胞、肺癌细胞以及肝癌细胞具有明显的抑制作用，抑制率在 20%～80%。此外，绞股蓝总皂苷对培养的小鼠艾氏腹水癌有直接杀灭作用，提取物对人胃癌、宫颈癌、舌癌等培养癌细胞也有明显的杀灭作用[37]。

（27）北豆根：资料记载，北豆根中的生物碱具有广谱抗肿瘤作用，生物碱中的 PAMD 及 Dau 均能对泌尿系统肿瘤有体外显著的增殖抑制作用，且呈浓度和时间依赖性。PAMD 对多种不同组织来源的肿瘤细胞（上皮源性、血源性、腺源性）均有抑制作用。其抗肿瘤作用机制是北豆根提取物 PE2 可诱导癌细胞的凋亡，抑制 DNA 合成，从而抑制癌细胞的增殖。北豆根水提物和醇提物在体外均有很强的抗肿瘤作用，醇提物的作用高于水提物。将醇提物进一步纯化，分离出 PE1、PE2、PE3 三种物质，其中 PE1、PE2 具有明显的抗肿瘤作用[38]。

（28）马齿苋：马齿苋正丁醇提取物对小鼠 S180 肿瘤有抑制作用。以模拟胃液的条件，观察马齿苋对 NDMA（N - 二甲基亚硝胺）体外合成的阻断作用，证明了鲜马齿苋汁对 NDMA 的化学合成具有明显的阻断作用，从而对预防肿瘤也有重要意义。马齿苋提取物可诱导肝癌 HepG - 2 细胞凋亡，改变细胞周期分布，从而抑制细胞增殖[33]。

（29）七叶一枝花：七叶一枝花（又名重楼）药理活性强，临床广泛应用于鼻咽癌、肺癌及消化道肿瘤。现代药理研究表明，重楼在体内外均具有很强的抗肿瘤作用。通过建立小鼠肝癌 H22 实体瘤模型，观察重楼对小鼠 H22 肝癌的抑制作用。结果表明，重楼能显著抑制肿瘤生长。采 MTT 法检测重楼皂苷 I 对肝癌 SMM - C7721 细胞株的增殖抑制作用，结果显示重楼皂苷 I 可抑制肝癌 SMM - C7721 细胞的增殖，并呈现时间和浓度依赖性。干预后的 SMM - C7721 细胞核碎裂，形成凋亡小体。同时重楼皂苷对人结肠癌细胞、肺腺癌细胞、鼻咽癌细胞、胃癌及卵巢癌细胞均有抑制作用[39]。

（30）三七：三七对抗肿瘤的应用主要体现在三七具有多靶点抗肿瘤作用，能够直接杀伤和抑制肿瘤细胞生长。三七皂苷和三七多糖能增强机体免疫功能，对治疗癌症有一定的辅助作用[40]。

（31）土茯苓：土茯苓总皂苷具有抗肿瘤作用。研究土茯苓对黄曲霉毒素 Bl 致大鼠肝癌的作用，结果表明进食土茯苓的大鼠肝 r - GT 灶面积小于对照组，差别非常显著，表明土茯苓对 AFBI 到肝癌有一定抑制作用。研究发现，土茯苓在体外实验对子宫颈癌培养株系 JTC226 有抑制作用，抑制率在 90% 以上；土茯苓可以治疗棉酚中毒所引起的肝细胞损害[41]。

（32）射干：给荷 S180 肉瘤小鼠腹腔注射 30mg/kg，10d，明显抑制肿瘤增重，鸢尾苷元和鸢尾苷的抑制率分别为 44.2% 和 28.4%，给皮下接种前列腺癌 LNCaP 细胞的裸鼠喂饲含射干提取物

（含鸢尾苷元等异黄酮）的饲料，能明显降低肿瘤发生率和肿瘤细胞生长速度[42]。

（33）藤梨根：藤梨根提取物对裸鼠人胃癌原位种植肿瘤的体积、瘤重、抑瘤率均有影响，表明藤梨根提取物确有抑制实验性大鼠胃癌生长和转移的作用。相关研究表明，藤梨根正丁醇提取物能有效抑制人食管癌 Eca－109 细胞的生长；藤梨根有效成分熊果酸能抑制结肠癌细胞增殖及诱导凋亡，其抑制增殖的作用可能是通过下调 EGFR/MAPK、NF－KB 信号通路蛋白磷酸化水平起作用的[43]。

（34）天冬：以天冬等中药组成的益肺抗瘤饮，临床用于晚期肺癌，能稳定病灶，延长生存期，改善生存质量。实验研究结果显示，其对 LAX－83 人肺腺癌细胞增殖有抑制作用，抑瘤率为45.59%，其 Ki－67 阳性率低，细胞周期中 S 期细胞数减少，有统计学差异[44]。

（35）僵蚕：僵蚕的醇提取物对小鼠 S180 有抑制作用，醇提物在体外实验表明可抑制肝癌细胞的生长，可用于治疗直肠腺癌型息肉等。据实验表明，僵蚕在一些因素诱导下产生了杀菌肽，这种肽不但具有广谱抗菌的作用，还能对一些原虫和癌细胞有抑制效果。同时还发现，动物的长毒、急毒实验均未发现毒副反应[45]。

（36）山豆根：山豆根中的槲皮素具直接抗肿瘤的作用，其能够明显抑制胃癌 BGC823 细胞的恶性增殖，同时可诱导 TRAMP－C2 细胞凋亡，上调 TRAMP－C2 细胞血小板反应素－1 的表达可能是其抗肿瘤的原因[46]。

（37）赤芍：芍药及其有效成分对多种癌瘤细胞都有很好的抑制作用。除了能够增强机体的免疫力，通过机体免疫机制抗癌之外，还能在体内外引起细胞周期停滞、诱导肿瘤细胞的凋亡，并可使化疗药物减毒增效等[47]。

（38）马鞭草：研究发现马鞭草的醇提取物和水提取物在体内均有一定抑瘤作用，水提取物在体内可抑制小鼠肝癌细胞 H22 的生长。马鞭草水提取物与顺铂联合应用具有协同抑瘤作用。通过体外和体内实验亦证实马鞭草醇提液在小剂量时能够显著增加紫杉醇的抗肿瘤活性。

（39）海葵：通过反复冻融及丙酮分级沉淀提取方法获得黄海葵粗提物，以及 MTT 法检测该粗提物对人肺癌 SPC – A1 细胞的增殖抑制作用，并采用 HE 染色和 AO/EB 荧光染色观察加药后的细胞形态变化。MTT 法结果表明，该粗提物能抑制 SPC – A1 细胞的增殖，并诱导凋亡[48]。

（40）猪苓：猪苓多糖具有抑制肿瘤生长，增强荷瘤动物及肿瘤患者免疫功能的作用。猪苓多糖对小鼠 S180 瘤体的抑制率达 50% ~ 70%，瘤重抑制率达 30% 以上，6% ~ 7% 荷瘤小鼠肿瘤完全消退。同时可增强荷瘤小鼠的免疫功能，使荷瘤小鼠脾淋巴样细胞对瘤细胞的杀伤作用增强。研究证实猪苓多糖对膀胱癌细胞株 T24 细胞有抑制作用，表现为阻止细胞周期 S 期进入 G2/M 期，抑制细胞增殖，改变 T24 细胞形态，减少贴壁细胞等[49]。

（41）秦皮：陈晓蕾等发现秦皮的高浓度乙醇提取物有显著的抑制人乳腺癌细胞增殖的效应。王晶通过体外实验分别探讨了秦皮甲素对人肺癌细胞 H125、A549 和小鼠肺癌移植瘤的影响，实验结果显示，秦皮甲素可以诱导肺癌细胞 H125 凋亡，抑制人肺癌细胞 A549 的增殖，抑制小鼠肺癌移植瘤的生长，说明秦皮甲素具有抑制肺癌细胞的作用。很多学者开展了秦皮乙素的抗癌作用研究，发现秦皮乙素对胃癌细胞 SGC – 7901、人肝癌细胞 BEL – 7402 以及雄性荷瘤鼠体内的胶质瘤具有明显的抑制作用，并能诱导人肝癌细胞 SMMC – 7721 和肝癌细胞 HepG2 的凋亡。其抗癌机制与改变线粒体膜电位，调控相关蛋白的表达以及激活相关受体有关。霍洪楠和赵婧晖等分别探讨了秦皮素对乳腺癌的作用。实验表明秦皮素可通过抑制 EGFR 信号通路，抑制 MCF – 7 细胞，影响 E2β 介导的基因组途径和非基因组途径以及促进小鼠免疫功能等发挥抗乳腺癌的作用[50]。

（42）泽兰：泽兰属植物黄酮类成分具有抗肿瘤、杀虫、抗SARS病毒、抗菌等作用[51]。

（43）[43]马勃：利用动物移植性肿瘤模型探讨大马勃提取液的体内抗肿瘤作用，研究揭示了大马勃提取液对S180肉瘤和Lewis肺癌瘤株有抑制作用[52]。

（44）香菇：香菇子实体中的提取物有明显的抗肿瘤作用，并证实该提取物为香菇多糖。有实验证明，肺癌化疗后第2d开始注射香菇多糖，持续3个月，可以抑制肿瘤扩散，增强患者细胞免疫功能，减轻化疗毒性，改善生活质量，提高疗效。2001年，香菇中所含的麦角甾醇被证实，能通过抑制固体瘤中血管的形成，达到抑制肿瘤的作用[53]。

（45）天花粉：研究表明，天花粉蛋白对人肺癌细胞的抑制作用是通过干扰癌细胞增殖及诱发癌细胞凋亡来实现的[54]。

（46）石菖蒲：石菖蒲挥发油 α - 细辛醚、β - 细辛醚均能使人子宫颈细胞 Hele 株、人肺转移癌 P6 株和人胃癌 SGD - 7901 株癌细胞变形，最终导致细胞脱落、破坏、溶解及生长稀疏，使增殖受到抑制。20%石菖蒲煎剂在体外能杀死小鼠腹水癌细胞，对正常唾液腺细胞则无影响[55]。

（47）冬虫夏草：冬虫夏草对肺癌的治疗作用很可能与其非特异性刺激免疫反应以提高机体抗肿瘤的能力有关[56]。

（48）牛黄：牛黄对多种肿瘤有治疗作用，尤其对消化道肿瘤有效，具有抗癌和提高机体免疫力作用。熊去氧胆酸是牛黄主要化学成分之一，近来发现其对结肠肿瘤的发生具有化学性预防作用。抗氧化和清除自由基作用可能是牛黄抗肿瘤的机制之一，以牛黄为主药的中药制剂可以清除活性氧和自由基，拮抗正己烷所致小鼠组织氧化应激损伤[57]。

（49）补骨脂：研究表明，补骨脂素对人乳腺癌 MCF7 细胞的抑制作用是通过对细胞凋亡、细胞周期、核酸转译等多种基因的调控而起作用的。研究报道，补骨脂酚在低浓度下对乳腺癌细胞有抑制作用；补骨脂素通过 Fas/FasL 系统诱导白血病细胞发生凋亡，对白血病 HL60 细胞增殖有抑制作用，也可逆转乳腺癌细胞的耐药性[58]。

（50）王不留行：研究发现，王不留行浸提物具有抗癌活性，显著抑制 H22 移植性肿瘤的生长。所以被用作治疗乳腺癌、甲状腺癌、颅内肿瘤等疾病。

（51）马钱子：实验中发现士的宁（马钱子碱）在体外可以显著抑制多种细胞的增殖，并能诱导肝癌细胞 SMMC – 721 和 HePGZ 产生凋亡[59]。

（52）肿节风：临床上肿节风的提取成分对多种恶性肿瘤如胰腺癌、胃癌、直肠癌、肝癌和食管癌等疗效显著。肿节风提取物具有抗氧化损伤的作用，鼻咽癌患者化疗联合用肿节风煎剂，可明显减轻放化疗毒副反应，减轻放射性口干，对放射性损伤具有一定的保护作用[60]。

（53）石上柏：石上柏性味甘、微苦、涩，性凉。有清热解毒，祛风除湿，抗癌止血等功效。临床上用于治疗咽喉肿痛、风湿痹痛、鼻咽癌、绒毛膜上皮癌、肺癌、宫颈癌及外伤出血等各种疾病[61]。

参 考 文 献

[1]王国庆.仲景学术研究[M].北京:学苑出版社,2003.

[2]刘明武.换个方法读《黄帝内经》[M].长沙:中南大学出版社,2012.

[3]杨力.望舌养生[M].北京:中国妇女出版社,2014.

[4]徐小平,李兴民.中药方剂药理学[M].北京:军事医学药科学出版社,2010.

[5]张民生.现代养生学[M].西安:陕西科学技术出版社,2014.

[6]刘洪.《脾胃论》用药规律探讨[J].河北中医,2011,33(8):8.

[7]熊露,田少霞,范吉平,等.中医药治疗缺血性中风研究探讨[J],中医杂志,2004,45(1):5－7.

[8]党焱,郭星.慢性肾炎的中医实验室研究近况[J].陕西中医学院学报,2002(7):48.

[9]尹新华.中医治疗慢性肝病肝硬化经验探讨[J].世界最新医药信息文摘,2013(8):201.

[10]毛宝宏,杨丽萍.中医治疗不孕症的研究现状[J].西部中医药,2014,27(3):135.

[11]何治勇.浅谈大黄的临床应用[J].中国实用中医药杂志,2013,4(29):295.

[12]邬博,刘彦晶,连丽.大黄的药理作用研究进展[J].中国中医药现代远程教育,2015,20(13):152－153.

[13]刘小菊,王海娟,高杰.王清任及其五逐瘀汤[J].中国中医

药现代远程教育,2016,14(17):116-118.

[14]周承.中药黄芪药理作用及临床应用研究[J].亚太传统医药,2014(22):100-101.

[15]高小玲,汪保英,陈玉龙,等.白术内酯对小鼠结肠癌细胞增殖能力的影响[J].世界华人消化杂志,2013(26):2690-2693.

[16]薛士梅.苦参碱的药理研究和临床应用及检测方法研究进展[J].天津药学,2014(01):70-74.

[17]李波.白花蛇舌草的化学成分和药理作用研究进展[J].天津药学,2016(05):75-78.

[18]覃梦岚.中药鱼腥草药理作用及临床应用的研究进展[J].大众科技,2015(05):105-107.

[19]卢佳林,王一奇,陈津,等.败酱属植物的化学成分及药理作用研究进展[J].中华中医药学刊,2011(08):1801-1803.

[20]张明发,沈雅琴.薏苡仁油抗肺癌药理研究进展[J].世界中医药,2012(01):87-89.

[21]韩佳颖.半边莲抗肿瘤作用研究进展[J].山西中医学院学报,2016(02):71-72.

[22]范海洲.山慈菇药理研究[J].湖北中医杂志,2015(02):74-75.

[23]黄臣虎,陆茵,孙志广,等.莪术抗癌作用机制研究进展[J].中草药,2010(10):1746-1747.

[24]刘寨东,王家鹏,李红霞.半夏在肿瘤疾病临证中的研究及应用[J].食品与药品,2009(03):75-76.

[25]张尹.蟾酥抗肿瘤作用研究进展[J].中国民族民间医药,2010(01):23.

[26]韩进庭.壁虎的抗肿瘤药理作用与临床应用研究进展[J].现代医药研究,2011(13):2019-2020.

[27]杨洪雁,杜智恒,白秀娟.水蛭药理作用的研究进展[J].东北农业大学学报,2012(03):128-133.

[28]周震.蒲公英药理研究与临床应用[J].光明中医,2009(09):1801-1802.

[29]王昕.丹参酮药理研究及临床应用进展[J].光明中医,2011(07):1514-1517.

[30]张舒娜,张亚玉.鹅不食草的临床应用及药理研究进展[J].吉林农业,2015(19):76-77.

[31]白世庆,刘艳红.白头翁的药理研究及临床新用[J].内蒙古中医药,2007(07):46.

[32]王凤霞,吉爱国.药用土鳖虫化学成分及药理作用研究进展[J].中国生化药物杂志,2009(01):62-63.

[33]付起凤,吕邵娃,李馨.马齿苋的药理活性及其保健功能[J].中医药信息,2011(06):130-132.

[34]沈亚芬,丁勤霞,宋利斌,等.夏枯草对3种肿瘤细胞抑制作用的实验研究[J].新中医,2015(05):273-275.

[35]丁玉玲.大黄蒽醌类的研究概况[J].时珍国医国药,2005(11):1160-1162.

[36]姜南辉.女贞子的化学成分及药理作用[J].河南中医,2015(11):2848-2849.

[37]史琳,赵红,张璐雅,等.绞股蓝药理作用的研究进展[J].药物评价研究,2011(02):125-129.

[38]郑艳春,秦婷,崔雅慧,等.北豆根化学成分及其药理作用的研究进展[J].中国医药导报,2011(13):9-10.

[39]洪燕,韩燕全,刘向国,等.重楼的质量控制及药理研究进展[J].山西中医学院学报,2013(06):66-69.

[40]侯天将,由凤鸣,姚德姣,等.三七改善肿瘤微环境探讨[J].世界中医药,2015(05):652-654.

[41]陈红梅,秀兰,吴占全.土茯苓的化学与药理研究进展[J].中国民族医药杂志,2008(11):71-72.

[42]张明发,沈雅琴.射干药理研究进展[J].中国执业药师,

2010(01):14－19.

[43]赫军,李栋,马秉智,等.藤梨根化学成分和抗肿瘤药理作用研究进展[J].中国实验方剂学杂志,2015(04):213－218.

[44]邢东炜,张闽光.天冬抗肿瘤作用研究概述[J].实用中医药杂志,2005(04):253.

[45]李晶峰,孙佳明,张辉.僵蚕的化学成分及药理活性研究[J].吉林中医药,2015(02):175－177.

[46]张艳,石玉生,陈淼,等.山豆根生物活性研究进展[J].中医药学报,2013(05):96－97.

[47]李玉东,刁勇,王立强.芍药及其有效成分抗肿瘤作用的研究进展[J].海峡药学,2009(12):28－30.

[48]张亚茹,罗李王,杨最素,等.舟山黄海葵粗提物抗人肺癌SPC－A1细胞的活性研究[J].中国药房,2015(28):3947－3950.

[49]刘洪超,杨小龙,王淑英.猪苓药理作用研究进展[J].河南科技大学学报,2011(06):159－160.

[50]杨炳友,闫明宇,潘娟,等.秦皮化学成分及药理作用研究进展[J].中医药信息,2016(06):116－119.

[51]辛卫云,苗明三.泽兰的化学、药理及临床应用[J].中医学报,2015(03):418－420.

[52]郭晶,江蔚新,范明松.马勃化学成分及药理作用研究进展[J].现代医药卫生,2013(03):386－389.

[53]孙琦,俞良,李毅毅.香菇的药理作用及其深层发酵研究进展[J].北京农业,2014(06):186－187.

[54]杨道科,侯勇谋.天花粉蛋白对人肺癌细胞株凋亡及增殖的影响[J].中国现代医生,2008(22):73－74.

[55]王争,王曙东,侯中华.石菖蒲成分及药理作用的研究概况[J].中国药业,2012(11):1－3.

[56]孙燕,刘四海,王波.冬虫夏草的药理作用及临床应用[J].四川生理科学杂志,2008(02):78－79.

[57]吴涛,张程亮,蔡红娇,等.牛黄及体外培育牛黄的药理作用研究进展[J].中国药师,2014(08):1396-1399.

[58]柴丽娟,张晗,王少峡,等.中药补骨脂的药理作用研究进展[J].海峡药学,2013(07):12-14.

[59]邓旭坤,蔡宝昌,吕晓宇,等.马钱子碱及其脂质体对移植性肝癌 HeP 小鼠的抗肿瘤作用和毒性的比较[J].中国新药杂志,2006(12):963-967.

[60]姜伶,李景辉.中药肿节风的抗肿瘤作用研究进展[J].中国执业药师,2014(04):29-31.

[61]黄建勇,李少光,李宇翔,等.石上柏抗肿瘤活性部位及其化学成分研究[J].福建医科大学学报,2013(01):1-5.